梁栋富针灸精粹

林万庆 林 源 主编

海峡出版发行集团 THE STRAITS PUBLISHING & DISTRIBUTING GROUP | 福建科学技术出版社 FUJIAN SCIENCE & TECHNOLOGY PUBLISHING HOUSE

图书在版编目（CIP）数据

梁栋富针灸精粹 / 林万庆, 林源主编. -- 福州：福建科学技术出版社, 2025. 5. -- ISBN 978-7-5335-7449-9

Ⅰ. R246

中国国家版本馆CIP数据核字第202530LV19号

出版人 郭　武
责任编辑 李　英
编辑助理 梁　旭
装帧设计 吴　可
责任校对 林峰光

梁栋富针灸精粹

主　　编	林万庆　林　源
出版发行	福建科学技术出版社
社　　址	福州市东水路76号（邮编350001）
网　　址	www.fjstp.com
经　　销	福建新华发行（集团）有限责任公司
印　　刷	福建省金盾彩色印刷有限公司
开　　本	889毫米×1194毫米　1/32
印　　张	9.75
字　　数	218千字
插　　页	16
版　　次	2025年5月第1版
印　　次	2025年5月第1次印刷
书　　号	ISBN 978-7-5335-7449-9
定　　价	78.00元

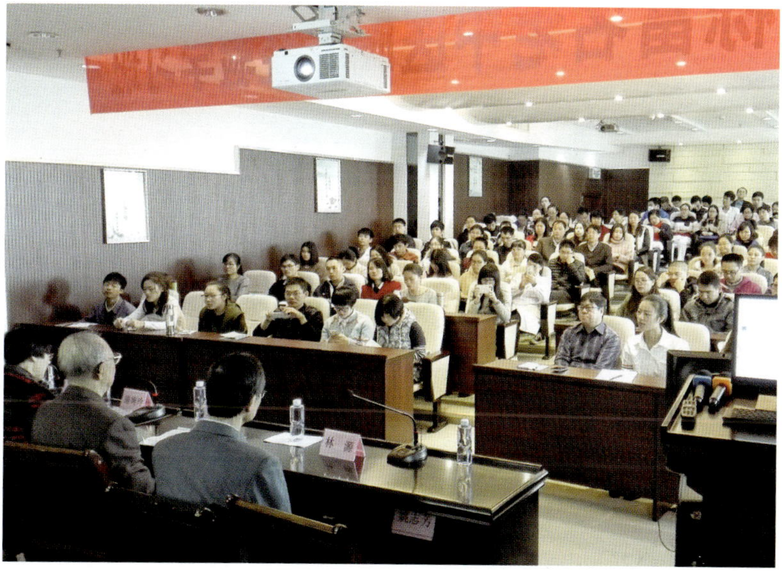

2016年首届梁栋富名老中医临床经验学习班

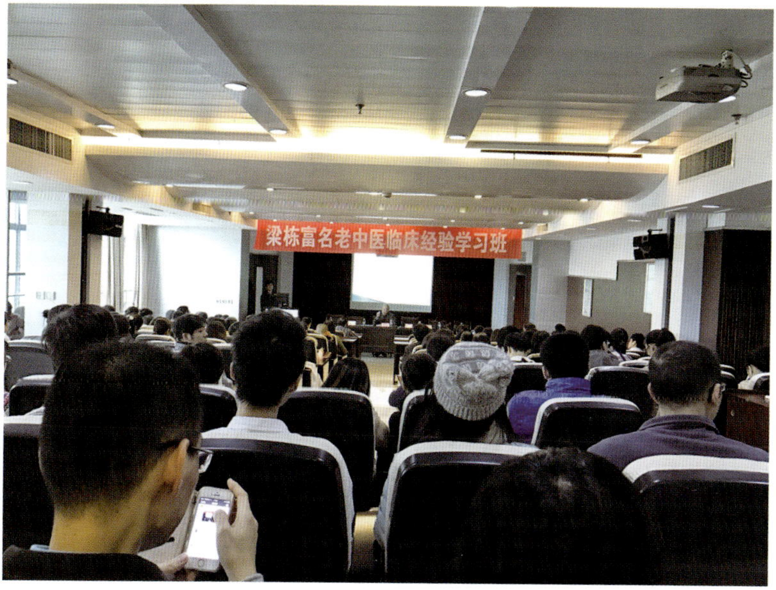

2016年首届梁栋富名老中医临床经验学习班——梁栋富教授授课

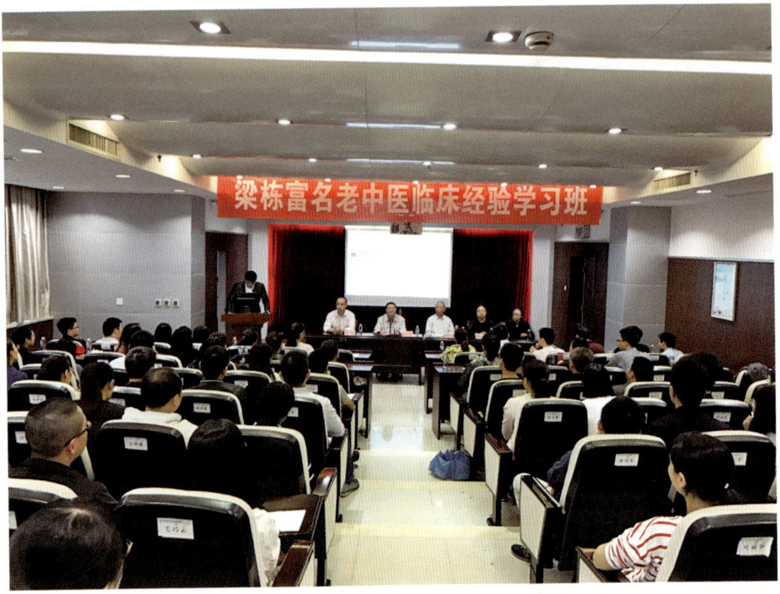

2017 年第二届梁栋富名老中医临床经验学习班

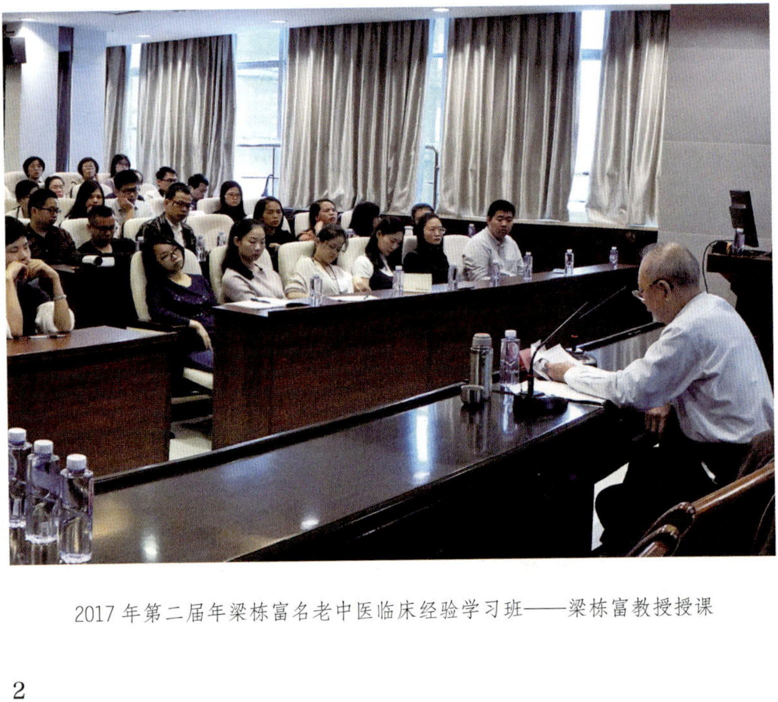

2017 年第二届年梁栋富名老中医临床经验学习班——梁栋富教授授课

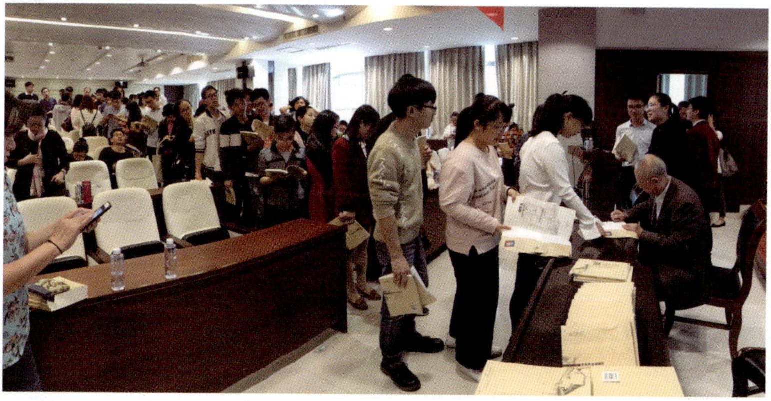

2017 年第二届梁栋富名老中医临床经验学习班——梁栋富教授签名赠书

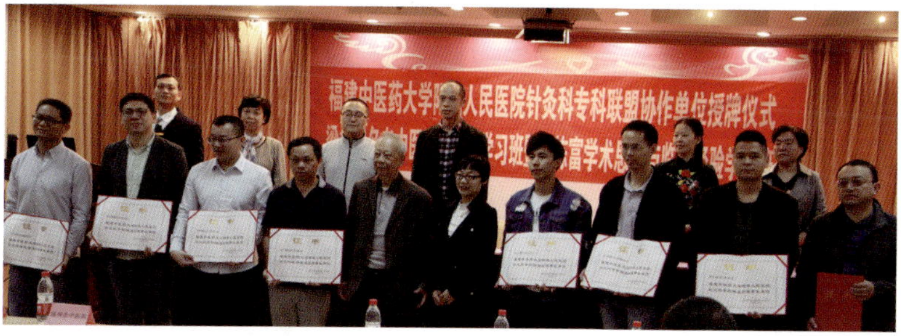

2018 年第三届梁栋富名老中医临床经验学习班及针灸科专科联盟协作单位授牌仪式

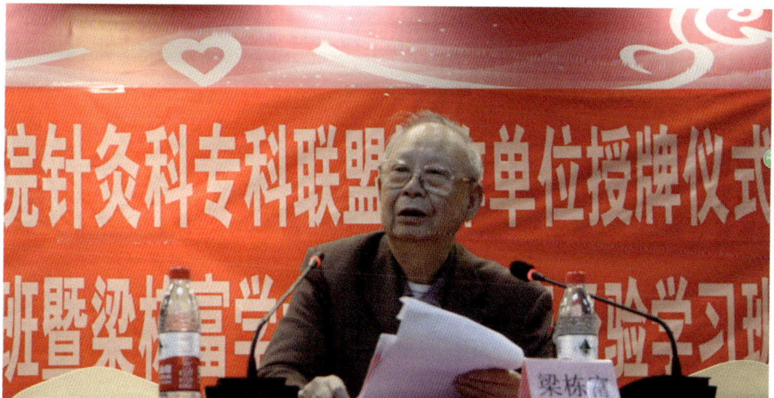

2018 年第三届梁栋富名老中医临床经验学习班——梁栋富教授授课

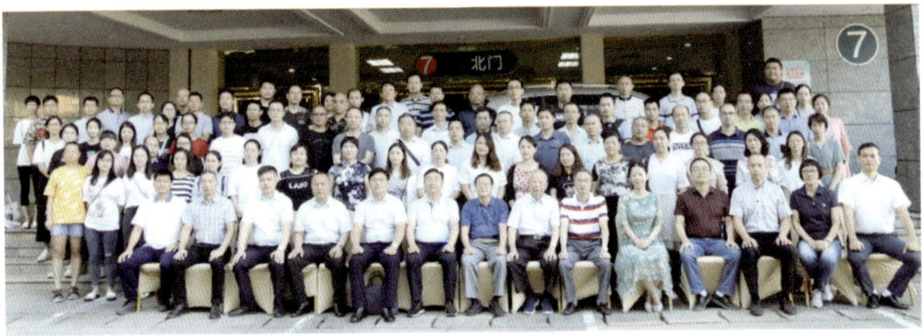

2019 年第四届梁栋富名老中医临床经验学习班

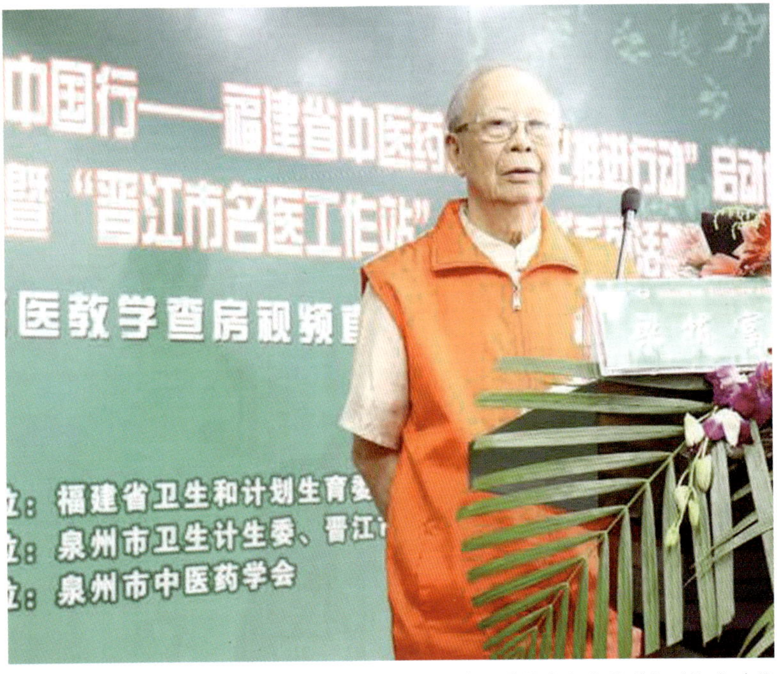

2017 年 10 月 26 日“中医中药中国行——福建省中医药健康文化推进行动”启动仪式在晋江市举行，梁栋富教授演讲

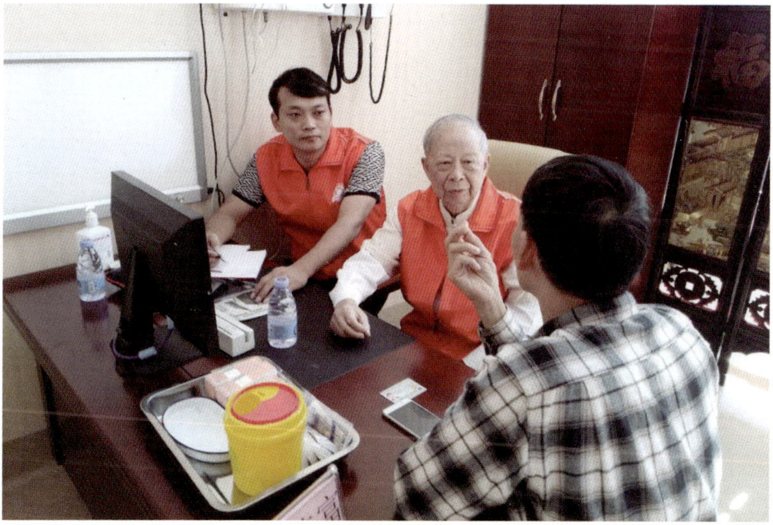

2017 年 10 月 26 日“中医中药中国行——福建省中医药健康文化推进行动”启动仪式在晋江站市举行，林万庆跟随梁栋富教授义诊

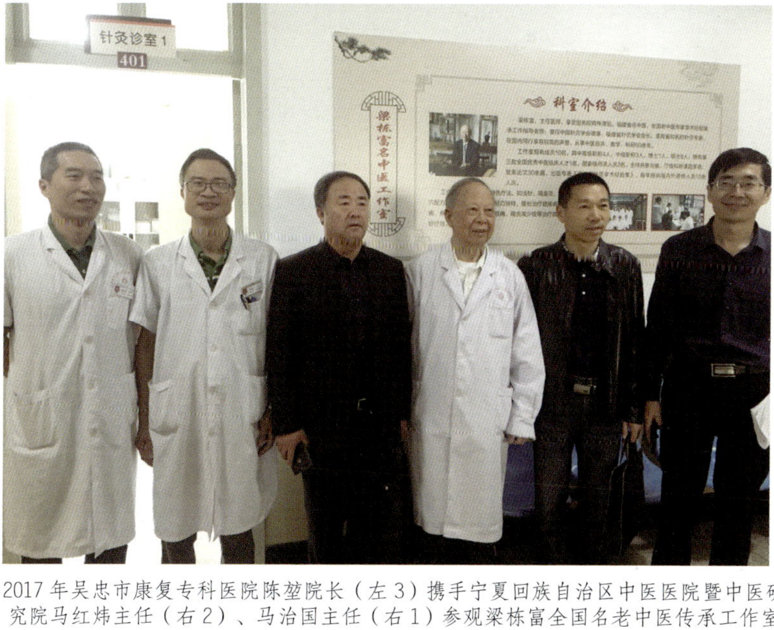

2017 年吴忠市康复专科医院陈堃院长（左 3）携手宁夏回族自治区中医医院暨中医研究院马红炜主任（右 2）、马治国主任（右 1）参观梁栋富全国名老中医传承工作室

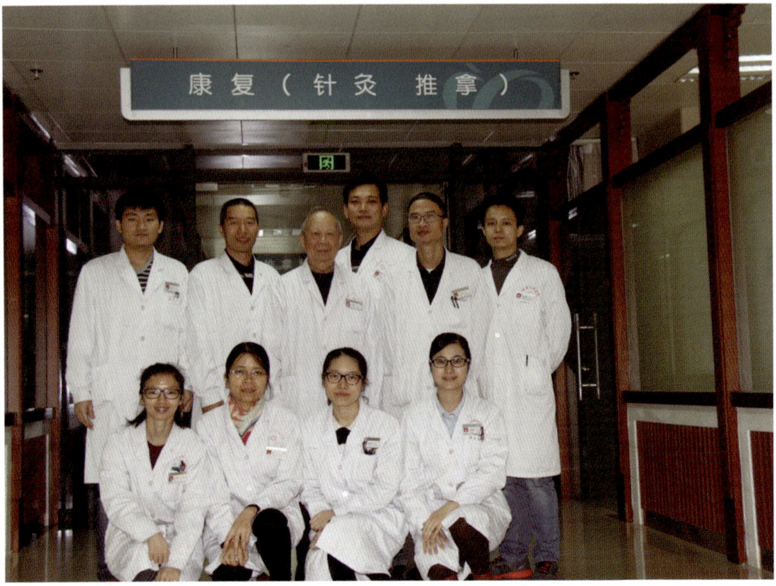

2015 年梁栋富全国名老中医传承工作室成员集体照

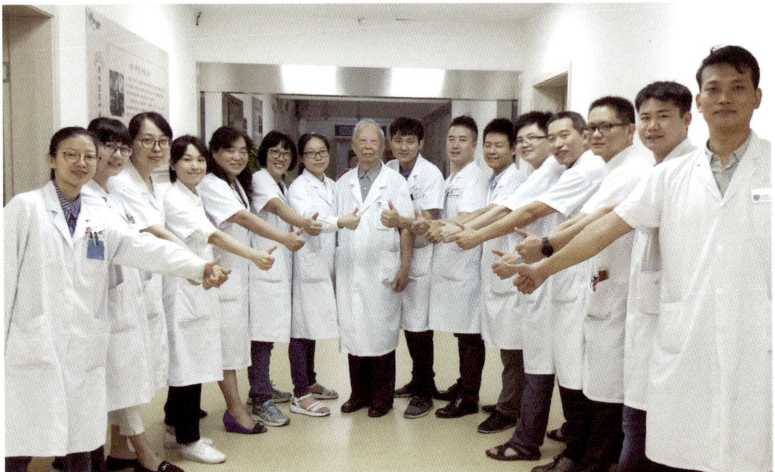

2018 年梁栋富全国名老中医传承工作室成员集体照（一）

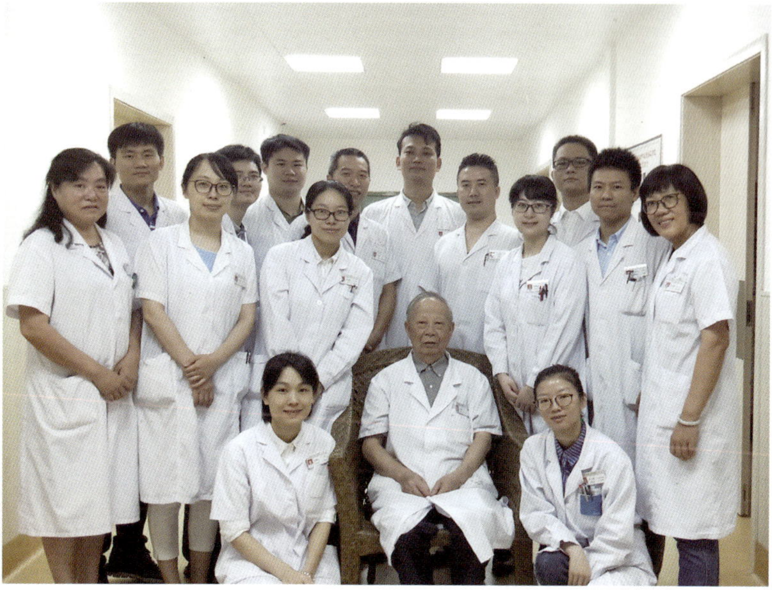

2018 年梁栋富全国名老中医传承工作室成员集体照（二）

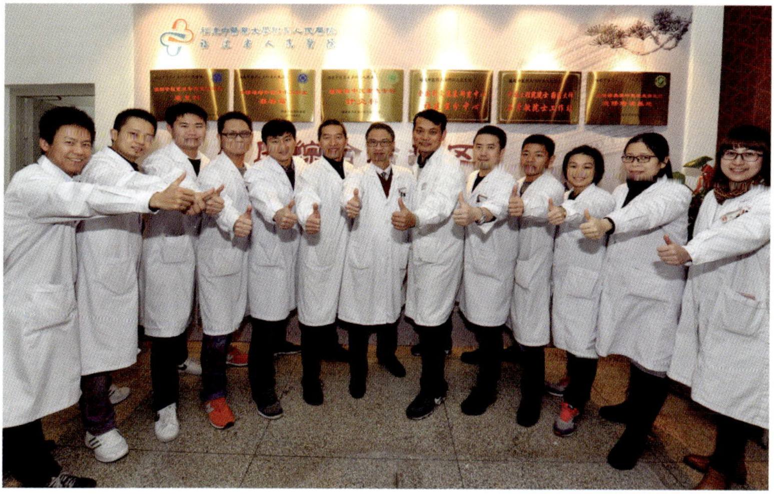

2018 年福建中医药大学附属人民医院针灸科部分成员集体照

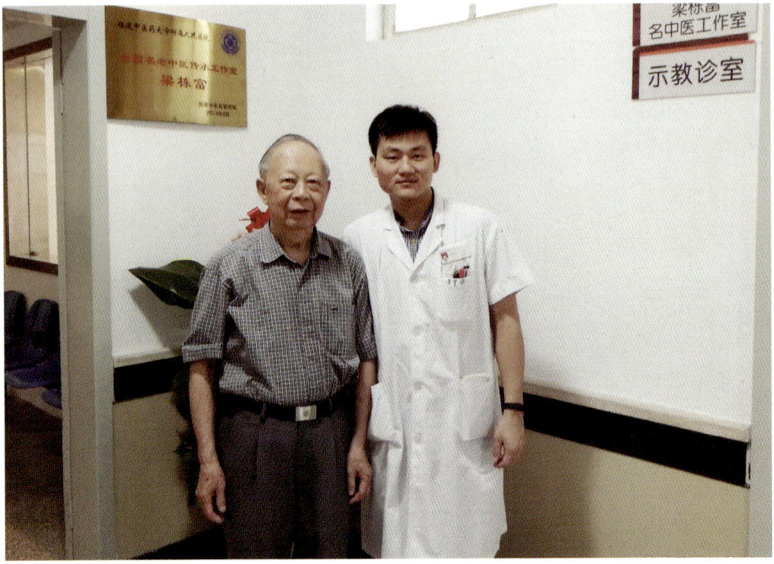

陈良华跟随梁栋富教授学习

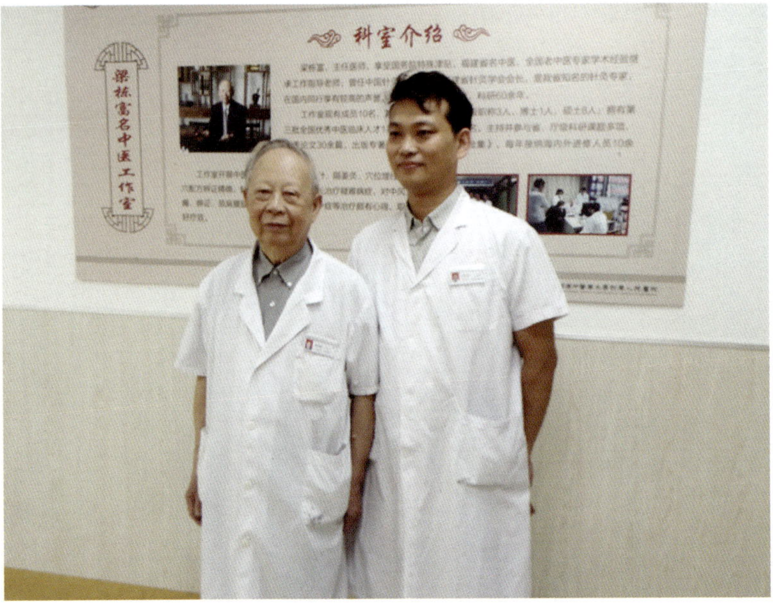

林万庆跟随梁栋富教授学习

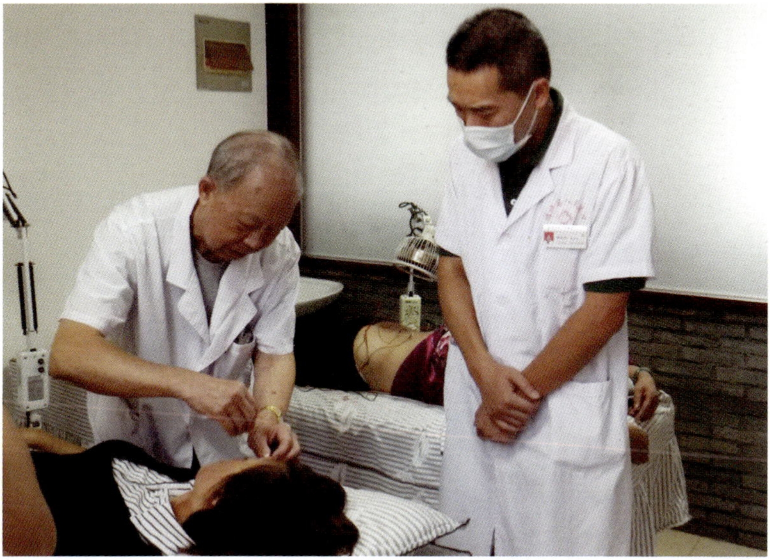

陈旭军跟随梁栋富教授学习

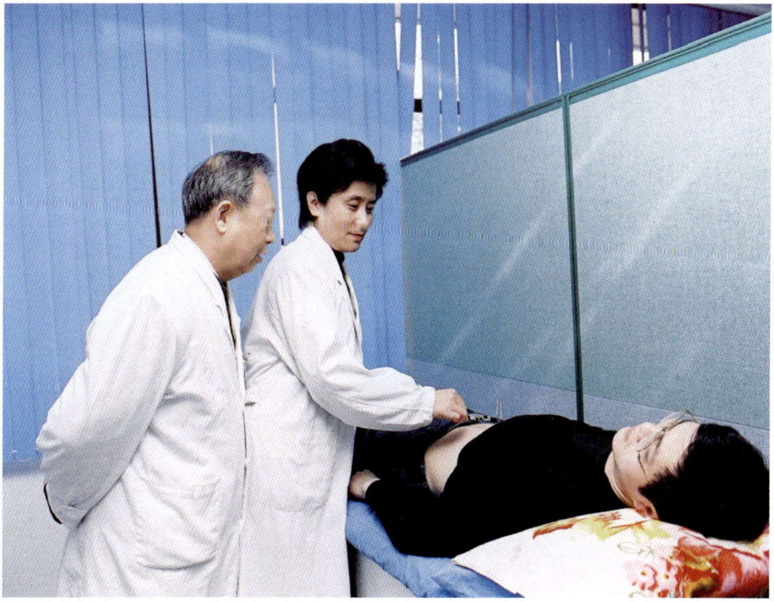

梁栋富与张炜书记一起诊治患者

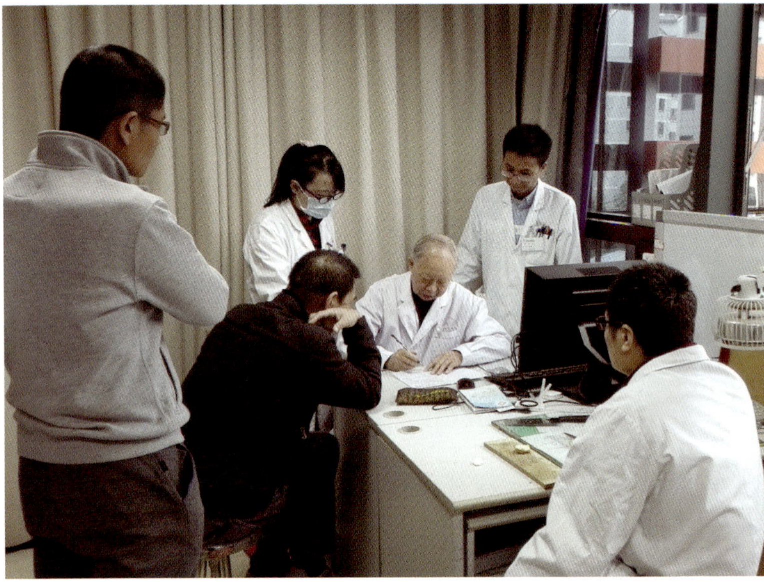

梁栋富教授临床带教（一）

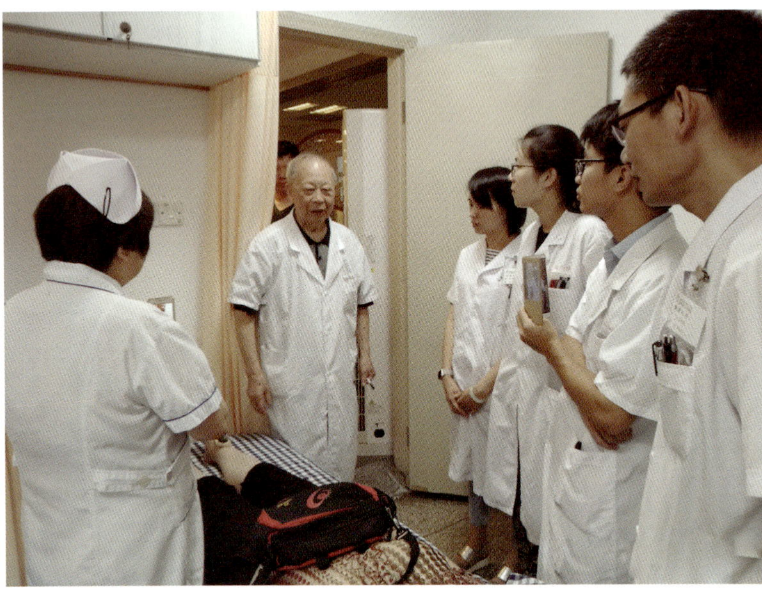

梁栋富教授临床带教（二）

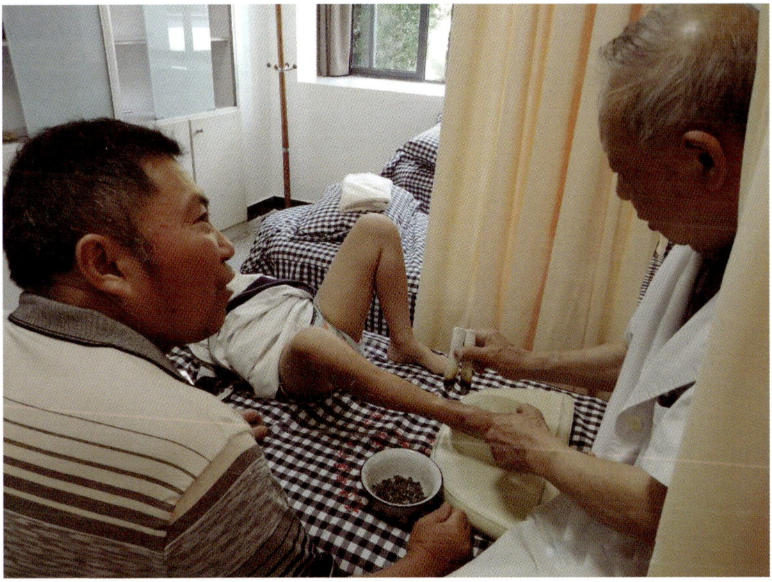

梁栋富教授操作灸法

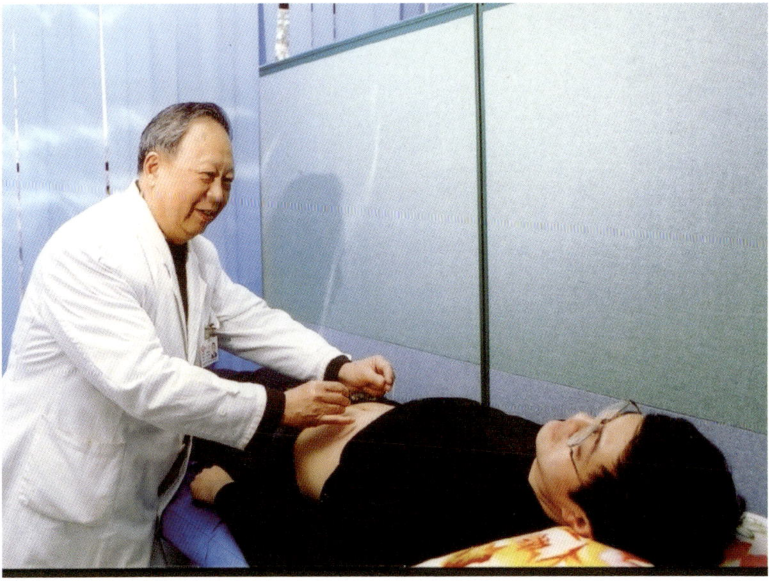

梁栋富教授双手行针

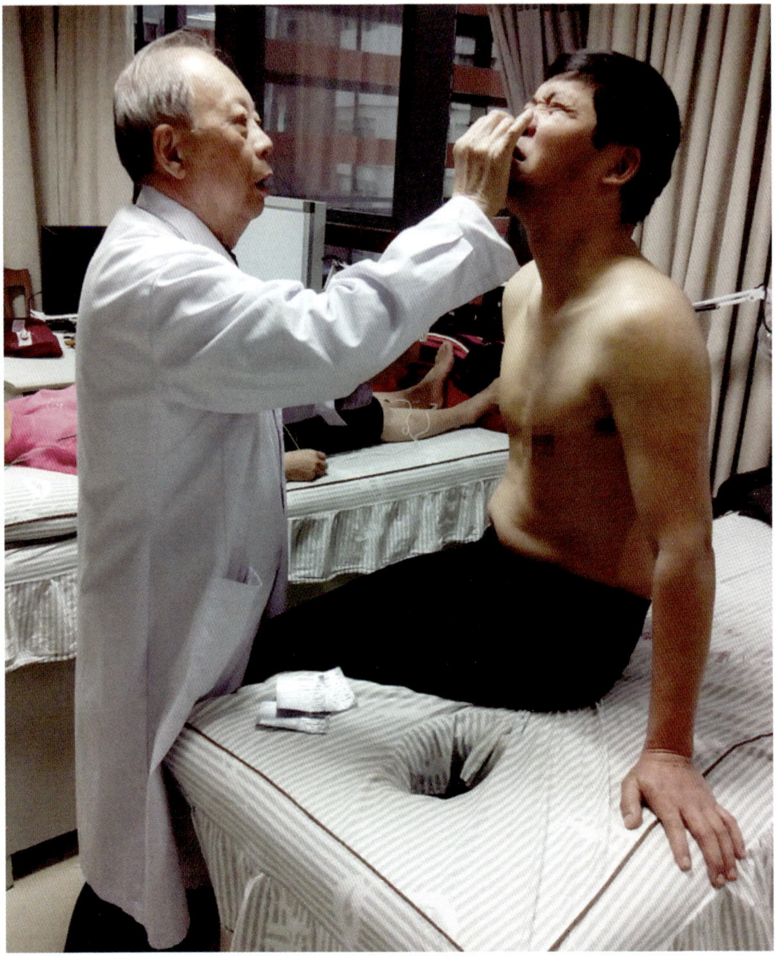

梁栋富教授针刺人中

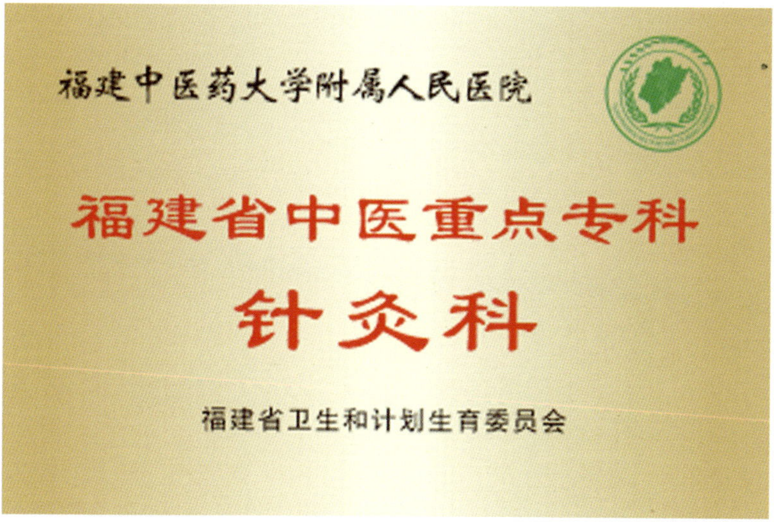

福建省中医重点专科针灸科牌匾

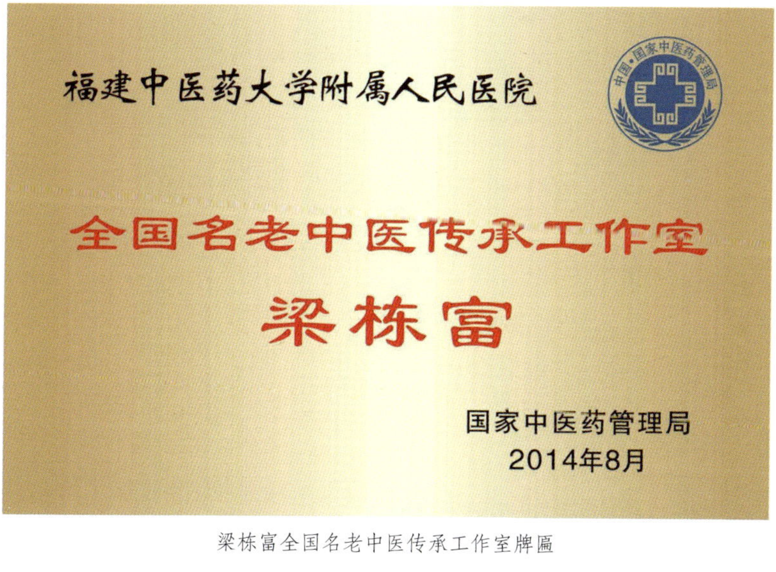

梁栋富全国名老中医传承工作室牌匾

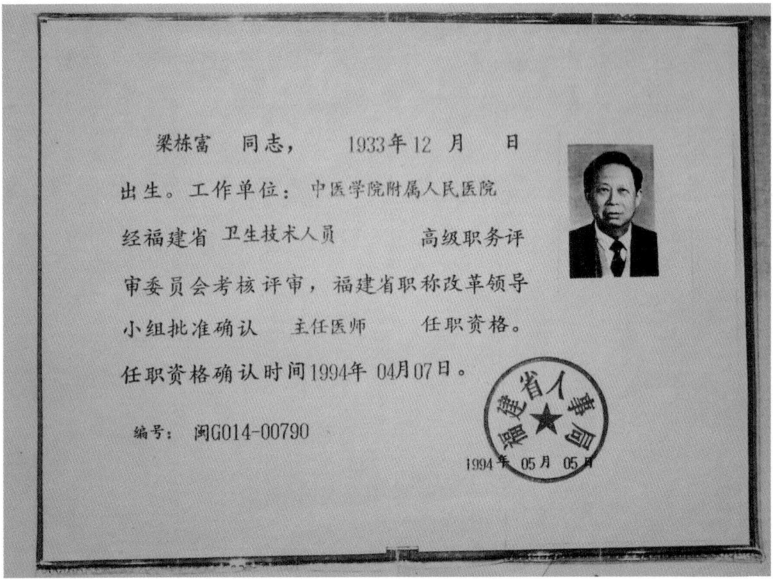

梁栋富 同志， 1933年12 月 日

出生。工作单位：中医学院附属人民医院

经福建省 卫生技术人员 高级职务评

审委员会考核评审，福建省职称改革领导

小组批准确认 主任医师 任职资格。

任职资格确认时间1994年 04月07日。

编号： 闽G014-00790

福建省人事局

1994年 05月 05日

主任医师资格证书

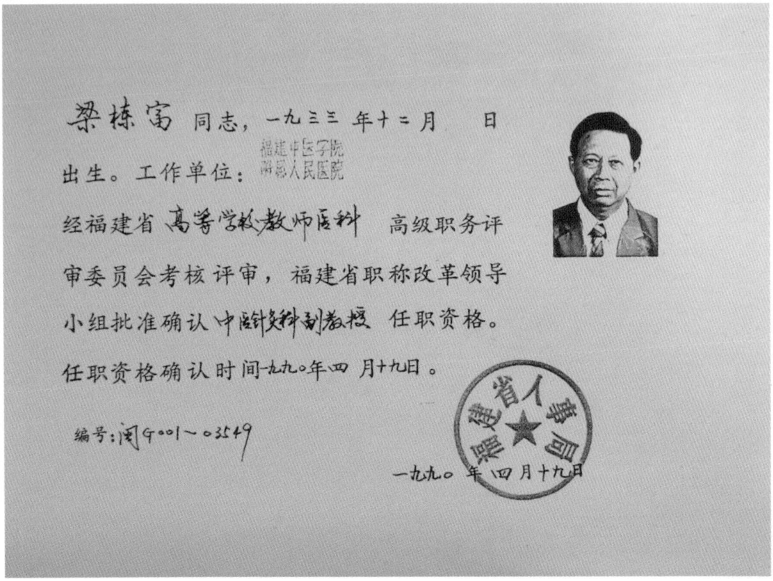

梁栋富 同志，一九三三 年十二月 日

出生。工作单位：福建中医学院附属人民医院

经福建省 高等学校教师医科 高级职务评

审委员会考核评审，福建省职称改革领导

小组批准确认 中医针灸科副教授 任职资格。

任职资格确认时间一九九〇年四 月十九日。

编号：闽G001～03549

福建省人事局

一九九〇 年四月十九日

副教授证书

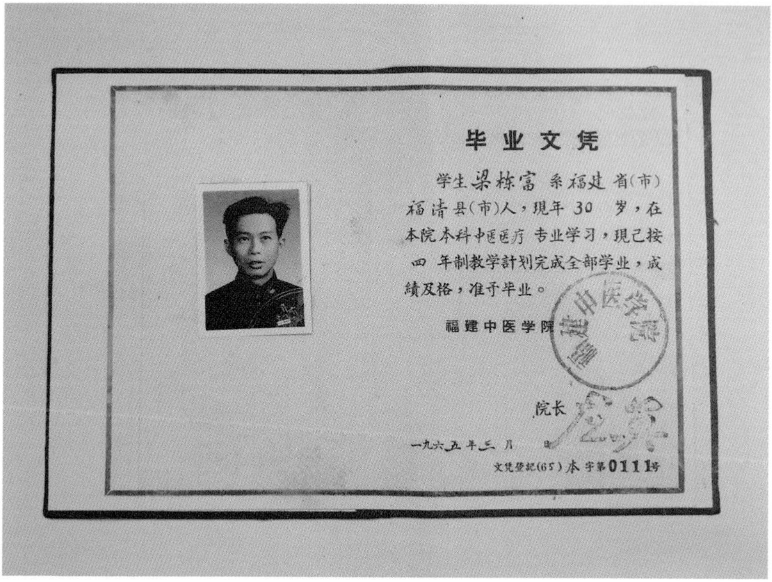
毕业文凭

学生梁栋富系福建省(市)福清县(市)人，現年30岁，在本院本科中医医疗专业学习，現己按四年制教学計划完成全部学业，成績及格，准予毕业。

福建中医学院

院长

一九六五年三月　日

文凭登记(65)本字第0111号

毕业证书

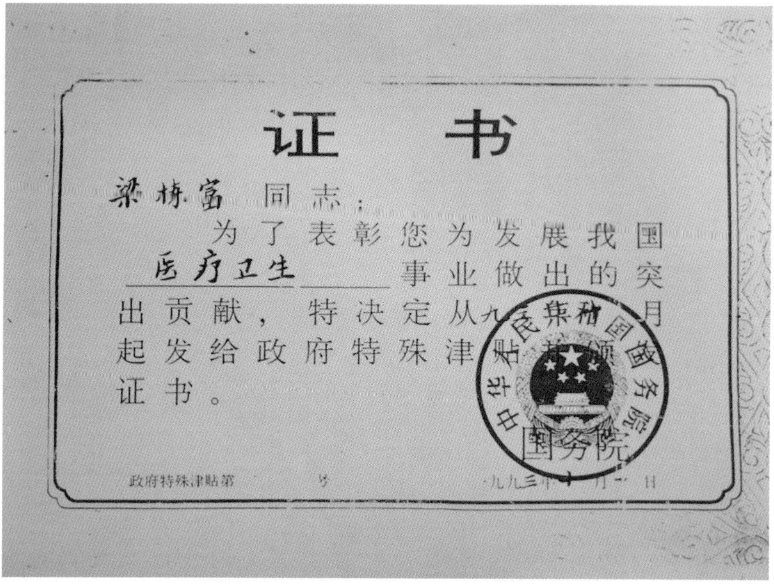
证书

梁栋富同志：

为了表彰您为发展我国医疗卫生事业做出的突出贡献，特决定从九　月起发给政府特殊津贴并颁证书。

国务院

政府特殊津贴第　号　一九九三年十月一日

国务院政府特殊津贴证书

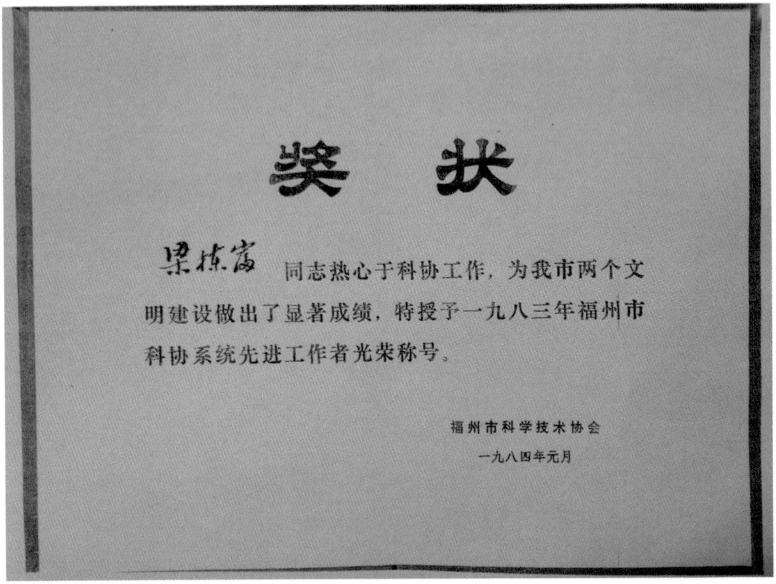

福州市科协系统先进工作者光荣称号

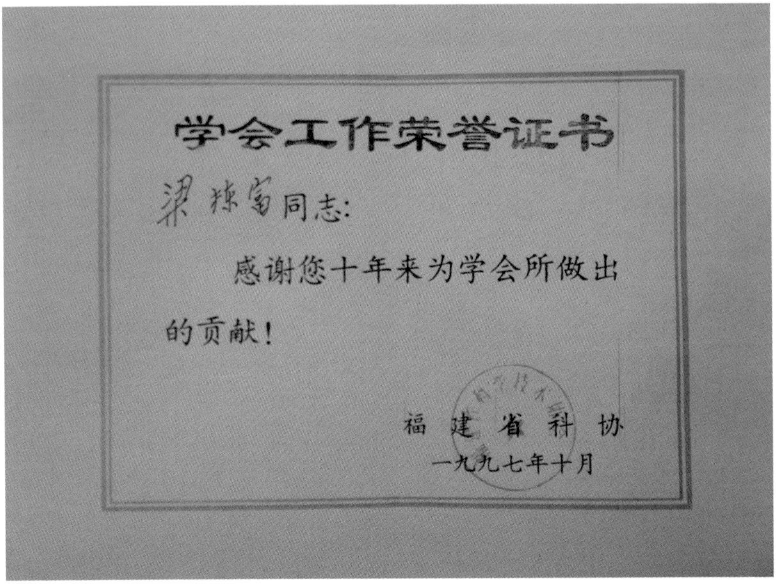

福建省科协学会工作荣誉证书

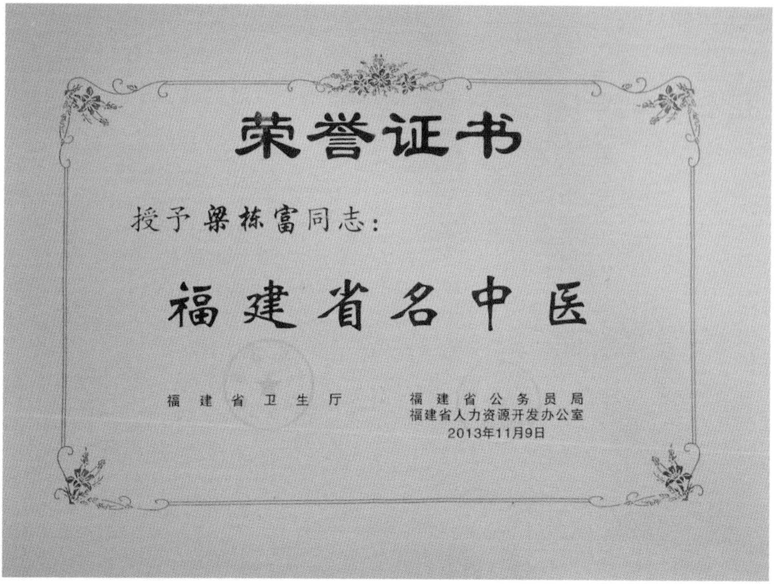
荣誉证书
授予梁栋富同志：
福建省名中医
福建省卫生厅
福建省公务员局
福建省人力资源开发办公室
2013年11月9日

福建省名中医荣誉证书

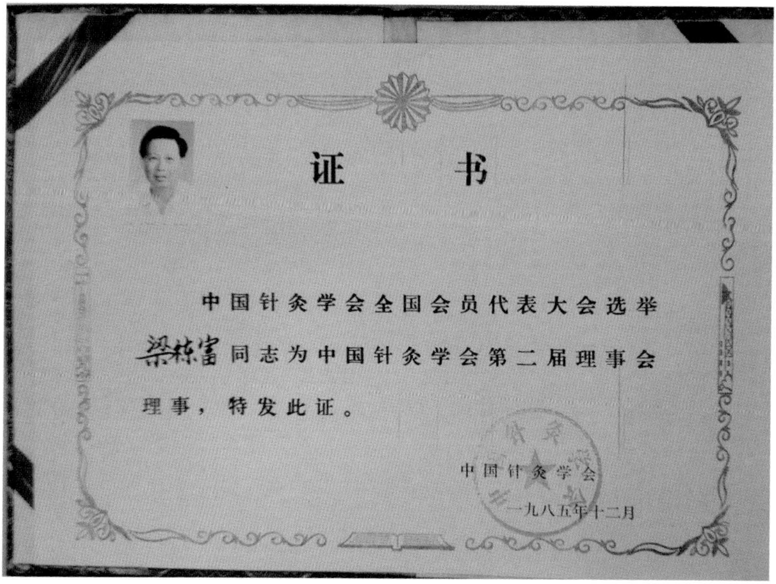

中国针灸学会第二届理事会理事证书

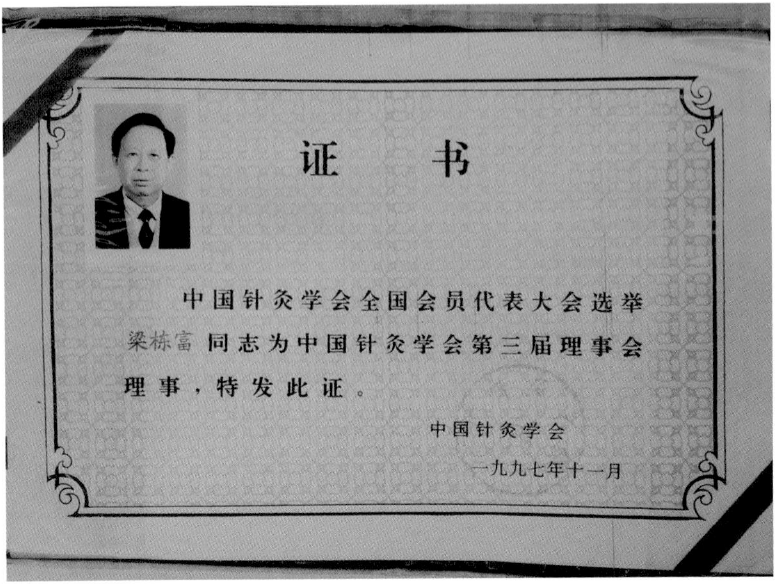

证　书

中国针灸学会全国会员代表大会选举梁栋富同志为中国针灸学会第三届理事会理事，特发此证。

中国针灸学会

一九九七年十一月

中国针灸学会第三届理事会理事证书

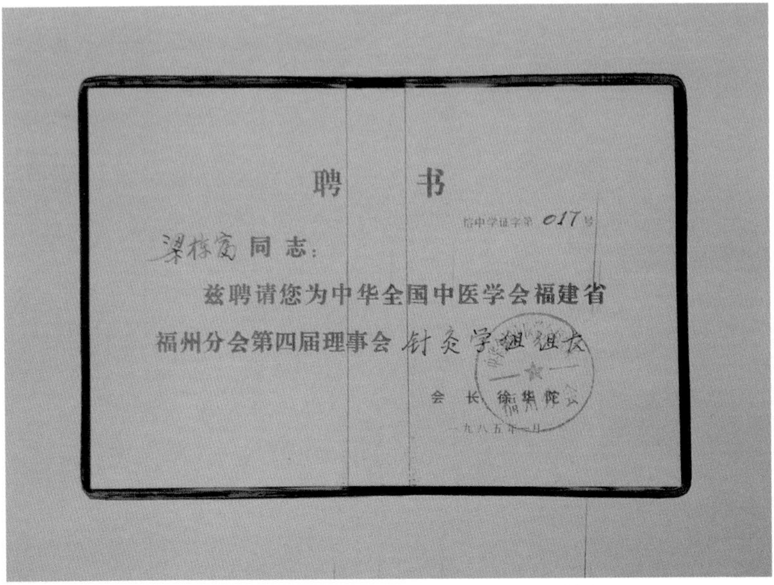

聘　书

榕中学证字第 017 号

梁栋富同志：

兹聘请您为中华全国中医学会福建省福州分会第四届理事会针灸学组组长

会　长　徐华陀

一九八五年十一月

中华全国中医学会福建省福州分会第四届理事会针灸学组组长聘书

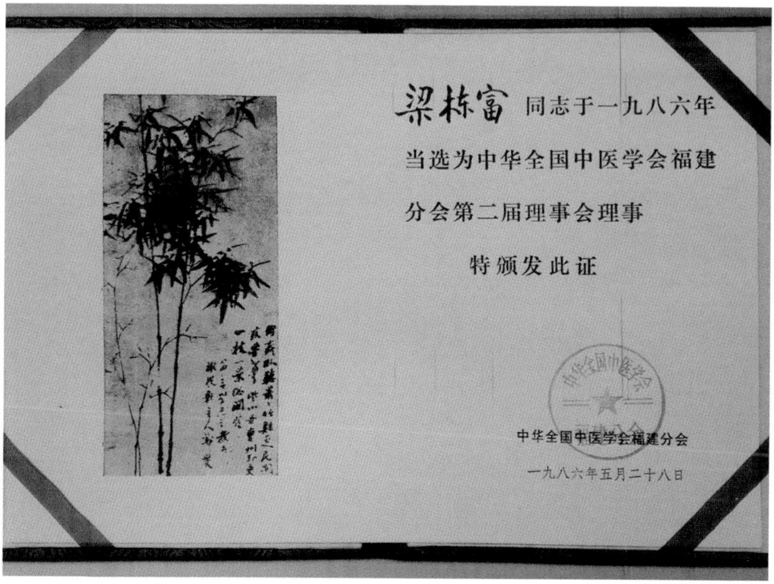
梁栋富 同志于一九八六年
当选为中华全国中医学会福建
分会第二届理事会理事
特颁发此证
中华全国中医学会福建分会
一九八六年五月二十八日

中华全国中医学会福建分会第二届理事会理事证书

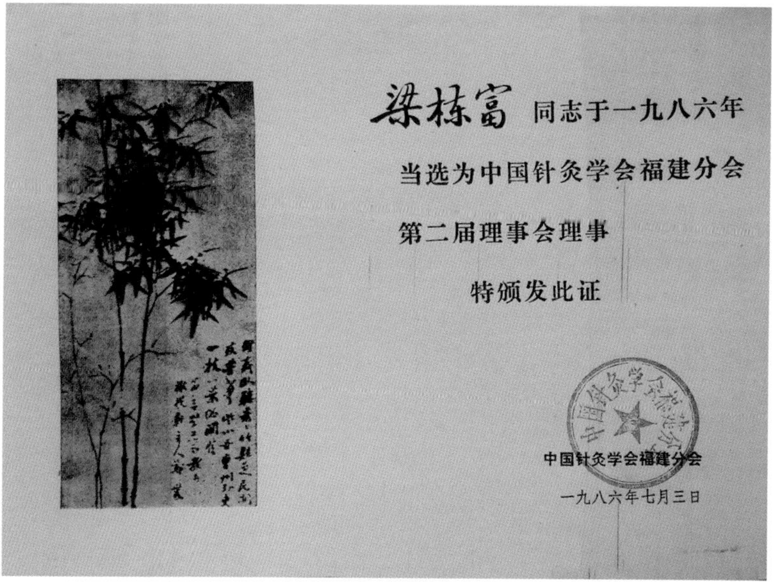
梁栋富 同志于一九八六年
当选为中国针灸学会福建分会
第二届理事会理事
特颁发此证
中国针灸学会福建分会
一九八六年七月三日

中国针灸学会福建分会第二届理事会理事证书

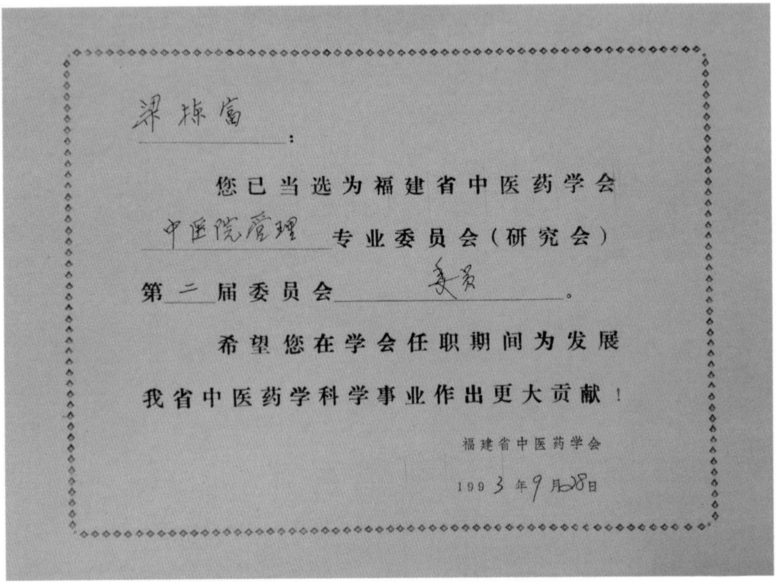

梁栋富：

您已当选为福建省中医药学会

中医院管理专业委员会（研究会）

第二届委员会委员。

希望您在学会任职期间为发展

我省中医药学科学事业作出更大贡献！

福建省中医药学会

1993年9月28日

福建省中医药学会中医院管理专业委员会第二届委员会委员证书

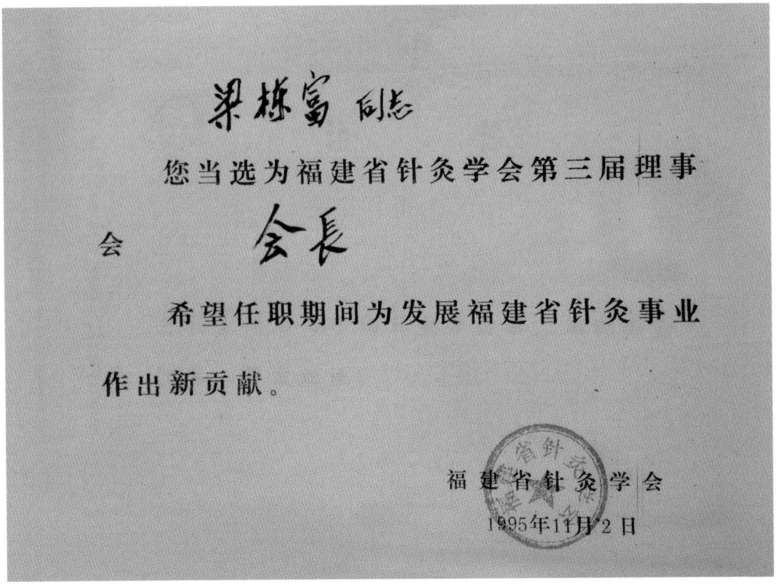

梁栋富同志

您当选为福建省针灸学会第三届理事

会会長

希望任职期间为发展福建省针灸事业

作出新贡献。

福建省针灸学会

1995年11月2日

福建省针灸学会会长证书

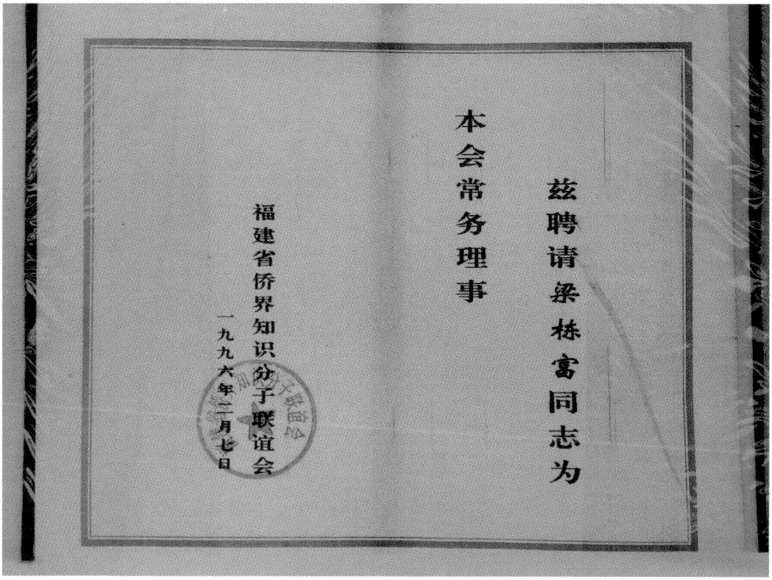

福建省侨界知识分子联谊会常务理事聘书

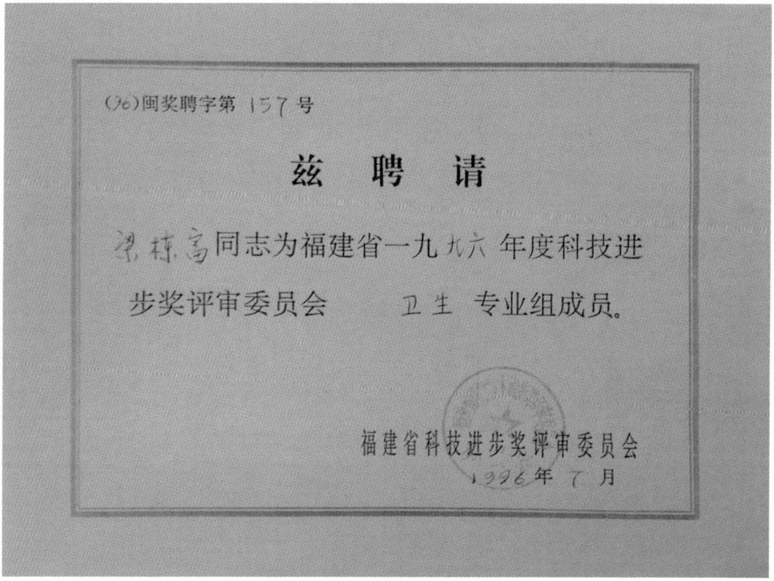

福建省科技进步奖评审委员会卫生专业组成员聘书

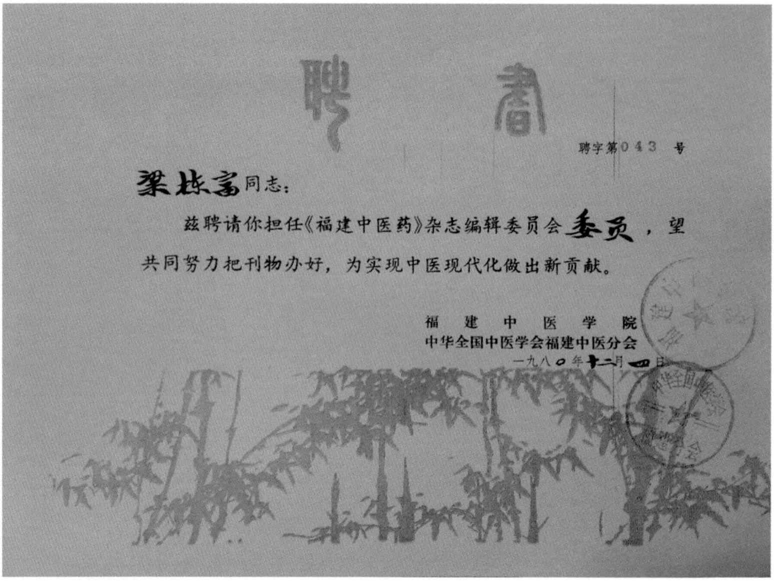

梁栋富教授担任《福建中医药》杂志编辑委员会委员聘书

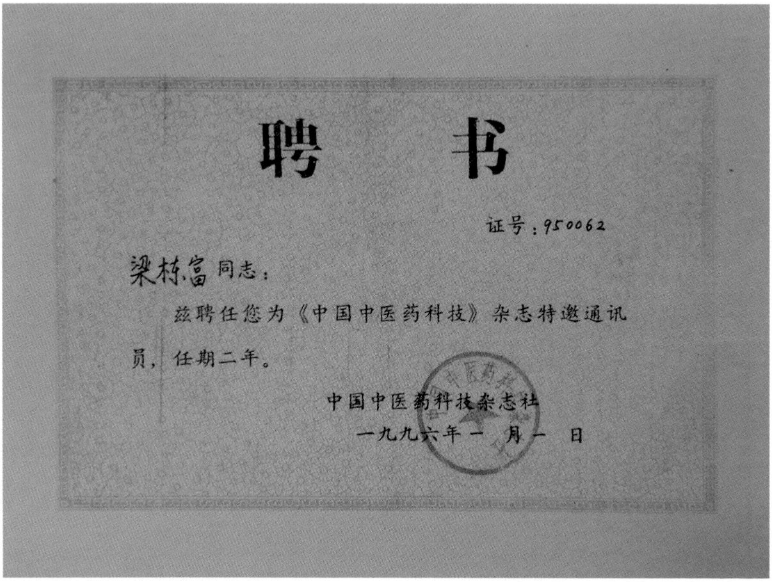

《中国中医药科技》杂志特邀通讯员聘书

序言

中医药是中华民族几千年来同疾病作斗争的经验总结，是中华传统文化的智慧结晶，其以系统的理论体系、独特的诊疗方法和显著的临床疗效等特征，屹立于世界医学之林，历数千年而不衰，显示了强大的生命力。在人类历史发展过程中，中医药不仅为中华民族的繁衍昌盛做出了卓越的贡献，也对整个人类健康和世界文明产生了积极的影响。中医针灸作为中医药的重要组成部分，是中医药走向世界的先导，其在2010年成功入选联合国教科文组织“人类非物质文化遗产代表作名录”，标志着它在人类医学发展史上的独特作用和突出贡献得到了国际社会的认同。

针灸是中国人以“天人合一”的整体观为基础，以经络腧穴理论为指导，运用针具与艾叶等主要工具和材料，通过刺入或熏灼身体特定部位，以调节人体平衡状态而达到保健和治疗作用的传统知识与实践，具有广泛的适应证、疗效迅速显著、操作简便易行、医疗费用经济，却极少有毒副作用等独特的优势。目前，针灸已成为全球应用最广泛、接受程度最高的传统医学，在全球 190 多个国家和地区得到应用，为全球健康贡献着中华文化的智慧。

人才是中医药事业发展的基础。中医人才的培养讲究传承，而研习名师临证经验无疑是传承的重要方式。八闽大地，人杰地灵，自汉以来，就有“杏林始祖”——董奉、“保生大帝”——吴夲、本草学者——苏颂、临证大师——杨士瀛、法医大家——宋慈、清代名医——陈修园等杰出医家辈出，源远流长。福建中医药大学附属人民医院（福建省人民医院）作为福建省最早、最大的中医医院，自 1954 年成立以后，不断地汇集全省各地的名中医和优秀中医药人才于一堂，可谓英才荟萃。

福建中医药大学附属人民医院梁栋富主任医师学术继承人林万庆主任邀请我为《梁栋富针灸精粹》作序。栋富和我乃是 20 世纪 60 年代在北京就读卫生部针灸高级研修班的同窗好友。当年来自全国各地的 18 名青年针灸医师（包括李维衡、孙国杰、陈汉平、吕景山、陈绍武等），在将近一年的时间里接受针灸强化训练，作为储备援外人才。我于 1968—1971 年赴阿尔及利亚开展援外医疗工作，而栋富则于 1975 年前往塞内加尔服务，以精湛的医术为非洲人民（包括塞内加尔总统）治病，还手把手培养出塞内加尔第一位针灸医生，受到非洲人民的欢迎，传播了中国人民的友谊，一度成为佳话。

梁栋富系福建省针灸界学术带头人，原福建省针灸学会会长，国务院政府特殊津贴获得者，2012 年 8 月被确定为第五批全国老中医专家学术经验继承工作指导老师，2013 年被评为福建省名中医，第三批全国优秀中医临床人才指导老师。其对针灸学理论及临床实践造诣颇深，针灸处方精当，取穴准确，精于手法，尤擅长治疗各种疑难病症，曾于2011年将其学术思想和临床经验整理总结，主编《梁栋富针灸学术经验集》一书。该书从医家传略、学术经验、医案医话、传心录和论著精选等五个方面阐述，不仅强调栋富善取任督、调整阴阳；重用隔姜灸治疗精子减少症，以及重视皮部，善用浅针、梅花针的独到学术特点，还精选典型医案，加以分析探讨，对针灸临证辨惑析疑，提高疗效，无疑有着莫大的启发和帮助。

现栋富从事针灸医、教、研工作已60余年，成果更加硕丰，经验更加深厚，并已创立了具有自己特色的针灸体系，解疑难无数，救顽疾甚多，受益患者和学子遍布海内外。本次《梁栋富针灸精粹》这本书将进一步系统整理、发掘和传承栋富的针灸学术思想，可谓是针灸界的宝贵财富。

石学敏

中国工程院院士

国医大师

2024年10月于津

梁栋富简介

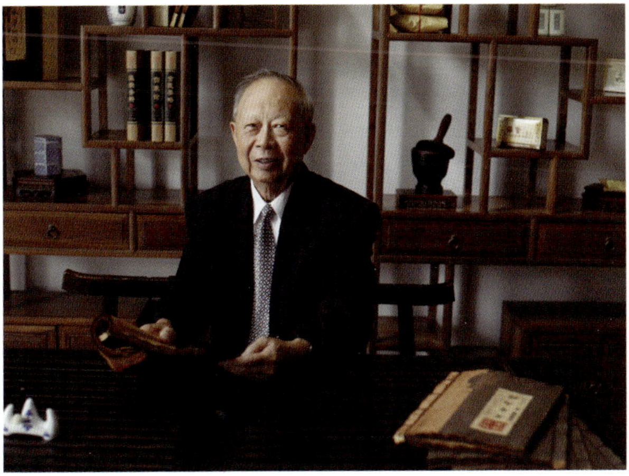

梁栋富，男，中共党员，1933年出生。主任医师、副教授，享受国务院政府特殊津贴，荣膺首届“福建省名中医”称号。梁栋富作为第五批全国老中医药专家学术经验继承工作指导老师，以及第三批全国优秀中医临床人才指导老师，其在中医传承领域具有举足轻重的地位。同时，他还曾担任福州市第八届人大代表，积极为地方发展建言献策。

在职业生涯中，梁栋富历任福建省人民医院党委书记、副院长，福建省针灸学会会长，中国针灸学会理事，福建省中医药学会常务理事，以及福建省侨界知识分子联谊会常务理事等重要职务，以卓越的领导才能与专业素养，为中医事业的发展添砖加瓦。

六十余载，梁栋富始终如一地坚守在针灸医教研一线，专注且执着，以其仁心仁术，在杏林之中播撒温暖，尽显妙手丹心之风范。他为科室精心培育了 1 名福建省名中医及全国优秀中医临床人才，2 名全国老中医药专家学术经验继承人，并成立梁栋富全国名老中医传承工作室，毫无保留地将自己的学术经验传授给年轻一代，助力中医事业的薪火相传。

早年，梁栋富肩负使命，加入援塞内加尔医疗队。在异国他乡，他以饱满的热情和精湛的医术，为非洲人民解除病痛，深受当地百姓的爱戴与欢迎。不仅如此，他还为塞内加尔培养出首位针灸医师，如同留下一支永恒的医疗队，成功地在当地播下祖国针灸的种子，使之生根发芽、开花结果。

梁栋富常以“人生易老心未老”自勉，虽年事渐高，却壮志未减。他渴望与年轻一代携手共进，如青蓝相继，让中医针灸事业的薪火越燃越旺，为祖国针灸事业的蓬勃发展倾尽全力、贡献力量。

目录

第一章 学术思想

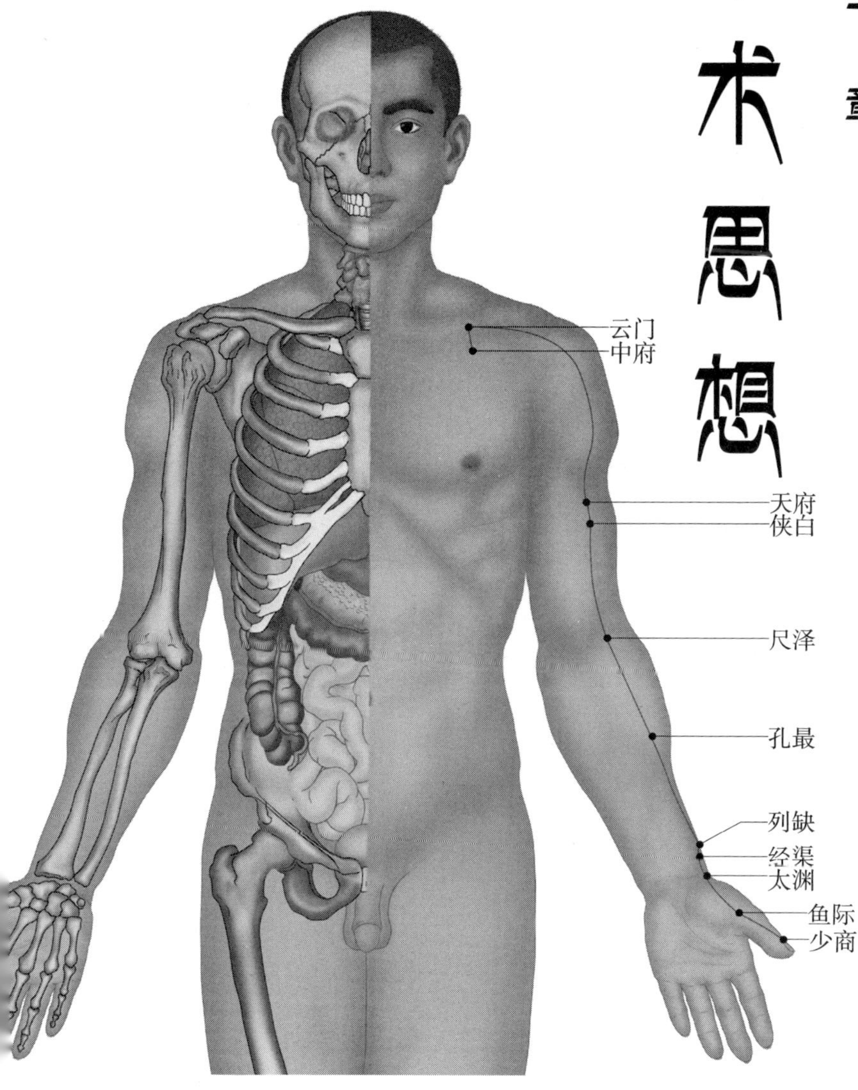

第一节　调理阴阳，任督为纲

梁老在临床辨证施治中强调十二经脉是全部经络的主体，任、督二脉则是十二经脉的主导者和统率者。医者在临床中不仅要看到个别的脏腑和经络的病证，还应辨别性质相近或相关的脏腑和经络的病理联系，以扩大穴位适应证的范围，丰富针灸治病的内涵，提高临床疗效。

《针灸大成·卷九》云："以人之脉络，周流于诸阴之分，譬犹水也，而任脉则为之总会。""以人之脉络，周流于诸阳之分，譬犹水也，而督脉则为之都纲。"可见经络系统是一个相互网络多个环流层次的调节和控制机体的体内信息传导系统，而任、督二脉为整个信息传导系统中最基本、最重要和最大的信息通路，直接和间接地控制和调节着整个经络系统的信息流。任、督二脉同起胞宫，与冲脉一源三岐，循行一前一后，一主动一主静，一阴一阳。故曰：任脉连系诸阴经，为阴经之海，督脉连系诸阳经，为阳经之海，调任督即可调阴阳，以应全身。临床上常先选任督经穴为主穴刺之，如重在调阴，则先单刺督脉经穴不留针，再取任脉；如重在调阳，则先单刺任脉经穴不留针，再取督脉。此外，对精子减少症、发作性睡病、胆道蛔虫病、月经病、小儿遗尿、尿失禁、尿潴留等疑难病症效果亦较显著。

一、虚证宜补任督

李时珍云："任督二脉，人身之子午也，此元气之所由生，真息之所由起。"任督对十二经气血有着溢蓄调节作用，当十二经脉气血充盈，就会流溢于任、督二脉；当十二经脉气血亏虚，则任督脉气不充，久之统摄无权，而致精血遗漏。故叶天士云："任脉遂失担任之司，下元真气，何以固纳。"

二、久病宜通任督

人常言久病多瘀，病邪久留不去，必耗损气血，阻遏气机，阻滞血脉，致瘀血内停，酿生百疾。任督为阴阳诸经之海，在十四经循环流注中，对十二经气血起溢蓄作用，所以最易留瘀。《素问》云："任督二脉若通，则八脉通；八脉通，则百脉通。"故叶天士提出"久病宜通任督"，治疗久病顽疾宜取任脉的膻中、上脘和督脉的长强、命门、大椎等穴，使气血畅达，筋骨强健，实寓培本固元之意，往往可获得较理想的疗效。

三、疑难怪症宜理任督

疑难怪症之起，无外乎痰、郁二因，常有"顽痰生怪症""百病生于郁"之说。针灸任督治病范围相当广泛，如闭证针人中、素髎；脱证灸关元、神阙；癫狂病针大椎、哑门；生殖泌尿系疾病针关元、中极等。任、督二脉为阴阳诸经之纲领，对十二经气血起着主导溢蓄调节作用，医者若能通达此二脉，则纲举目张，病源洞悉，顽疾可起，怪症可愈，反之"不知此旨，宜乎无功"。

现代医学认为通过调理任、督二脉，能调动下丘脑的功能，调整自主神经系统及内分泌系统的不平衡状态。这样能够促使系统的生理变化，产生良好的储能效应，并调节机体的生长、发育及新陈代谢功能。通过改善人的生理状况，从而激发人体内生命能量物质精气神的凝聚及特殊的生命信息凝聚，激发人体潜能，使人的机体发挥激能效应，提高人体的整体素质，增强身体自然的医治能力。

第二节 调和气血，皮络为先

梁老善于在切诊中根据皮部分经、络脉分布，循经诊察皮肤感觉的异常、颜色的深浅、扪及皮下形态变化，如红斑、结节、条索状物等，用作经络辨证参考依据，并根据临床的症状、体征，确定针灸取穴及针刺手法。这是因为皮部、络脉作为身体的外在表达部位，无时无刻不在传达着身体内在脏腑的信息，正如《灵枢·邪气脏腑病形》曰："十二经脉，三百六十五络，其血气皆上于面而走空窍。"《素问·皮部论》曰："欲知皮部，以经脉为纪者，诸经皆然。"皮部是人体的外藩，外邪侵袭，皮部首当其冲，所谓"百病始生，先于皮毛"。皮部又与经络气血相通，是机体的卫外屏障，起着保卫机体、抗御外邪和反映病证的作用。络脉广泛分布于脏腑组织，形成一个通彻全身的网络系统，是脏腑内外通行气血、协调阴阳及交换信息的重要结构，可维持机体内稳态，并协调机体使之适应外环境的变化，即所谓"人与天地相应"。《黄帝内经》认为，络脉具有渗灌气血的功能，乃脏腑气血阴阳之所系，经脉之"行血气，营阴阳……内灌脏腑，外濡腠理"，主要通过络脉实现。

皮部和络脉均较浮浅，脏腑经脉气血的改变常可通过体表络脉反映出来，而皮部、络脉理论对临床的指导意义更在于病理状态下，有传注病邪、反映证候的作用。如《灵枢·经脉》曰："胃中寒，手鱼之络多青矣；胃中有热，鱼际络赤；其暴黑者，留久痹也；其有赤有黑有青者，寒热气也；其青短者，少气也。"指出观察手鱼际络脉颜色可以知道胃中的寒、热、虚、实，指导临床辨证治疗。而对于皮部、络脉的刺激，梁老则注重梅花针、浅针及刺络放血的应用，在生理上通过刺痛的驱使力提高疼痛的抵抗力，增强人体生理功能，在病理上要接通因疾病产生于人体局部与整体的脱节或不协调，加强十二经脉在皮肤各区域中的联系，才能做到以痛制痛和协调疏通的作用。

皮部、络脉与气血盛衰的关系可表现为3个方面。

一、皮络气血虚，则运化无力

《黄帝内经》曰："邪之所凑，其气必虚。"病邪久居，必然会不断损气耗血。经络阳气虚弱运血无力，营血日久暗耗，而络脉细小，最先感受气血不足，血不充络，则必然导致络脉气血运化、营养、濡润不足。而气血虚弱日久，精血渗灌不畅，也常会导致气机温运无力，日久因虚而滞。正如《素问·举痛论》所言"脉泣则血虚"。王清任亦言："元气既虚，必不能达于血管，血管无气，必停留而瘀。"临床实践中，曾有位中年男性患者以耳鸣为主诉就诊，症见双耳耳鸣，听力稍下降，伴耳中闷胀感，舌体胖大，有齿痕，舌质红绛，苔少，根部白腻，脉弦。究其病因，长期劳累，平素喜食烟酒及肥甘厚腻之品，致肝肾亏虚，脾失健运，肾水不能滋养肝木，络脉空虚，精气不能上充于耳，继而出现耳鸣之症。从《素问·皮部论》中"多白则寒"得到启发，可以"从寒论治"白癜风，以温补气血，通络祛风。

二、邪与血气搏结，则皮络受阻

通常疾病初起时，人体正气尚旺，多能拒邪于表浅，病久则正气日残，邪气入深，进而伤及脏腑肌肉、四肢百骸经络。例如风、寒、湿、热之邪，久居不去，皆可由浅入深，搏结气血。络脉为人身之小的脉络，在脏腑间及大的经络间较为丰富，而于肌肤，其为经络运行的最末端，受全身气血影响较大，易寒易热，易虚易实，易瘀易滞。皮部为人身之卫外，古人言："邪气客于皮，则腠理开，开则邪气客于络脉；络脉满则注于经脉；经脉满则注于腑脏。”外感六淫侵袭，或从口鼻而入，或从肌肤而入，其邪气弱者，停留在肌表络脉之间，其邪气强者，由肌表络脉面传脉中，故表现为皮络先瘀之症。如临床常见的老年咳嗽患者，肺脏虚弱，阴伤气耗，当风寒之邪侵犯机体时，肺络首先感邪，正气不足以抵御外邪，肺络先瘀，出现“痰瘀互结、闭郁肺络”的慢性阻塞性肺疾病；又如颜面“T”区皮损以红色丘疹、脓疱为主，伴口干欲饮、尿黄、粪便干结，舌红，苔黄，脉数有力，辨为热蕴胃肠，气血凝滞证。

三、劳伤跌挫，损伤皮络

《灵枢·百病始生》指出：“卒然多饮食则肠满，起居不节，用力过度，则络脉伤。阳络伤则血外溢，血外溢则衄血；阴络伤则血内溢，血内溢则后血。”至于跌损堕坠更是络脉瘀阻的常见原因。血溢络外，离络留而为瘀。临床上有位患者以双侧踝关节肿胀为主诉就诊。症见双侧踝关节肿胀，疼痛不显，患处皮色黯，皮温较低，舌紫暗，苔白，脉涩。究其原因，患者既往有习惯性踝关节扭伤，未及时治疗，以致离经之血瘀滞，经脉运行受阻，气血无法输布，日久，正虚不能驱邪外出而泛溢浅表肌肤，故首先出现瘀阻之症。综上所述，邪气侵入机体，皮络最先受邪，不但会引起不同程度的气滞、血瘀或津凝等病理变化，而且日久延虚，虚气留滞、血瘀津凝等常常相互影响，互结互病，日久蕴毒，变生诸病。

|第三节|　得气为要，治神为先

《素问·宝命全形论》曰：“凡刺之真，必先治神。”梁栋富临床上尤注重“治神”和“守神”，他阐述道针灸的精神实质包含两个方面：一是医者自身知神治神，二是患者必须以神应之。

其一，医者之治神。医者是实施针刺的主体，医生之神是影响疗效的重要因素。“针刺应目无外视，手如握虎，心无内慕”。医生进针前，先调整自己的精神状态，注意力集中在患者和毫针上，细心体察疾病的虚实，把握最佳诊治时机，应如《灵枢·九针十二原》所云：“神在秋毫，属意病者。”并且需要观察治疗过程中患者经脉之气的变化、五脏之虚实、气血之盛衰，及时调整针刺手法，即《素问·宝命全形论》所指出的“如临深渊，手如握虎，神无营于众物”。经气应针后，当不失机宜，无论针刺深浅、穴位远近，皆应小心谨慎，如临深渊，运针不释如手握虎，精神专一，贯注针下。同时，必须使患者神情安定，意守针感，进而取得《素问·保命全形论》所云之“和之者若响，随之者若影”的治疗效果。故在针灸临床中，一要专心体察针下是否得气及得气的强弱、快慢，注意观察患者，及时施以手法，二是要求患者心定神宁，把思想集中在针感上，意守病所，使经气畅达，促使气至。

其二，患者之应神。《素问·五脏别论》曾云：“拘于鬼神者，不可与言至德。恶于针石者，不可与言至巧。病不许治者，病必不治，治之无功矣。”强调了患者之神对于治疗的重要性。《黄帝内经》强调患者的精神状态直接影响治疗效果。如《素问·汤液醪醴论》云：“病为本，工为标，标本不得，邪气不服”“精神不进，志意不治，故病不可愈。”因此，患者接受针灸治疗后，需注意养神，如此心神安，血气和，经气易至，见效快捷。其次，制神导气，令气易至。施术过程中医生应当密切观察患者的神态及其对针灸的反应，通过调控患者精神的方法，帮助患者排除杂念，入静守神，引导经气直达病所。目为心神之使，通过医患眼神的交流，可达调整和控制患者神气，促进经气运行的目的。

只有强调在治疗过程中医者集中精神，患者也用心体会针感，这样医患之间才能有效地交流感应。而针对不得气的患者，医者要有耐心，细细调整手法或留针候气，切忌手法粗暴或强加刺激，使患者紧张而痛苦，如是违背治神与守神的原则，则更不易得气。

第四节　针药并用，以针为先

“知针知药，故是良医”。梁老主张针药并用，以针为先。临床诊病必辨证、辨病结合。他指出，药有四气五味之异，而针有刺法之殊，取井、荥、输、经、合穴，刺皮、脉、肉、筋、骨与药物酸、苦、甘、辛、咸分别治疗五脏疾病的机制是一致的，都可以达到能汗、能吐、能下、能温、能清、能补的效果，此异途而同理。如临床上对于督脉、足太阳膀胱经、阳跷脉和手太阳小肠经的病证，刺后溪、申脉二穴，经气通行后，上、下交通，大汗如注，表邪尽去，相当于汤液桂枝、麻黄、葛根、大小青龙诸方的功效。对于冲脉、足太阴脾经、阴维脉、足阳明胃经和手厥阴心包经的病证，宜刺公孙、内关二穴，经气通行后，三焦快然，疾去内和，相当于汤液泻心、凉膈、大陷胸、小陷胸、调胃承气诸方的功效。

虽然针药治病同理，但要根据季节变化、时辰特点和地域的不同，注意“勿劳、勿饥”等禁忌，选择适宜的治疗方法。《素问·移精变气论》云：“毒药治其内，针石治其外”“病形已成，乃欲微针治其外，汤液治其内”，说明针药各有其优势与特点，梁老主张把握针刺和药物的有效时机进行治疗。以针为先，一是依据病势缓急，在疾病比较危急之时，先行针灸治疗，待病情稳定后，再配合药物治疗，即“针刺导其先，汤药荡其后”；二是可以在针灸治疗取得较好的即时效应后，再配合药物来维持疗效；三是先行针灸治疗减缓由于服用药物出现的不良反应。如《伤寒论》云“太阳病，初服桂枝汤，反烦而不解者，先针风池、风府，却与桂枝汤则愈”，要求应先予针刺而后服用汤药。

第二章 基础理论

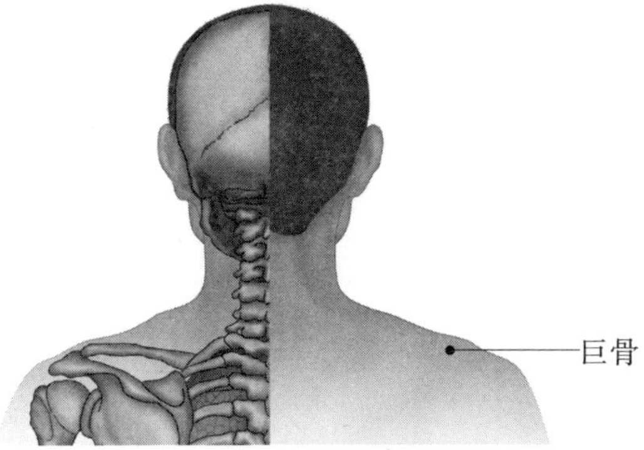

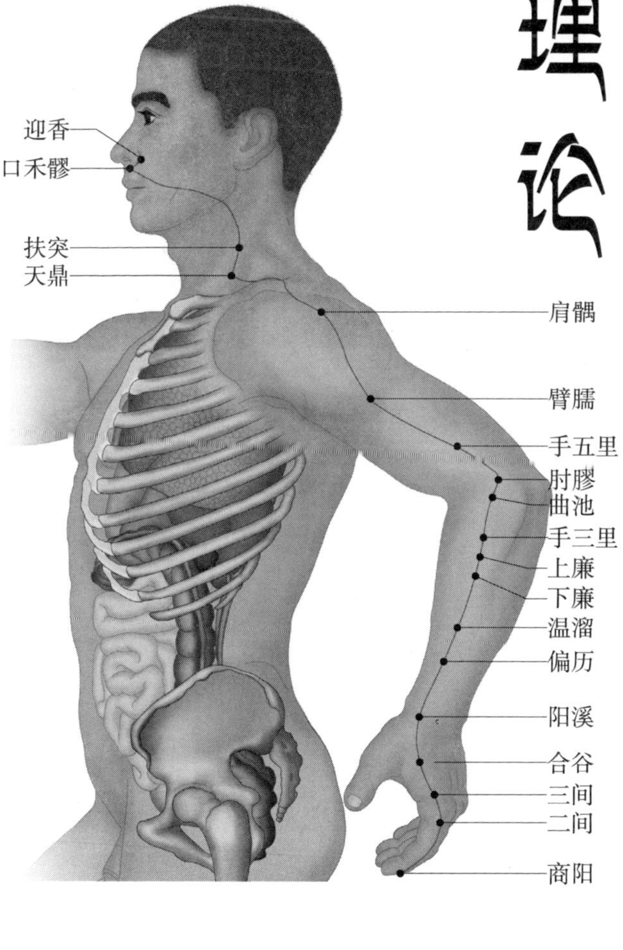

第一节 督脉理论

奇经八脉隶属于经络系统，有别于十二正经，既不直属脏腑，又无表里配合，故称“奇经”，对全身的气血运行起溢蓄、调节作用。

奇经八脉中的督脉，总督诸阳，为阳脉之海。

一、循行部位及分支

（一）循行部位

督脉主干沿人体后正中线循行，起于小腹内，下出会阴，向后至尾骶部的长强穴，沿脊柱直上，经颈项至风府穴，入属于脑，上至巅顶百会穴，经前额下行，沿鼻柱至鼻尖素髎穴，过水沟穴，至上齿正中龈交穴。

（二）分支

第一支，与冲、任二脉同起于胞中，出会阴而异行，与足少阴肾经、足太阳膀胱经的脉气于尾骨端会合，贯脊，属肾。

第二支，从小腹直上贯脐，向上贯心，与冲、任二脉相会合于咽喉后，至下颌部，环绕口唇，至两目下中央。

第三支，与足太阳膀胱经同起于眼内角，上行至前额，入巅顶，入络于脑，别出下项，沿肩胛骨内、脊柱两旁，达腰中，入脊柱两侧，络肾。

二、生理功能

（一）总督诸阳，为“阳脉之海”

背为阳，头为诸阳之会，督脉主干循背之正中，入属脑。阳经均与督脉有所交会，如大椎穴为手足三阳经与督脉之交会，风府、哑门为阳维脉与督脉之交会。因此，督脉对全身阳气具有统率、督促的作用。

（二）反映脑、肾、脊髓及生殖功能

督脉属脑，络肾；肾主骨生髓，脑为髓海。督脉与脑、肾、脊髓密切相关。此外，肾主生殖，因此，督脉与生殖功能联系密切。

三、病理表现及临床应用

《素问·骨空论》："督脉为病，脊强反折。"督脉的病候主要是关于头脑、五官、脊髓及四肢的见症。督脉作为"阳脉之海"，应以通为用，在临床上，中医常常利用针刺、推拿、灸法等手法达到通督的目的，使督脉气血流畅，常用于以下疾病的治疗。

（一）中风、癫痫等脑病

研究表明，针刺督脉穴位能够改善急性脑卒中患者的神经功能缺损程度，提高治疗的有效率；治疗癫痫选取督脉穴位，可采用弱刺激手法、长时间留针操作，能够通督镇静，以减少癫痫发作。

（二）头项脊柱诸病

督脉病变涵盖了几乎所有的脊柱疾病，不管从古代的医学文献，还是从现代实验研究、临床观察，督脉辨证施治脊柱疾病均取得了良好的疗效。

（三）五脏六腑相关诸病

例如运用督脉灸治疗脾胃虚弱型泄泻，不仅可改善患者的粪便性状，对于其他症状如食欲不振、倦怠乏力、神疲懒言均有所改善，并且疗效优于单纯西药治疗。

第二节 任脉理论

任脉与督脉同属奇经八脉，为“阴脉之海”。

一、循行部位及分支

（一）循行部位

任脉主干沿人体前正中线循行，起于胞中，下出于会阴，经阴阜，循腹中直上，经咽喉，至下唇内，左右分行，环绕口唇，与督脉交会于龈交穴，后沿两侧鼻翼上至眼眶下，交于足阳明经。

（二）分支

由胞中贯脊，向上循行于背部。

二、生理功能

（一）总任诸阴，为“阴脉之海”

腹为阴，任脉循行于腹部正中。诸阴经与任脉均有所关联，如关元、中极穴为足三阴与任脉之交会，会阴穴为冲脉与任脉之交会，天突、廉泉穴为阴维脉与任脉之交会；手三阴通过足三阴与任脉联系。因此，任脉总揽一身之阴，调节阴经气血。

（二）调节月经，妊养胎儿

《素问·骨空论》曰：“所以谓之任脉者，女子得之以任养也。”《素问·上古天真论》谓女子：“二七而天癸至，任脉通，太冲脉盛，月事以时下，故有子。”“七七任脉虚，太冲脉衰少，天癸竭，地道不通，故形坏而无子。”任脉起于胞中，司女子月经，为生育、生殖、生长之本，故有“任主胞胎”之说。

三、病理表现及临床应用

《素问·骨空论》："任脉为病，男子内结七疝，女子带下瘕聚。"《脉经·卷二》："脉来紧实细长至关者，任脉也。动苦少腹绕脐下引横骨、阴中切痛。""横寸口边丸丸，此为任脉，苦腹中有气如指，上抢心，不得俯仰，拘急。"可以看出任脉病候主要为泌尿生殖系统疾病和下腹部病症。

在临床上常根据任脉理论来治疗尿潴留、月经病、女性盆底功能障碍性疾病等，现有研究表明，任脉灸联合核心肌群训练治疗女性压力性尿失禁具有显著疗效，能够有效改善盆底肌肌力及盆底肌疲劳度，减少漏尿量及缓解尿失禁程度；此外，任脉灸联合调冲、益气、补肾的中药能够调整人体肾—天癸—冲任—胞宫的生殖轴内分泌功能，改善子宫内膜的血流灌注及微循环，促进子宫内膜功能修复，进而增加月经量；对于少弱精子症的患者，利用区段性任脉药物铺灸能显著降低丙二醛水平，增加超氧化物歧化酶活性，改善精子核 DNA 碎片率，优化精液参数，提高临床疗效。

第三节　十五络脉理论

一、概念

络脉是自经脉别出的分支，又称"别络"，主要有十五络脉。十五络脉是由十二经脉和任、督二脉的别络及脾之大络所组成的。从络脉分出的更细小的称"孙络"，分布在皮肤浅表部位的络脉叫作"浮络"。络脉与络脉之间可以相互吻合，"复合于皮中，其会皆见于外"。

二、循行部位

十二经脉之络脉从四肢肘、膝以下分出，络于相表里的经脉，成为十二经在四肢相互联系灌输的纽带。

任脉之络脉分布在腹部，络于冲脉；督脉之络脉分布在背部，除别走太阳经之外，并能联络任脉和足少阴经；脾之大络分布在侧身部，能总统阴阳诸络。这三者在躯干部发挥其联络作用，从而加强了人体前、后、侧的统一联系。

三、生理功能

络脉在阴阳、表里、经脉之间起纽带作用，参与十二经脉的整体循环，具有渗灌气血、濡养组织的效果，并维持营、血、津、精的互渗作用。四肢部的十二络脉，主要起着沟通表里两经和补充经脉循行不足的作用；躯干部的三络，主要有渗灌气血的作用。络脉的病变特点：十五络脉所反映的病候，主要偏重于四肢体表的疾患，多为局部病变，不像十二经脉病候那样深重繁杂。

四、临床意义

络脉理论在诊察辨证、中药内服与外治领域多有应用，为刺络、推拿、敷贴等方法提供了理论基础，对临床实践有重要的指导作用。古人以刺络放血、缪刺其络及艾灸、推拿、中药、外敷之法来治疗络脉气、血、津、神失常所引起的相关病证。《素问·调经论》曰："病在脉，调之血；病在血，调之络。""络病者，调之其孙络血。""血实宜决之，菀陈则除之……无令恶血得入于经，以成其疾。"

刺络放血法在瘀证和寒证、痹证、痿证、腰痛病、坐骨神经痛、头痛、眼痛、血栓性疾病、青少年痤疮、银屑病、湿疹等疾病治疗方面均具有良好的效果，起到了镇定、止痛、泻热、消肿、急救、解毒、化瘀等功效。

第四节　十二皮部理论

一、概念

十二皮部是十二经脉功能活动反映于体表的部位，是经络之气散布的区域，即十二经脉在皮肤上分属的十二个部位。

二、分布特点

十二皮部依赖于十二经脉在体表分布，是十二经脉在皮肤上分属的部位。《素问·皮部论》曰："欲知皮部，以经脉为纪者，诸经皆然。""皮者，脉之部也。""凡十二经络脉者，皮之部也。"

在分布特点上，皮部与经脉、络脉的差异在于：经脉呈线状分布，络脉呈网状分布，而皮部则着重于"面"的划分。十二皮部分布范围大致上属于经络循行的部位，而且比经络更为广泛。诊治疾病时还可将十二皮部合为六经皮部，各有专名，其名称见表1。

表1　六经皮部名称

六经	太阳	阳明	少阳	太阴	少阴	厥阴
皮部名	关枢	害蜚	枢持	关蛰	枢儒	害肩
阴阳属性		阳络			阴络	

三、六经皮部与关、阖、枢

关、阖、枢本义为门户上的物件，中医用其来比喻三阳、三阴的气机变化，形象地阐释了六经皮部的功能。

阴阳的起始都称为“关”，阳之盛或阴之衰都称为“阖”，阴阳的转换都称为“枢”。太阳是三阳之“关”，阳明是三阳之“阖”，少阳是三阳之“枢”；太阴是三阴之“关”，少阴是三阴之“枢”，厥阴是三阴之“阖”。

四、生理功能

十二皮部属于人体的最外层，又与经络气血相通，为机体卫外的屏障，具有保卫机体、抗御外邪和反映病理变化的作用。

皮—络—经—腑—脏，为疾病传变的层次，脏腑、经络的病变也能反映到皮部。《素问·皮部论》曰：“皮者脉之部也。邪客于皮则腠理开，开则邪入客于络脉，络脉满则注于经脉，经脉满则入舍于腑脏也。”

在诊察方面，通过观察体表所呈现的颜色，能够大致判断出疾病的性质，《素问·皮部论》曰：“其色多青则痛，多黑则痹，黄赤则热，多白则寒。”

五、临床意义

皮部理论广泛应用于外治法。《灵枢·官针》提到半刺和毛刺等皮刺方法，后续延伸出皮肤针疗法，皮肤针的叩刺和腕踝针的沿皮刺，都结合了皮部的分区应用。皮肤针疗法临床疗效显著，广泛应用于外科、皮肤科疾病。其中腕踝针对疼痛性疾病具有疗效好、起效快的优势，如急性肾绞痛、中风后遗症、肢体疼痛、急性腰扭伤等。此外，刺络放血、穴位贴敷等疗法，也体现了皮部理论的应用。糖尿病周围神经病变患者采用刺络放血结合穴位贴敷治疗，可显著提高神经传导速度，缓解肢体麻木等症状，且不良反应较少，临床价值较高。

第三章 常用操作

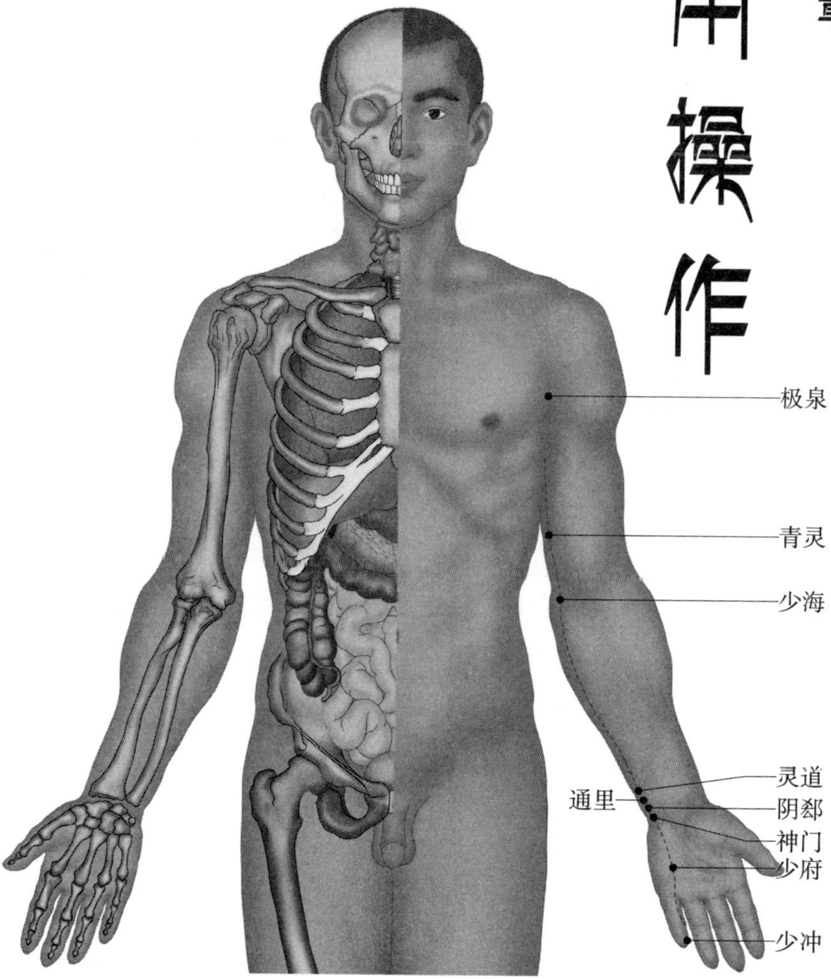

第一节　特色进针手法——单手进针法

进针法是医师采用各种方法将毫针刺入腧穴皮下的操作方法。临床上针灸进针手法很多，但梁老认为患者第一次接受针灸治疗或多或少会因惧针而拒绝治疗，所以应尽量采用相对无痛的进针手法，消除患者的惧针心理，使患者更好地接受针灸治疗。

梁老曾于1964年前往北京学习针灸，师从杨甲三。出师后，经历多年临床实践，改进了杨老先生的手法，创出了自己的单手进针法。单手进针法要求医者的进针在稳的基础上还需快速有力，需要操作者具备较深厚的针刺临床操作经验。

一、持针

持针时采用右手拇指、示指夹持针柄，中指自然扶住针身，环指与小指扶持针身下端，使针尖露出半分许，若持长针则右手拇指、示指下移夹持针身，余指持法同上。

二、进针

进针时，针身与皮肤表面约呈45°角，环指与小指轻压穴位两侧皮肤使之紧绷，针尖对准穴位，快速内旋手腕，使扣、压两个动作流畅地连贯在一起，手部扣压的动作产生向下的压力，使得针身能够快速进入皮下。

三、适用部位

单手进针法适用于全身所有穴位的进针，腹部诸穴尤宜之，因其皮肤松弛多皱褶，环指、小指贴紧皮肤充当押手，更易进针。

四、注意事项

使用单手进针法要注意的是露出的针尖不能过长，针尖比扶持针身的小指下端多半分许即可。若过长，一则进针后势必针尖直达肌肉深层，不宜行针调气，二则易致针身弯曲，不便操作。针尖不能露出过长的另一个原因是这样进针的时候皮肤的着力点就有 3 处（针尖、环指、小指），起到押手的作用，加之进针快速，可以减少进针的痛感。进针时手部扣压的速度宜快不宜慢，旋腕的动作要灵活、自然，速度快则进针快、疼痛少。但对于某些重要穴位，如睛明穴，因邻近眼球，局部血管丰富，手法不宜过快、动作过大，以免造成皮下出血。

五、手法原理解析

传统针灸手法往往强调刺手和押手的作用。毫针操作时，一般将医者持针的手称为“刺手”，按压穴位局部的手称为“押手”（又称“压手”）。《灵枢·九针十二原》记述的“右主推之，左持而御之”，说明刺手的作用主要是掌握毫针，进针时将臂、腕、肘之力集于刺手，使针尖快速刺入皮肤然后行针。押手的作用主要是固定穴位皮肤，使毫针能够准确地刺中穴位并使长毫针针身有所依靠，不致摇晃和弯曲。进针时，刺手与押手配合恰当动作协调，可以减轻痛感、行针顺利，并能调整和加强针感，提高治疗效果。古代医家非常重视双手配合动作，如《标幽赋》所论“左手重而多按，欲气散，右手轻而徐入，不痛之因”，确是经验之谈。这种手法的优点在于，将传统的“刺手”与“押手”归于一手，在临床操作上比较简便，减少了针刺的时间，也为需要两手同时进针的情况提供了方便。

总之，针刺手法要求医者尽量娴熟，要做到这一点，梁老特别强调必须注重毫针基本功的练习。

第二节　灸法

一、隔姜灸

（一）概述

隔姜灸的记载最早见于杨继洲《针灸大成》中“灸法用生姜切片如钱厚，搭于舌上穴中，然后灸之”，此为隔姜灸治疗脾胃虚寒疾病的实例。张景岳于《类经图翼》中提到用隔姜灸治疗痔疮，原文有云：“单用生姜切薄片，放于痔痛处，用艾炷于姜上灸三壮，黄水即出，自消散矣。”由此可见，隔姜灸治病发挥作用其一取姜片之药力，其二取艾火之热力。

（二）操作方法

临床常规治疗时，将新鲜生姜切成直径3~4cm、厚0.3~0.5cm的薄片，并使用三棱针穿刺数孔后上置艾炷，放在穴位上，其上放置重约1g的艾炷用火点燃灸之。以患者感觉温热但无灼痛感为度，当感觉灼热时，可将姜片向上提起，稍待片刻，重新放下再灸或直接取下艾炷，换下一支新的艾炷点燃，共灸5~7壮，灸至局部皮肤潮红为度。梁老认为，本法可根据病情反复施灸，适用于风寒咳嗽、腹痛、泄泻、风寒湿痹、痛经、面神经麻痹等，尤宜于寒证。

（三）评述

隔姜灸的灸量是临床运用本法的重中之重。灸火大小、时间长短、姜片厚度、艾炷大小、施灸面积等因素都会影响灸量。临床运用时应根据疾病的特点及患者的年龄、体质、病情轻重、病位浅深等选择最佳灸量。梁老针对脑卒中后便秘提出：根据“虚则补之”的治疗原则，运用隔姜灸治疗此类便秘，应加厚、加大姜片，增大艾炷大小，故选用直径5cm、厚0.8cm的姜片，上置5g重艾炷，以延长艾灸时间，扩大施灸范围，使热量具有更强的穿透感，加强益气补阳之功。

二、隔盐灸

（一）概述

隔盐灸又称神阙灸，于神阙穴施灸。神阙穴首载于《黄帝内经》，本穴位于脐窝中，又名气舍、气合、脐中穴等，作为任脉之要穴，具有回阳固脱、益气升提、健脾益胃之功。《医宗金鉴》中有云：“神阙百病老虚泻，产胀溲难儿脱肛。”“神阙，主治百病。”

（二）操作方法

选取干燥纯净的食盐末适量，将脐窝填平，上置艾炷，用火点燃施灸。若患者感到灼痛时即用镊子移去残炷，另换一炷再灸，灸满规定的壮数为止，一般每次可灸5~7壮。本法可治疗急性腹痛、泄泻、痢疾、风湿痹证及阳气虚脱证。古代常用于强身健体。

（三）评述

《类经图翼》里记载：“故神阙之灸，须填细盐，然后灸之，以多为良。”艾叶气味芳香，味辛、微苦，性温热。盐味咸，性寒，《本草纲目》中记载“盐能入肾……性寒”，具备凉血、活血之效。梁老认为神阙穴隔盐灸兼具艾叶纯阳之功，合盐的凉血活血之效，具有温经散寒、回阳固脱、温补脾肾、利水渗湿及清热解毒等作用，对消化系统、泌尿系统、生殖系统的阴证、虚证、寒证有较好的补益之功，对妇科、皮肤科阴证、虚证、寒证亦有补益之功。

三、督灸

（一）概述

督灸是在继承传统隔姜灸法、隔蒜灸法的基础上变化而来的，是一种新型艾炷间接灸法。其艾炷大、火力足、灸治时间较长，在灸温、灸量上都有所增强，而且施术面广，施灸部位可涉及多个腧穴，功效非一般灸法所及。因督灸常选在背腰部督脉施灸，如长蛇状，故也称为“长蛇灸”。

（二）操作方法

令患者取俯卧位，先将1000~1500g鲜生姜切碎为末，将姜末覆盖自督脉大椎穴至腰俞穴皮肤作为隔灸饼，可用压舌板调整该巨型隔灸饼为上宽约4.5cm、下宽约5.5cm、高宽约3cm的梯形，并于姜末中央位置按出深约0.5cm、宽约0.5cm的凹槽。再取适量艾绒做成高约4cm，重约3g的大艾炷，将已经搓好的艾炷紧挨着放置在凹槽内，将艾炷头、中、尾三点点燃（可用棉签蘸取少量酒精均匀涂滴于艾炷上角以助燃）。待患者有灼热感或难以忍受时，医师取下燃尽的艾绒，保留隔灸饼，更换艾炷续灸。每次施灸3壮、3~6次为1个疗程。

（三）评述

督脉属奇经八脉之一，起于胞宫，上络脑，通于肾，统摄全身阳气和真元，为“阳脉之海”。《医宗金鉴·刺灸心法要诀》曰：“凡灸诸病，火足气到，始能求愈。”艾叶温经散寒除湿，生姜中含有姜辣素，挥发油中含有姜醇、姜烯等，可以渗透于人体，扩张局部血管，对局部血液循环产生促进作用，经艾炷加温后其作用可增强数倍。梁栋富认为，督灸融经络腧穴、艾灸、药物为一体，可激发督脉经气，内入脏腑，调节阴阳，涵蓄精血，以振奋全身之阳气，有温肾壮阳、通督止痛、祛寒利湿之功。

四、实按灸

（一）概述

实按灸法多采用药物艾条，古代的太乙针、雷火针等多为此法。施灸时，先在施灸腧穴或患处皮肤垫上布或纸数层，然后将药物艾卷的一端点燃，趁热按到施术部位上，使热力透达深部。由于用途不同，艾绒里掺入的药物处方各异。

（二）操作方法

先用75%酒精在施灸穴位消毒，后取阻燃棉布垫三层重叠置于穴位处，再取清艾条点燃并燃旺，一手握持艾条，抵于三层棉布垫之上，下面正对穴位，开始施灸。当患者感到灼痛后，将艾条移开，待热感缓解后，抖去艾灰，吹燃艾火，继续施灸，若棉布垫烧焦后更换新的棉布垫，以局部皮肤潮红为度。

（三）评述

实按灸的操作最早见于《寿域神方》，是指用纸卷艾绒，并用纸隔于穴位之上，再用力实压的艾灸方法。其原理是快速燃烧并快速压灭艾条令区域空气流速增大，产生空气流动从而引邪外出。实按灸较一般的艾条灸法温度高，刺激量更大、持续时间更长，故其温经通络之效较佳。梁老认为实按灸结合艾灸、点穴、烫熨法的特点，不仅能疏通经络气血，还能“以通促补，通补兼施”，以达补养气血、增长元阳之功，对阳虚阴寒的急症可以起到立竿见影的效果。

五、精灸

（一）概述

精灸疗法是岭南针灸流派符文彬教授在传统麦粒灸基础上提出的灸疗新技术。其采用米粒大小的艾炷于穴位上燃烧，具有耗材少、时间短、灸量易控制的特点，因其热力集中、透热迅速、刺激量大，因此命名为“精灸”。

（二）操作方法

患者取合适体位，选定穴位后用万花油涂抹，选择米粒大小艾绒，以拇指、示指进行捻搓，制作成圆锥形艾炷（直径1~2mm，高5mm），将艾炷放置于穴位上，用线香点燃艾炷，待患者诉有灼热感时快速用硬纸板或镊子移除并熄灭艾炷。根据病情，每穴灸1~3壮不等。灸度选择可参考：轻度（皮肤微红）、中度（皮肤出现红晕）、重度（艾绒燃尽，出现灸疱）。

（三）评述

精灸属于直接灸，施灸时局部温度瞬间升高，迅速激发瞬时感受器电位，可激活不同亚型感受器，从而发挥机体多种调节作用。精灸疗法首先运用于肌肉、关节疼痛性疾病，后经过临床实践发现本法对抑郁、虚劳、哮喘等内科疾病，乳癖、癥瘕等妇科疾病均有较佳疗效。梁老临床常在十二经脉井穴、原穴及八风、八邪穴处使用精灸，从而振奋周身气机，沟通十二经脉气血，也使邪有出路。

六、火龙罐灸

（一）概述

火龙罐是在综合推拿、拔罐、艾灸、刮痧的基础上，研制出的一种特殊罐，罐内置艾炷，罐口为花瓣形。研究发现本法

速新陈代谢，刺激末梢神经兴奋，使局部肌肉、神经、血管得到充分营养，促进神经功能恢复。

第四节 鍉针

一、来源

《灵枢》云“鍉针者，锋如黍粟之锐，主按脉勿陷，以致其气”，描述了鍉针身粗、头圆而略尖，属九针之一。

二、特点

（1）针身粗。

（2）针尖圆、微尖。

（3）按压部位经络较浅。

《灵枢·官针》记载：“病在脉，气少，当补之者，取以鍉针”，鍉针施术于体表，通过按压腧穴、刺激皮部以致气，无创无痛。

三、针具

常用不锈钢制成，针身呈圆柱形，直径 0.8~1.2cm，长 10~13cm，针头圆钝呈黍粟状，直径 0.2~0.3cm。

四、操作手法

（一）鍉针

以执笔式持针或以拇指、中指和环指夹持针身，示指抵针尾部，确认施术部位后，可以以指甲切于穴位，横竖各一切，成“十”字形甲痕，将针尖轻置于爪切甲痕上，针尖垂直按压，按压深度以得气为度。本法可应用于中风、面瘫、头痛、失眠、耳聋、心悸、脉痹、痿证、痹证、呃逆、胃脘痛、哮喘、甲状腺功能亢进、乳痈、崩漏、乳癖、绝经前后诸症、产后小便不通、青少年近视、颈椎病、落枕、腰痛、过敏性鼻炎、面肌痉挛、斑秃、黄褐斑等。

（二）电锟针

准备脉冲电针治疗仪，确认各调节旋钮归零后，正确连接电锟针导线，接通电源，将无关电极导线连接于施术部位的同侧肢体上（宜在腕踝上部），在施术部位涂以导电液或导电膏，将锟针针尖按压在施术部位上，调节治疗仪旋钮控制刺激强度及锟针按压力度，以患者能耐受为度，治疗结束后将治疗仪器控制旋钮调置回零位，取下电极，关闭电源。该法临床主要用于治疗失眠、尿潴留、各种痛证（如偏头痛、肩痛、腰痛、神经根型颈椎病所致疼痛、痛经、胃痛）等疾病。

（三）声电锟针

准备声电治疗仪，确认各调节旋钮归零后，将电锟针导线连接到声电治疗仪器上，接通电源，将无关电极导线连接于施术部位的同侧肢体上（宜在腕踝上部），在施术部位涂以导电液或导电膏，将锟针针尖按压在施术部位上，调节声电治疗仪旋钮，选取相应的乐曲、调节电刺激强度及锟针按压力度，以患者能耐受为度。治疗完毕后将治疗仪器控制旋钮调置回零位，取下电极，关闭电源。该法临床主要用于治疗冠心病、甲状腺功能亢进、近视等疾病。

（四）火锟针

操作前对施治部位进行消毒，点燃酒精灯或酒精棉球，一手持锟针针柄靠近火焰，以外焰烧灼针尖，根据病情需要及施治部位的不同，将针尖烧灼至微红或红亮后，迅速点刺于施治部位上。该法主要应用于痤疮、慢性咽喉炎、口腔溃疡、肛裂、白癜风等疾病。

五、禁忌证

（1）孕妇、有出血倾向、严重高血压及心脏病患者。

（2）骨折部位、感染部位。

（3）皮肤对金属过敏者。

（4）骨骼、脏器内有金属内置物及装有心脏起搏器者禁用电鍉针及声电鍉针。

六、注意事项

（1）患者过饥、过饱或过于疲劳时慎用鍉针，避免刺激过强，以免发生晕针。

（2）鍉针操作时宜垂直按压，不宜斜按。

（3）电鍉针、声电鍉针使用时应注意检查仪器是否漏电。

第五节　浅针

一、来源

由古代九针中的“鍉针”“锑针”演变而来，因具有“按脉勿陷，以致其气，其刺在浅”的特点，故又被近代人称为“浅针”“推针”。

二、特点

除具有鍉针的特点外，还具有“以推致气”的特点。

三、针具

浅针外观与毫针相比，较短，较粗，针柄上缠绕细丝，全针粗，头大，末端锐。针柄直径约 0.15cm，针柄针身的粗度相同，自针尖 0.7~1.0cm 处逐渐细小，直至尖末。针柄长 6.8~7.8cm，针身长 1.7~3.1cm。

四、操作手法

患者取仰卧位，医者先以少量消毒棉花包裹浅针针尖，再用左手拇指指甲在穴位处掐切成“十”字形甲痕；然后右手示指、中指夹持针柄靠近顶端 1/3 处，拇指指腹轻顶住针柄的顶端，将针尖点按在穴位刺激点上；接着用右手中指指甲在针柄上做连续上刮下推动作，依据病情需要给予补泻手法。在整个过程中，拇指指腹应保持轻抵针尾，以免在施行刺激时不由自主地加重压力而使患者产生痛感。同时中指指甲在针柄做上刮下推时指甲始终不离针柄，以免产生不规则跳动，上刮下推幅度要大（对针柄全长刮推），指力必须保持柔和、均匀，速度不能时快、时慢，使刺激部位始终能保持柔和又均匀的轻微颤动，针感以患者舒适为佳。

（一）泻法

针体与穴位所在平面不相垂直，操作者右示指、中指夹持针柄，拇指按针尾抵穴后，中指做重刮轻推，连续 81 次为 1 个刺激量，每穴可行针 2~3 个刺激量，完成每穴刺激量，拇指离开针尾，示指、中指继续夹持针柄，以针尖按点为中心，同时将针柄做“逆时针”方向旋转，一般连续做 6 次。

（二）补法

针体与穴位所在平面垂直，操作者右中指、示指夹住针柄，拇指顶针，中指做轻刮重推，连续 81 次为 1 个刺激量，每穴可行针 2~3 个刺激量，完成刺激量后，示指、中指离开针柄，拇指继续轻抵针尾，指腹轻点针尾 9 次。

（三）平补平泻法

在针体与经穴所在部位的平面作垂直和不相垂直相交替的连续摆动，中指指甲在针柄作上刮下推时，力度保持大小一致（即称轻刮轻推），完成对每个经穴刺激后即为结束，或者先以拇指指腹对针尾点按 9 次，再以示指、中指夹住针柄行逆时针弧度旋转 6 次。

五、适用范围

浅针具有疏导经气、调和营卫、活血化瘀、除湿排毒、扶正祛邪的功效。适用的范围很广，内科杂症如感冒、呕吐、不寐、头痛、眩晕；妇科的月经不调、痛经等病症；儿科的小儿多动症、百日咳；五官科的耳鸣、耳聋、鼻渊、咽喉疼痛等均可适用。浅针对失眠、面神经麻痹、面肌痉挛、三叉神经痛、偏头痛等面部疾患有独特疗效。

六、注意事项

除遵循针灸施术的注意事项外，还应注意：①施术前应检查针尖是否钩曲。②应对患者说明术后针刺部位护理，注意局部皮肤清洁。

第六节　火针

一、起源

火针是将用火烧红的针尖迅速刺入穴内，以达到治疗疾病目的的一种方法。火针法古称“焠刺”，早在《灵枢·官针》

中就记有“焠刺者，刺燔针则取痹也”。

二、针具

火针古称“燔针”，以耐受高温且不易折、硬度高、对人体无害的金属为材料。火针针具要求：针尖——尖而不锐；针体——坚硬挺直；针柄——隔热不烫手。常用火针有单头火针、平头火针、三头火针、三棱火针以及毫火针等。

三、作用

本法具有温经散寒、活血化瘀、软坚散结、祛腐生肌、通经活络作用。

四、操作手法

（一）烧针

一手持点燃酒精棉球，一手持针烧灼。烧针时先靠近施治部位，一般先烧针身，后烧针尖。火针烧灼程度，依据针刺深浅决定。部位深，需将火针烧至白亮；部位浅，可烧至通红；若仅需在表皮，则只需烧至微红。

（二）针刺方法

烧针完毕应立即垂直点刺已消毒穴位，疾进疾退，也可留针5~15min。常用刺法有6种。

（1）点刺法：在腧穴上单针点刺。

（2）密刺法：在体表病灶多针密集刺激，每针间隔不超过1cm。

（3）散刺法：在体表病灶多针疏散刺激，每针间隔2cm左右。

（4）围刺法：围绕病灶周围多针刺激，点刺点应在病灶和正常组织交界处。

（5）刺络法：火针刺入人体表血液瘀滞的血络，放出适量血液。

（6）扫散法：火针于体表病灶部位作扫散轻划，要求针尖与皮肤部位呈约 45° 斜角，于 1s 内完成扫散动作，可根据病症反复如上操作多次，以扫散部位皮肤泛红、火针划痕浮现、微微出血为度。

（三）针刺深度

针刺深度根据病情、体质和针刺部位决定。一般四肢、腰腹部针刺稍深，可刺 5~12mm；胸背宜浅，可刺 1.5~5mm。

五、适应证

（1）内科：关节炎、胃脘痛、过敏性哮喘、肺气肿、面肌痉挛、末梢神经炎等。

（2）男科：阳痿、遗精等。

（3）外科：痈疽、乳腺炎、腱鞘囊肿、瘰疬、脂肪瘤、血管瘤、纤维瘤、静脉炎、脉管炎、静脉曲张等。

（4）妇科：子宫肌瘤、卵巢囊肿、外阴白斑等。

（5）皮肤科：神经性皮炎、带状疱疹、牛皮癣等。

（6）美容科：痤疮、黄褐斑、面部小块白癜风、痣、扁平疣和顽癣等。

六、禁忌证

（1）糖尿病患者、瘢痕体质、过敏体质患者慎用。

（2）大失血、凝血功能障碍患者及不明原因肿块部位禁用。

七、注意事项

除遵循针灸施术注意事项，还需注意安全隐患，防止烧伤或火灾等事故；需向患者说明术后部位护理事项，针孔局部微红、灼热、轻度疼痛、瘙痒为正常现象，可不处理；注意针孔局部清洁，忌用手搔抓，不宜用油、膏类药物涂抹；施术当天禁碰水。

第七节　皮肤针

一、来源

皮肤针是我国古代“半刺”“浮刺”“毛刺”等针法的发展，属于丛针浅刺法，因针柄的一端装有5~7枚小针，状如梅花，故又称梅花针。

二、针具

针柄较长，形似小锤，一端固定有5~7枚钢制短针。

三、操作手法

（一）叩刺手法

皮肤针叩刺部位可大致分为局部叩刺、循经叩刺及穴位叩刺，具体叩刺手法如下。

（1）压击叩刺法：即拇指和中指、环指夹住针柄，针柄末端靠在手掌后部，示指压在针柄上。压击时手腕活动，示指加压，刺激的强度在于示指的压力，适合于硬柄针。

（2）敲击叩刺法：即拇指和示指捏住针柄的末端，上下颤动针头，利用针柄的弹性敲击皮肤，刺激的轻重应根据针头的重量和针柄的弹力，靠颤动的力量来掌握，适合于弹性针柄。

叩刺时要灵巧地运用手腕部弹力，使针尖叩击到皮肤后，受反作用力后迅速弹起，仅在表皮上一击而起，急刺速离，要有弹性，弹跳着连续有节律地叩刺，要做到平稳、准确和灵活，叩刺速度要均匀，要防止快慢不一、用力不匀地乱刺。针尖起落要呈垂直方向，即将针垂直地刺下，垂直地提起，如此反复操作。

（二）刺激量

一般根据患者体质、病情、年龄、叩打部位的不同，可分为轻叩、中叩及重叩。

（1）轻叩：叩打时手部用力较轻，梅花针对皮肤的冲击力度较小。患者稍有疼痛感，局部皮肤出现潮红，但无丘疹、无出血。此法适用于年老体弱、正气亏虚、初次体会梅花针的患者及敏感度较高的部位如眼部。

（2）中叩：叩打时手部用力稍大，梅花针对皮肤的冲击力稍大，患者有轻度痛感，局部皮肤可见明显潮红或丘疹，可见轻微出血，此法适用于治疗湿疹、斑秃等疾病。

（3）重叩：叩打时手部用力较重，梅花针对皮肤的冲力大，可闻清脆的拍击音，患者感到明显疼痛，皮肤可见大面积发红，出血量较大。此法适用于治疗各种痛证、带状疱疹初期、痛风急性期等。

梅花针叩刺时部位须准确，每叩刺一针之间的距离在0.3~1.0cm。一般每日叩刺一次，连续治疗7~10日为一个疗程，若是慢性顽固性疾病，可持续多治疗几个疗程，疗程之间可间隔3~5日。

（三）补泻手法

（1）补法：将梅花针针头稍磨平、磨钝后，以轻叩手法对皮肤进行叩打，以局部皮肤出现潮红、不出血为度。

（2）泻法：采取重叩手法，逆经络循行方向进行叩打，以局部皮肤大面积发红、出血量大为度。

四、适应证

（1）各类皮肤病，如斑秃、癣、湿疹、荨麻疹、神经性皮炎等。

（2）视力问题，如近视、远视、斜视、结膜炎等。

（3）耳、鼻、喉等部位的诸多疾病，如扁桃体炎、神经性耳聋、鼻炎、感冒、气管炎等。

（4）头痛、神经痛等。

（5）胃部疾病，如急性胃炎、胃神经痉挛等。

五、禁忌证

（1）急性疾病者慎用。

（2）过敏者、不明原因内出血者、孕妇腰骶部和腹部慎用。

（3）糖尿病末梢神经损伤者、皮肤病患者及严重外伤未缝合伤口局部禁用。

（4）急性传染性疾病、情绪激动、精神病患者、醉酒者、吸毒人员禁用。

六、注意事项

（1）局部皮肤有疮疡、破溃或损伤等，不宜使用本法。

（2）针具要严格消毒，防止感染。

（3）针尖要保持在一个平面，不齐或有钩者应及时修理或更换。

第八节 针刀疗法

一、来源

针刀是在中国古代九针的基础上，结合现代医学外科用手术刀而发展形成的，是与软组织松解手术有机结合的产物，具有针刺和局部微创手术的双重治疗作用。

二、针具

针具是由金属材料做成的，在形状上似针又似刀的一种针用具。其形状和长短略有不同，一般长为 10~15cm，直径 0.4~1.2mm 不等，分手持柄、针身、针刀 3 部分。针刀宽度一般与针体直径相等，刃口锋利。

三、操作手法

（一）操作

针刀疗法操作的特点是在治疗部位刺入深部到病变处进行轻松的切割、剥离等不同的刺激，以达到止痛祛病的目的。

（1）体位的选择以医者操作时方便、患者被治疗时自我感觉舒适为原则。如治疗颈部，多采用坐位；头部治疗可根据病位选择仰头位或低头位。

（2）在选好体位及选好治疗点后，做局部无菌消毒，定位时常用定位标志方式：①骨性定位标志定位，即人体体表可以触及的骨性凸起，是针刀定位的重要标志之一。②肌性定位标志定位，即人体体表可以看到和触知的肌肉轮廓和行经路线，是针刀定位的重要标志。③局部的条索硬节定位，即病变局部的条索、硬节、压痛点，是针刀针刀定位的重要参考标志。

（3）医生戴无菌手套，进针时遵循4个步骤：①定点，确定病变部位和掌握该处解剖结构，最后确认进针部位，并做以标记。对于身体大关节部位或操作较复杂的部位可铺无菌洞巾，以防止操作过程中的污染。②定向，刀口线和大血管、神经及肌肉纤维走向平行，刀口压在进针点。③加压分离，施术者拇指、示指捏住针柄，中指托针体，稍加压力使进针点处形成长行凹陷，刀口线和大血管、神经及肌肉纤维走向平行。④刺入，继续加压，当感觉到坚硬感时，说明皮肤已被刀口推挤接近骨质，稍加用力即可穿过皮肤。

（4）为减轻局部操作时引起的疼痛，可进行局部麻醉，阻断痛觉传导。

（二）针刀刀法

（1）纵行疏通法：针刀刀口线与重要神经、血管走行一致，刀身以皮肤为圆心，刀刃端在体内做纵向弧形运动。

（2）横行剥离法：针刀刀口线与重要神经、血管走行一致，刀身以皮肤为圆心，刀刃端在体内做横向弧形运动。

（3）提插切开剥离法：针刀刀口线与重要神经、血管走行一致，刀刃端到底病变部位后，切开第一刀，然后针刀提至病变组织外，再向下插入切开，反复3~5次。

（4）骨面铲剥法：针刀达骨面后，刀刃沿骨面切开与骨面连接的软组织的方法称为铲剥法。

（5）通透剥离法：针刀深入粘连组织之间，在粘连组织间以扇形轨迹予以剥离的方法。

四、常见术后不良反应

（1）疼痛转移：很多患者在针刀治疗后，原来的患处不疼了，而邻近处不疼的部位开始疼痛。

（2）疼痛加剧：针刀结束后，会出现患处疼痛加剧。出现疼痛是针刀疗法的正常表现，一般 3~5 天后会消失。

五、适应证

适应证主要是软组织损伤性病变和骨关节病变。

（1）颈椎病：颈肌劳损、颈椎间盘突出症、颈椎骨质增生、颈椎综合征。

（2）腰椎病：慢性腰肌劳损、第三腰椎横突综合征、腰椎间盘突出症、腰椎骨质增生、腰椎综合征、疲劳性骨膜炎及脊柱相关疾病等。

（3）骨关节病：肱骨外上髁炎（网球肘）、屈指肌腱狭窄性腱鞘炎（弹响指）、足跟痛（足跟骨刺）、软组织损伤、骨骺炎、增生性关节炎。

（4）软组织损伤：慢性软组织损伤、陈旧性软组织损伤急性发作及部分急性软组织损伤。

（5）外伤性滑囊炎、腱鞘炎、肌肉筋膜炎。

（6）神经痛：周围神经卡压综合征、骨－纤维管卡压综合征。

（7）部分内科、骨外科、肛肠外科及整形美容外科疾患。

六、禁忌证

（1）全身发热或感染，严重内脏疾患的发作期。

（2）施术部位有红肿热痛或深部脓肿坏死者。

（3）血友病、血小板减少症及其他凝血功能不全者。

（4）施术部位有重要神经、血管。

（5）严重心脑血管病变。

（6）结核病患者及疑有结核病病史者。

（7）恶性肿瘤患者。

（8）严重糖尿病，血糖未控制在正常范围者。

（9）恶性贫血者。

（10）严重骨质疏松者，多处骨折者。

第九节　埋线疗法

一、来源

穴位埋药线疗法是将针灸学理论、中药学和现代物理学相结合的产物，是指将医用羊肠线或可吸收外科缝合线置入穴位，利用线对穴位产生持续刺激作用而防治疾病。

二、操作手法

（一）埋线用品

埋线用品包括皮肤消毒用品、洞巾、注射器、镊子、医用羊肠线或可吸收外科缝线、埋线针或套管针、利多卡因、剪刀、消毒纱布及敷料等。埋线针是坚韧特制的金属钩针，长12~15cm，针尖呈三角形，底部有一缺口。

（二）埋线方法

1. 穿刺针埋线法

常规消毒局部皮肤，镊取一段1~2cm长已消毒的羊肠线，放置在腰椎穿刺针针管的前端，后接针芯，左手拇指、示指绷紧或捏起进针部位皮肤，右手持针，刺入到所需的深度；当出现针感后，边推针芯，边退针管，将羊肠线埋植在穴位的皮下组织或肌层内，针孔处覆盖消毒纱布按压片刻。

用特制的埋线针埋线时，局部皮肤消毒后，以利多卡因作浸润麻醉，剪取羊肠线一段（一般约 1cm 长），套在埋线针尖缺口上，两端用血管钳夹住。右手持针，左手持钳，针尖缺口向下以 15~40° 方向刺入，当针头缺口进入皮内后，左手即将血管钳松开，右手持续进针直至肠线头完全埋入皮下，再进针 0.5cm，随后把针退出，用棉球或纱布压迫针孔片刻，再用纱布敷盖保护创口。

2. 三角针埋线法

在距离穴位两侧 1~2cm 处，用龙胆紫作进出针点的标记。皮肤消毒后，在标记处用利多卡因作局部麻醉，用持针器夹住带羊肠线的皮肤缝合针，从一侧局麻点刺入，穿过穴位下方的皮下组织或肌层，从对侧局麻点穿出，捏起两针孔之间的皮，紧贴皮肤剪断两端线头，放松皮肤，轻轻揉按局部，使肠线完全埋入皮下组织内。敷盖纱布 3~5 天。

每次可用 1~3 个穴位，一般 20~30 天埋线一次。

3. 切开埋线法

在选定的穴位上用利多卡因作浸润麻醉，用刀尖刺开皮肤（0.5~1.0cm），先将血管钳探到穴位深处，经过浅筋膜达肌层探找敏感点按摩数秒钟，休息 1~2min。然后用 0.5~1.0cm 长的羊肠线 4~5 根埋于肌层内。羊肠线不能埋在脂肪层或过浅，以防止不易吸收或感染。切口处用丝线缝合，盖上消毒纱布，5~7 天后拆去丝线。

4. 针刀埋线法

先将 3~0 的可吸收外科缝合线剪成 0.5cm、1cm、2cm 各数条浸泡于维生素 B_1 及甲钴胺混合液中备用。在选定的穴位上消毒后，将可吸收外科缝合线置于针管内，使用注入式埋线法快速进针，提插至有针感时推线、退针，按压止血片刻，再次消毒后予创可贴外敷，保持创面清洁干燥。

埋线时间根据吸收情况而定，一般 15 天左右埋药线 1 次，4 次 1 疗程。

5. 三点结扎埋线法

穴位取阳白、鱼腰、丝竹空。患者取仰卧位，身心放松，暴露施术部，在患侧阳白、鱼腰、丝竹空穴处做标记，用碘伏对局部皮肤常规消毒 3 遍，消毒范围上至前发际，下至上眼睑，在操作部位铺洞巾，左手捏起阳白穴两侧的皮肤，右手持穿可吸收缝合线的外科缝合针，从阳白穴进针点刺入，穿过穴位的皮下肌层，然后从丝竹空穴穿出皮肤，穿出皮肤后再从丝竹空穴出针点针眼将线穿至皮下肌层，最后在鱼腰穴穿出皮肤，穿出后再从鱼腰穴出针点针眼处进针，穿回阳白穴进针点，将线端拉紧并打结（松紧度不影响眼睑闭合），剪断多余缝合线，将线结藏入皮下；消毒纱布按压施术局部止血。无菌纱布覆盖，胶带固定。3~5 天后拆去丝线，具体操作如下：① 3~5 天后，常规消毒三点结扎理线处皮肤。②左手持镊子挑起线结，右手持刀片割断上方缝合线。③右手持镊子夹住鱼腰穴的缝合线，轻柔地将其从皮下抽出，再抽出丝竹空穴的缝合线。④最后放开右手镊子，以左手镊子将缝合线从阳白穴全部抽出。⑤再次常规消毒局部皮肤，创可贴覆盖，次日撤去。

三、术后反应及处理

（一）正常反应

无菌性炎症反应，一般无须处理，少数反应较重，埋线处有少量渗液，可不做处理；若渗液较多，可予75%酒精棉球擦拭，覆盖无菌纱布。部分患者埋线后体温4~24h内轻度升高（38℃左右），但无感染征象，一般无须处理，2~4天可恢复。

（二）异常反应

一般3~4天后出现埋线处红肿、疼痛加剧，并伴有发热等症状，应予抗感染处理；个别患者对外科线过敏，出现红肿、瘙痒、发热，甚至出现脂肪液化、外科缝合线溢出，应予抗过敏处理。埋线中若损伤神经，则会出现神经所支配的肌群瘫痪或感觉异常，应及时抽出外科线，对症处理。

四、适应证

埋线疗法对神经系统、消化系统、呼吸系统等慢性、顽固性疾病疗效显著，特别对半身不遂、肥胖症、面瘫后遗症、癫痫、腰腿痛、腰椎间盘突出症、颈椎病、痿证、脊髓灰质炎后遗症、慢性支气管炎、哮喘、便秘、腹泻、慢性胃炎、胃痛、功能性消化不良、高血压、高脂血症、遗尿、尿失禁、神经症、免疫功能低下等疾病疗效显著，且能同时调节人体体质，改善亚健康状态。

穴位埋线疗法对肥胖症有独特疗效。穴位埋线减肥法可以对肥胖者产生影响，如改善糖类代谢、脂肪代谢，提高自身内分泌系统的功能；抑制下丘脑摄食中枢，摄入下降，抑制食欲；调节内分泌及植物神经紊乱，促进脂肪分解代谢，增加消耗而达到平衡。穴位埋线减肥是根据患者的个体差异、临床症状、肥胖机体进行合理有效的辨证选穴，在相应的穴位上埋线，从而起到祛湿化痰、健脾和胃、利尿通便的作用。

五、注意事项

（1）严格无菌操作，防止感染。三角针埋线时操作要轻、准，防止断针。

（2）埋线最好埋在皮下组织与肌肉之间，肌肉丰满的地方可埋入肌层，羊肠线不可暴露在皮肤外面。

（3）根据不同部位，掌握埋线的深度，不要伤及内脏、大血管和神经干（避免直接结扎神经和血管），以免造成功能障碍和疼痛。

（4）皮肤局部有感染或有溃疡时不宜埋线。肺结核活动期、骨结核、严重心脏病或妊娠期等均不宜使用本法。

（5）羊肠线用剩后，可浸泡在70%酒精中，或用苯扎溴铵处理，临用时再用生理盐水浸泡。

（6）在一个穴位上做多次治疗时应偏离前次治疗的部位。

（7）注意术后反应，有异常现象应及时处理。

第四章 穴位急救

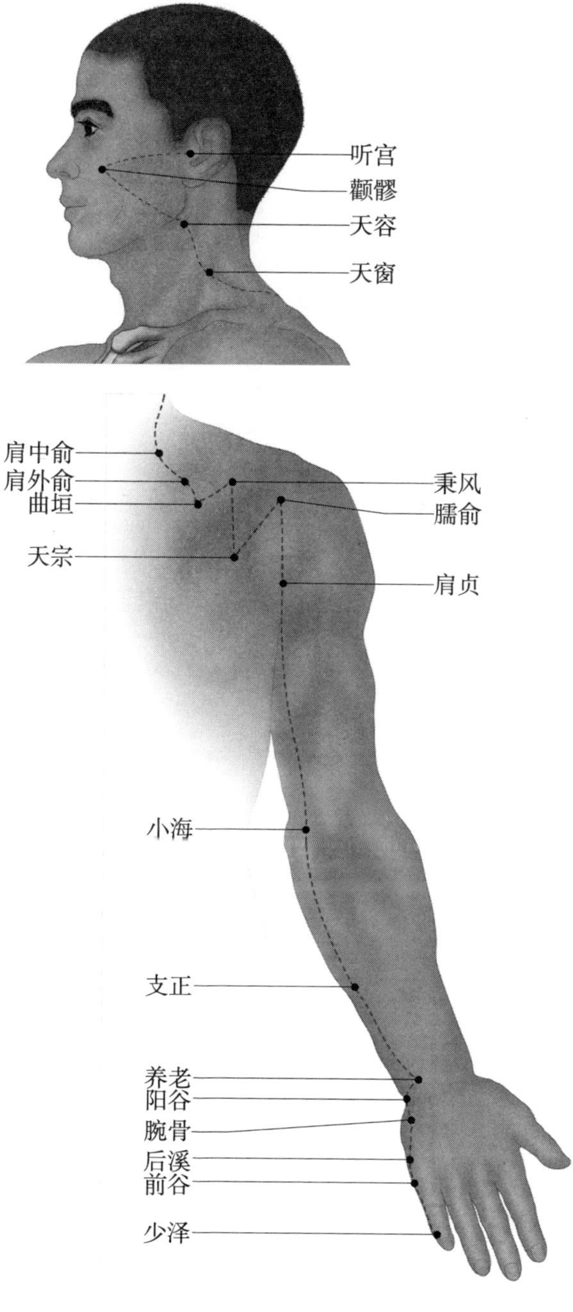

第一节 穴位急救原则

针灸治疗急症，取穴时应以患者体位舒适稳定，医生取穴方便、快速为原则，尽量取仰卧位，环境空气流畅，选穴多以头面部、四肢部穴位为主，在特定穴中以郄穴和井穴常用。

第二节 急症

一、中风

中风是以突然昏倒、不省人事，伴口角歪斜、言语不利、半身不遂，或不经昏仆仅以口角歪斜、半身不遂为主症的病证。

中风的发生常与饮食不节、情志内伤、思虑过度、年老体衰等因素有关。本病病位在脑，与心、肾、肝、脾关系密切。本病病机复杂，但归纳起来，急性期以风、火、痰、瘀等标实证候为主；恢复期及后遗症期则表现为虚实夹杂或本虚之证，气虚、阴虚证候逐渐明显。基本病机是脏腑阴阳失调，气血逆乱，上扰清窍，窍闭神匿，神不导气。

西医学中，中风多见于脑血管疾病，如脑梗死、脑出血、脑栓塞、蛛网膜下腔出血等。

（一）诊断要点

1. 中经络

主症：半身不遂，舌强语謇，口角歪斜而无意识障碍。

风痰阻络：兼见肢体麻木或手足拘急，头晕目眩。苔白腻，脉弦滑。

风阳上扰：兼见面红目赤，眩晕头痛，心烦易怒，口苦咽干，尿黄，便秘。舌红或绛，苔黄或燥，脉弦有力。

痰热腑实：兼见口黏痰多，腹胀便秘。舌红，苔黄腻或灰黑，脉弦、滑、大。

气虚络瘀：兼见肢体软弱，偏身麻木，手足肿胀，面色淡白，气短乏力，心悸自汗。舌暗，苔白腻，脉细涩。

阴虚风动：兼见肢体麻木，心烦失眠，眩晕耳鸣，手足拘挛或蠕动。舌红，苔少，脉细数。

2. 中脏腑

主症：神志恍惚、迷蒙，嗜睡或昏睡，甚至昏迷，半身不遂。

闭证：兼见神昏面赤，呼吸急促，喉中痰鸣，牙关紧闭，口噤不开，肢体强痉，两手握固，二便不通。苔黄腻，脉洪大而数。

脱证：兼见面色苍白，瞳孔散大，气息微弱，手撒口开，汗出肢冷，二便失禁。舌痿，脉细弱或脉微欲绝。

（二）治疗

缺血性中风超早期运用针灸急救，以“醒脑开窍”针刺法治疗为主，此外，根据病情需要，辅以降颅压、抗感染、降低血压之西药及支持疗法等。脱证可用重隔姜灸。有手术指征的脑出血患者，应采用手术和针刺结合治疗。对于各种并发症，配用相应的穴位。

主穴：内关、人中、三阴交。

辅穴：极泉、委中、尺泽。

1. 内关

归经：手厥阴心包经。

定位：位于前臂掌侧，在曲泽与大陵的连线上，腕横纹上2寸，掌长肌腱与桡侧腕屈肌腱之间。

操作：位于腕横纹中点直上 2 寸，两筋间，直刺 0.5~1.0 寸，采用提插捻转结合泻法。即左侧逆时针捻转用力自然退回；右侧顺时针捻转用力自然退回。配合提插，双侧同时操作，施手法 1min。

2. 水沟

归经：属督脉，为手、足阳明，督脉之会。

定位：位于上嘴唇沟的上 1/3 与下 2/3 交界处，为急救要穴。

操作：于鼻唇沟上 1/3 处，向鼻中隔方向斜刺 0.3~0.5 寸，采用重雀啄手法。针体刺入穴位后，将针体向一个方向捻转 360°，使肌纤维缠绕在针体上，再施雀啄手法，以流泪或眼球湿润为度。

3. 三阴交

归经：足太阴脾经。

定位：位于小腿内侧，内踝尖上 3 寸，胫骨内侧缘后际。足太阴脾经、足少阴肾经、足厥阴肝经三经交汇之处。

操作：45° 进针，提插补法，抽动 3 次为度。

4. 极泉

归经：手少阴心经。

定位：腋窝正中，腋动脉搏动处。

操作：根据极泉穴的解剖特点，醒脑开窍针刺法将其沿经下移 1~2 寸，避开腋毛，在肌肉丰厚的位置取穴。直刺 1~1.5 寸，施用提插泻法，以上肢抽动 3 次为度。

注意事项：古籍记载极泉穴为禁针穴，一是由于极泉穴部位腋毛茂密，不易消毒；二是由于极泉穴部位的汗腺丰盛，细菌容易滋生；三是极泉穴部位组织疏松，对穴位部位中的血管缺少压迫，容易出现皮下血肿。

5. 尺泽

归经：手太阴肺经。

定位：在肘区，肘横纹上，肱二头肌腱桡侧凹陷中。

操作: 取穴应屈肘为内角 120°，术者用手托住患肢腕关节，直刺 0.5~0.8 寸，用提插泻法，针感从肘关节传到手指或手动外旋，以手外旋抽动 3 次为度。

6. 委中

归经：足太阳膀胱经。

定位：膝后区，腘横纹中点。

操作：仰卧位抬起患侧下肢取穴，术者用左手握住患肢踝关节，以术者肘部顶住患肢膝关节，刺入穴位后，针尖向外 15°，进针 1~1.5 寸，用提插泻法，以下肢抽动 3 次为度。

（三）其他治疗

1. 头针

取对侧顶颞前斜线、顶颞后斜线、顶旁 1 线及顶旁 2 线。行头针常规针刺。

2. 穴位注射

取肩髃、曲池、手三里、足三里、丰隆。每次选用 2~4 穴，可选用丹参注射液或川芎嗪注射液、维生素 B_1 注射液、维生素 B_{12} 注射液，每次选 2~4 穴，常规穴位注射。此法适用于中经络证。

3. 电针

取穴参考上述穴位。在患侧上、下肢体各选一组穴位，留针，接通电针仪，电流强度以患者肌肉微颤为度，每次通电20min。

4. 重隔姜灸

穴位可取神阙、关元等穴。将生姜切片（厚0.8cm，直径为6cm，用针穿刺数孔），制备艾绒（重约5g，捏成圆锥状），将姜片放置于穴位处，艾绒置于姜片中心并点燃，每次施灸时间约45~60min，以皮肤潮红为度。当患者感觉灼热不可耐受时，可将姜片向上提起片刻，旋即放下再灸，反复进行。此法适用于中风脱证。

二、晕厥

晕厥是以突发而短暂的意识丧失，四肢厥冷为主症的病证。历代文献记载有寒厥、热厥、暑厥、气厥、血厥、痰厥、食厥、尸厥、秽厥、蛔厥、尿厥、色厥、肢厥等十余种。

晕厥的发生常与暴怒、猝受惊恐、跌仆创伤、劳倦过度、久病虚弱、失血过多、素体元气不足等因素有关，本病病位在脑，涉及五脏六腑，与心、肝关系尤为密切。基本病机是气机逆乱，神窍受扰，或气血不足，脑窍失养。

（一）诊断要点

主症：突然昏仆，不省人事，四肢厥冷，轻者昏厥时间较短，数秒至数分钟后恢复清醒；重者昏厥时间较长，但苏醒后无明显后遗症。

实证：多因暴怒引起，兼见面赤唇紫，口噤息粗，肢痉握拳。脉伏或沉弦。

虚证：兼见面白唇淡，目陷口张，息微汗出。舌质淡，脉沉微。

（二）治疗

采用徒手按压法，选穴为水沟、素髎、中冲、虎边等，对于情绪激动、外伤疼痛引起的晕厥效果良好，对于其他原因引起者，针灸可作为应急辅助治疗。

1. 点切水沟

归经：督脉。

定位：在人中沟的上 1/3 与中 2/3 交点处。

2. 推压素髎

归经：督脉。

定位：在面部，鼻尖的正中央。

3. 心源性休克者点切中冲

归经：手厥阴心包经。

定位：在手指，位于中指末节尖端最高点。

4. 点按虎边

归经：经外奇穴。

定位：位于手背部，第 2 掌骨桡侧缘，第 2 掌骨中点稍前方，距掌指关节约 1.5 寸处，三间与合谷之间中点处。

（三）其他治疗

1. 耳针

取心、皮质下、肾、肾上腺。实证加肝、肺，虚证加脾、胃。毫针刺法，实证用强刺激，虚证弱刺激，直至复苏。

2. 三棱针

取太阳、十二井穴或十宣。用三棱针点刺放血。此法适用于实证、热证。

3. 指针

取水沟、内关、太冲。用拇指重力掐按，以患者出现疼痛反应并苏醒为度。

三、虚脱

虚脱是以突然面色苍白，大汗淋漓，四肢逆冷，表情淡漠，或烦躁不安，甚则昏迷，二便失禁，血压下降，脉微欲绝为主要特征的病证。

虚脱的发生常与大汗、大吐、大泻、大失血、情志内伤、外感六淫邪毒等因素有关。古代文献中有亡阴、亡阳、阴阳俱脱的论述，为阴阳欲脱的危急证候。虚脱病本在五脏，基本病机是阴不敛阳，阳不固阴，阴阳欲离、欲绝。

西医学中，虚脱多见于各种原因引起的休克。

（一）诊断要点

主症：面色苍白，汗出淋漓，神情迟钝，四肢厥逆，少尿或二便失禁，甚则昏迷，血压下降，脉微欲绝。

亡阳：兼见呼吸微弱，面色晦暗，体温不升，口唇紫绀，尿少或失禁。舌质胖，苔薄，脉细无力或芤大。

亡阴：兼见口渴喜饮，心悸，多汗，唇舌干红，烦躁不安。舌绛干瘦，脉细数无力。

（二）治疗

采用徒手按压法，选穴为水沟、合谷、内关。操作时，患者应平卧，头位略低，解开衣领，松开衣带，保持空气流通。

1. 水沟

归经：属督脉，为手、足阳明，督脉之会。

定位：位于人中沟的上 1/3 与下 2/3 交点处，其为急救要穴。

2. 合谷

归经：手阳明大肠经

定位：在手背，第 1、2 掌骨间，在第 2 掌骨桡侧的中点处。

3. 内关

归经：手厥阴心包经。

定位：腕横纹上 2 寸，掌长肌腱与桡侧腕屈肌腱之间。

（三）其他治疗

1. 指针

取水沟、内关、合谷。每穴用拇指重力掐按 1~3min。

2. 耳针

取肾上腺、皮质下、心、神门。毫针刺法，或压丸法。

3. 穴位注射

取关元、足三里、三阴交。亡阴选用参麦注射液，亡阳选用参附注射液，常规穴位注射。

4. 灸法

取神阙、气海、关元、足三里。附子研细，黄酒调和制饼放于穴位，上置艾炷，每穴灸 5~7 壮，多用于亡阳的救治。

四、高热

高热是指体温超过 39℃以上者，在古代文献有“壮热”“灼热”“身大热”等名称。

高热分为外感高热和内伤高热。外感高热与外感六淫疫毒之邪，尤其是与火热、湿热、暑热之邪有关；内伤高热则是脏腑功能失调致郁遏化热引起。阳盛则热，故高热总属阳热邪盛或阳气外布。基本病机是正邪相争，或体内阳热之气过盛。

西医学中，高热多见于急性感染性疾病、急慢性过敏性疾病、部分恶性肿瘤、严重烧伤、中暑等疾病。

（一）诊断要点

主症：体温升高，超过 39℃。

热在肺卫：发热，恶寒，头身疼痛，鼻塞咽痛，咳嗽痰稠。舌红，苔薄黄，脉浮数。

气分热盛：高热汗出，烦渴引饮，小便黄赤，粪便秘结。舌红，苔黄，脉洪数。

热入营血：高热夜甚，心烦，口渴少饮，或斑疹隐隐，或衄血、尿血、便血，甚者出现神昏谵语，抽搐。舌红绛而干，脉细数。

（二）治疗

放血法：常规消毒皮肤表面后，用三棱针点刺穴位以放血，选穴为大椎、曲池、合谷、十宣等。

1. 大椎

归经：督脉。

定位：在后正中线上，第七颈椎棘突下凹陷中。

2. 曲池

归经：手阳明大肠经。

定位：在肘横纹上，在尺泽与肱骨外上髁连线中点凹陷处。

3. 合谷

归经：手阳明大肠经。

定位：第 1、2 掌骨间，在第 2 掌骨桡侧的中点处。

4. 十宣穴

归经：经外奇穴。

定位：在手指，十指尖端。

（三）其他治疗

1. 耳穴（耳部）放血疗法

取耳尖、耳背静脉。用三棱针点刺出血，适用于发热期。

2. 穴位注射

取曲池、风门、肺俞。外感发热选用柴胡注射液、板蓝根注射液，内伤发热选用鱼腥草注射液、清开灵注射液，常规穴位注射。

3. 刮痧

取脊柱两侧和背俞穴。用刮痧板刮至皮肤出现紫红色为度。

4. 走罐

取胸背部脊柱两侧膀胱经皮部和颈项、背部督脉经线部位。反复走罐至皮肤紫红色为度。

五、抽搐

抽搐是以四肢不自主地抽动，或伴有项背强直、角弓反张、口噤不开为主症的病证。历代文献记载有“搐搦”“拘挛”“刚痉”“柔痉”“痉厥”“惊厥”等名称。

抽搐的发生常与感受六淫疫毒、暴怒、头部外伤、药物中毒、失血伤津等因素有关。本病病位在脑，而累及于肝。基本病机是热极生风或虚风内动，致筋脉失养。

西医学中，抽搐多见于小儿高热惊厥、颅内感染、高血压脑病、妊娠痫证、癫痫、颅脑外伤、破伤风、颅内占位性病变等疾病。

（一）诊断要点

主症：四肢抽动，或伴有口噤不开、项背强直、角弓反张，甚者伴有意识丧失。

热极生风：兼有发热，头痛，大汗出，渴欲冷饮。舌红绛，苔黄或少苔，脉洪数。

虚风内动：低热，虚烦不宁，肢颤或手足蠕动。舌绛，少苔，脉细数。

（二）治疗

采用徒手按压法，选穴为水沟、内关、合谷、太冲、涌泉等。操作时，患者应平卧，头位略低，解开衣领，松开衣带，保持空气流通。治疗期间应保持室内安静通风，避免外界刺激。密切观察患者的呼吸、脉搏、体温、血压、瞳孔等变化。保持患者呼吸道通畅，以防窒息。

1. 点按水沟

归经：属督脉，为手、足阳明，督脉之会。

定位：位于人中沟的上 1/3 与下 2/3 交点处，其为急救要穴。

2. 点按内关

归经：手厥阴心包经。

定位：腕横纹上 2 寸，掌长肌腱与桡侧腕屈肌腱之间。

3. 点按合谷

归经：手阳明大肠经。

定位：在手背，第 1、2 掌骨间，在第 2 掌骨桡侧的中点处。

4. 点按太冲

归经：足厥阴肝经。

定位：位于足背侧，第 1、2 跖骨结合部之前凹陷处。

5. 点按涌泉

归经：足少阴肾经。

定位：位于足前部凹陷处第 2、3 趾趾缝纹头端与足跟连线的前 1/3 处。

（三）其他治疗

1. 耳针

取皮质下、脑干、肝、心、肾。毫针刺法或埋针法。

2. 穴位注射

取合谷、太冲、阳陵泉、曲池。每次选用 2~3 穴。热极生风选用清开灵注射液、醒脑静注射液，虚风内动选用生脉注射液。常规穴位注射可用于抽搐急性发作期或巩固治疗。

六、落枕

落枕是以颈部突然发生疼痛、活动受限为主症的一种病证，主要指急性单纯性颈项强痛，属颈部伤筋范畴，又称“失枕”“失颈”。

落枕的发生常与睡眠姿势不正、枕头高低不适、颈部负重过度、寒邪侵袭颈背部等因素有关。本病病位在颈项部经筋，与督脉、手太阳、足太阳和足少阳经密切相关，基本病机是经筋受损，筋络拘急，气血阻滞不通。

西医学认为本病是各种原因导致颈部肌肉痉挛所致。

（一）诊断要点

主症：颈项强痛，活动受限，项背部或颈肩部压痛明显。

督脉、太阳经证：项背部强痛，低头时加重，项背部压痛明显。

少阳经证：颈肩部疼痛，头部歪向患侧，颈肩部压痛明显。

（二）治疗

采用徒手按压法，选穴为承山、外劳宫、颈百劳、后溪、极泉及耳穴颈枕区等。

1. 指压承山

归经：足太阳膀胱经。

定位：在小腿后面正中，委中与昆仑之间，当伸直小腿或足跟上提时腓肠肌肌腹下出现尖角凹陷处。

2. 指压外劳宫

归经：经外奇穴。

定位：在手背侧，第 2、3 掌骨之间，掌指关节后 0.5 寸。

3. 颈百劳

归经：经外奇穴。

定位：在颈部，第 7 颈椎棘突直上 2 寸，后正中线旁开 1 寸处。

4. 指压后溪

归经：手太阳小肠经。

定位：在手掌尺侧，微握拳，在小指本节（第五掌指关节）后的远侧掌横纹头赤白肉际处。

5. 弹按极泉

归经：手少阴心经。

定位：在腋窝顶点，腋动脉搏动处。举臂开腋取穴。

6. 指压耳穴颈枕区

定位：在对耳屏外侧面的后部，即对耳屏 3 区。

（三）其他治疗

1. 指针

取患侧承山。医者以拇指重压至局部酸胀，边指压边让患者活动颈部。适用于疾病初起。

2. 耳针

取颈、颈椎、神门。毫针中等刺激，持续运针时嘱患者徐徐活动颈项部。

3. 拔罐

取大椎、肩井、天宗、阿是穴。疼痛较重者可行刺络拔罐法或走罐法。

4. 刮痧

取颈夹脊穴、肩部阿是穴。以患者活动颈部后疼痛明显的颈段夹脊穴、肩部阿是穴为重点进行刮痧。

5. 皮肤针

取颈项强痛部位及肩背部压痛点。轻者用弱刺激，重者用强刺激，可酌加拔罐放血法。

七、急性腰扭伤

急性腰扭伤是指腰部肌肉、筋膜、韧带等软组织因外力作用突然受到过度牵拉而引起的急性撕裂伤，又称“闪腰”“岔气”。

急性腰扭伤的发生常与剧烈运动、用力不当、跌仆损伤等因素有关。本病病位在腰部经筋，与膀胱经、督脉等经脉关系密切。基本病机是腰部经络不通，气血瘀滞。

（一）诊断要点

主症：突发腰部疼痛，伤处皮色发红，或青，或紫，僵硬，活动受限。

督脉行腰部正中，手阳明大肠经筋夹脊，足太阳膀胱经行脊柱两侧。故痛在脊柱正中，病属督脉；痛在脊旁（督脉与膀胱经之间），属手阳明经筋病；痛在脊柱一侧或两侧膀胱经循行线上，病属足太阳经。

（二）治疗

采用徒手按压法，选穴为手三里、合谷、太溪、阳陵泉、承山、承筋等。

1. 点按手三里

归经：手阳明大肠经。

定位：在阳溪与曲池连线上，肘横纹下2寸。

2. 点按合谷

归经：手阳明大肠经

定位：在手背，第1、2掌骨间，在第2掌骨桡侧的中点处。

3. 点按太溪

归经：足少阴肾经。

定位：在足踝区，内踝尖与跟腱之间的凹陷处。

4. 点按阳陵泉

归经：足少阳胆经。

定位：在小腿外侧，在腓骨头前下方凹陷处。

5. 指压承山

归经：足太阳膀胱经。

定位：在小腿后面正中，委中与昆仑之间，当伸直小腿或足跟上提时腓肠肌肌腹下出现尖角凹陷处。

6. 指压承筋

归经：足太阳膀胱经。

定位：在小腿后面，当委中与承山的连线上，腓肠肌肌腹中央，委中下5寸。

（三）其他治疗

1. 拔罐

取阿是穴。常规消毒后用三棱针点刺出血后拔罐。

2. 耳针

取腰骶椎、神门。毫针刺法，或压丸法。

3. 腕踝针

取踝上6区、5区。常规操作后，留针期间嘱患者活动腰部。

八、急性踝关节扭伤

急性踝关节扭伤是指踝关节软组织、韧带损伤引起的踝关节肿胀、疼痛，甚至活动受限的一种病证。

急性踝关节扭伤的发生常与踩空、弹跳或足部运动时用力过猛或不当等因素有关。本病病位在踝部筋络。基本病机是筋络不通。

（一）诊断要点

主症：扭伤部位因瘀阻而肿胀疼痛，伤处肌肤青紫，关节有不同程度的功能障碍。

肿胀、疼痛在外踝下方，病在足太阳筋络；肿胀、疼痛在外踝前下方，病在足少阳筋络；肿胀、疼痛在内踝下方，病在足少阴筋络；肿胀、疼痛在内踝前下方，病在足太阴筋络。

（二）治疗

采用毫针常规刺法，用泻法。一般宜先取远端穴位，针刺时配合踝关节活动。选穴为阿是穴、申脉、丘墟、养老等。

1. 申脉

归经：足太阳膀胱经。

定位：在踝区，外踝尖直下，外踝下缘与跟骨之间凹陷中。

2. 丘墟

归经：足少阳胆经。

定位：在踝区，外踝的前下方，趾长伸肌腱的外侧凹陷中。

3. 养老

归经：手太阳小肠经。

定位：在前臂后区，腕背横纹上 1 寸，尺骨头桡侧凹陷中。

（三）其他治疗

1. 三棱针

取患部所属经络的井穴、阿是穴。井穴用三棱针点刺出血，阿是穴以三棱针点刺出血后，可拔火罐。

2. 耳针

取踝、神门、皮质下。毫针刺法，或压丸法。

九、腹痛

腹痛是指胃脘以下、耻骨毛际以上部位发生的疼痛。因腹内有许多脏腑，且为诸多经脉所过之处，故腹痛可见于多种脏腑疾病。

腹痛的发生常与感受外邪、饮食不节、情志不畅、劳倦体虚等因素有关。本病病位在腹，与肝、胆、脾、肾、膀胱、大肠、小肠有关。脏腑气机阻滞不通或行于腹部的足阳明、足少阳、足三阴、冲脉、任脉、带脉功能失调均能导致腹痛。基本病机是腹部脏腑经脉气机不通，或脏腑经脉失养。

西医学中，腹痛多见于急慢性肠炎、胃肠痉挛、肠易激综合征等疾病。

（一）诊断要点

主症：胃脘以下、耻骨毛际以上部位疼痛。若发病急骤，痛势剧烈、拒按，多为实证；病程较长，腹痛缠绵、喜按，多为虚证。

寒邪内阻：腹痛急暴，得温痛减，遇冷则甚，四肢欠温，口不渴，小便清长。舌淡，苔白，脉沉紧。

饮食积滞：暴饮暴食后脘腹胀痛，拒按，嗳腐吞酸，恶食，吐泻后痛减。苔厚腻，脉滑。

肝郁气滞：腹痛胀闷，攻窜不定，痛引少腹，嗳气或矢气则胀痛减轻，遇恼怒加剧，喜太息。苔薄白，脉弦。

中虚脏寒：腹痛隐隐，时作时止，喜热恶冷，痛时喜按，饥饿劳累后加剧，粪便溏薄，神疲怯冷。舌质淡，苔薄白，脉沉细。

瘀血内停：痛势较甚，疼痛固定不移，刺痛。舌质紫暗，脉弦或涩。

（二）治疗

采用毫针常规刺法，选穴为中脘、天枢、关元、足三里。寒证可用艾灸法。腹痛发作时，足三里可持续行针 1~3min，直到痛止或缓解。

1. 中脘

归经：任脉。

定位：在上腹部，脐中上 4 寸，前正中线上。

2. 天枢

归经：足阳明胃经。

定位：在腹部，横平脐中，前正中线旁开 2 寸。

3. 关元

归经：任脉。

定位：在下腹部，脐中下 3 寸，前正中线上。

4. 足三里

归经：足阳明胃经。

定位：在小腿外侧，犊鼻下 3 寸，胫骨前嵴外 1 横指处，犊鼻与解溪连线上。

（三）其他治疗

1. 耳针

取胃、小肠、大肠、肝、脾、交感、神门、皮质下。每次选用 3~5 穴。毫针刺法，或埋针法、压丸法。

2. 穴位注射

取天枢、足三里。选用山莨菪碱或阿托品注射液，常规穴位注射。

3. 穴位贴敷

取神阙、阿是穴。选用大葱、生姜、麦麸、食盐各30g，切碎捣烂，炒热，贴于穴上，药凉后再外加热敷。适用于虚寒胃痛。

十、心绞痛

心绞痛是指由冠状动脉供血不足，心肌急剧的、短暂的缺血、缺氧所引起的临床综合征，以胸骨后或心前区突然发生压榨性疼痛，伴心悸、胸闷、气短、汗出为特征。心绞痛呈反复发作，一般持续时间为几秒至十余分钟不等，休息或用药后可缓解。

心绞痛属中医学“胸痹”“心痛”“厥心痛”“真心痛”等范畴，其发生常与寒邪内侵、情志失调、饮食不当、年老体虚等因素有关。本病病位在心，与肝、肾、脾、胃关系密切。基本病机是心脉失养，或心络不畅。

西医学中，冠心病、心脏神经症、急性冠脉综合征、微血管性心绞痛、风湿热、冠状动脉炎、肥厚型心肌病等均可引起心绞痛。

（一）诊断要点

主症：突发胸闷及胸骨后或心前区压榨性或窒息性剧痛，伴心悸、胸闷、气短、出汗、表情焦虑和恐惧感。一般持续时间为几秒至十余分钟不等，可放射至左肩、左上肢、前臂内侧及环指和小指。休息或舌下含服硝酸甘油可缓解。心电图可见ST段改变。

气滞血瘀：常因七情诱发，胸闷及心区压榨性疼痛，烦躁不宁。舌暗，苔薄白，脉弦紧。

寒邪凝滞：遇寒诱发，面色晦暗，唇甲青紫，心痛如刺，痛有定处，心痛彻背。舌质紫暗或有瘀斑，脉涩。

痰浊阻络：胸中痞闷而痛，痛彻肩背，喘不得卧，喉中痰鸣，形体肥胖，口黏乏味。舌胖，苔腻，脉滑。

阳气虚衰：面色苍白或表情淡漠，甚至心痛彻背，大汗淋漓，气促息微，四肢厥冷，唇甲青紫或淡白。舌淡，苔薄白，脉沉细微。

（二）治疗

采用徒手按压法，选穴为至阳、少冲、内关及指甲根部等。密切观察患者是否示意有随身药物，如有则当及时服用。对重症心绞痛或持续发作，有心肌梗死可疑者，应慎重处理，必须采取相应的综合治疗措施，及时救治，在间歇期要坚持治疗。

1. 指压至阳

归经：督脉。

定位：位于第7胸椎棘突下凹陷中，后正中线上

2. 指压少冲

归经：手少阴心经。

定位：位于小指末节桡侧，指甲根角侧上方0.1寸。

3. 指压内关

归经：手厥阴心包经

定位：腕掌侧远端横纹上2寸，掌长肌腱与桡侧腕屈肌腱之间。

4. 掐按指甲根部

用拇指指甲掐另一中指的指甲根部，至有明显压痛一压一放，双手倒换 3~5 次。

（三）其他治疗

1. 耳针

取心、神门、交感、皮质下、内分泌。每次选用 3~4 穴，毫针刺法，或压丸法。

2. 穴位贴敷

取膻中、巨阙、心俞、厥阴俞。用七厘散少许，撒于麝香虎骨膏上贴敷。

3. 穴位注射

取内关、郄门、心俞、厥阴俞、足三里。每次选用 2 穴，气滞血瘀选用复方丹参注射液，寒邪凝滞选用川芎嗪注射液，痰浊阻络、阳气虚衰选用人参注射液或参附注射液，心律失常选用生脉注射液。常规穴位注射。用于急性发作期。

十一、胆绞痛

胆绞痛是一种常见的急腹症，以右上腹胆区绞痛，阵发性加剧或痛无休止为主要特征。多见于各种胆管疾患，如胆囊炎、胆管炎、胆石症、胆管蛔虫等。

胆绞痛属中医学“胁痛”范畴，其发生常与情志不畅、恣食肥甘食物、结石、蛔虫等因素有关。本病病位在胆，与肝关系密切。基本病机是胆腑气机不畅。

（一）诊断要点

主症：突发性右上腹剧痛，呈持续性绞痛，阵发性加剧。

疼痛部位拒按，疼痛可放射至右肩背部。

肝胆气滞：常因情志变动而诱发，兼见性情急躁，胸闷不舒，恶心呕吐，纳呆。舌淡红，苔薄白，脉弦。

肝胆湿热：寒战高热，恶心呕吐，口苦咽干，黄疸，便干溲黄。舌红，苔黄腻，脉滑数。

蛔虫妄动：右上腹及剑突下呈钻顶样剧痛，拒按，恶心呕吐或吐蛔。舌淡，苔白，脉弦紧。

（二）治疗

采用徒手按压法，选穴为胆俞、阳陵泉及肩胛骨下角游离空隙等。临床上应安定患者情绪，排除其他导致急腹症的疾病（如脾破裂、肠穿孔等）才可治疗，以免延误病情。

1. 点按胆俞

归经：足太阳膀胱经。

定位：在背部，在第10胸椎棘突下，后正中线旁开1.5寸处。

2. 点压阳陵泉

归经：足少阳胆经。

定位：在小腿外侧，在腓骨头前下方凹陷处。

3. 点按肩胛骨下角

定位：肩胛骨下端游离空隙内。

（三）其他治疗

1. 耳针

取胆、肝、腹、神门、交感、胃。每次选用3~4穴，毫针刺法，或压丸法。

2. 电针

取阳陵泉、内关、心俞、胆俞。每次选取2对穴，选用疏密波。

3. 穴位注射

取胆囊、胆俞。每次选1对穴，选用山莨菪碱注射液或注射用水，常规穴位注射。

十二、肾绞痛

肾绞痛以剧烈腰区疼痛或侧腹部绞痛为主要特征，呈阵发性和放射性，可伴有血尿、排尿异常。

肾绞痛属中医学“腰痛”“石淋”“砂淋”“血淋”范畴，其发生常与过食辛辣、情志不遂、肾气亏虚等因素有关。本病病位在肾、膀胱，与脾、三焦关系密切。基本病机是结石内阻，气机不畅，水道不通。

（一）诊断要点

主症：剧烈腰部或侧腹部绞痛，或阴部急胀刺痛，多呈持续性或间歇性，可见排尿困难或滴沥中断，或出现血尿。

下焦湿热：兼见小便黄赤混浊，淋漓不畅，或有尿血，身热。舌红，苔黄腻，脉弦滑。

肾气不足：兼见排尿无力，小便断续，甚则点滴而下，腰膝酸软，神疲懒言。舌淡，苔薄白，脉沉细。

（二）治疗

采用徒手按压法，选穴为肾俞、志室、三阴交等。若肾绞痛疼痛剧烈，应当安抚患者情绪，排除其他疾病后急救，以免延误病情。

1. 点按肾俞

归经：足太阳膀胱经。

定位：在背部，在第2腰椎棘突下，后正中线旁开1.5寸处。

2. 点按志室

归经：足太阳膀胱经。

定位：位于腰部，在第2腰椎棘突下，后正中线旁开3寸。

3. 点压三阴交

归经：足太阴脾经。

定位：在小腿内侧，当足内踝尖3寸，胫骨内侧缘后方。

（三）其他治疗

1. 耳针

取交感、皮质下、肾、膀胱、输尿管、三焦。每次选用3~4穴，毫针刺法，或压丸法。主要用于巩固治疗。

2. 穴位注射

取肾俞、膀胱俞、三焦俞。每次选1对穴，用注射用水或丹参注射液，常规穴位注射。

第五章 医案篇

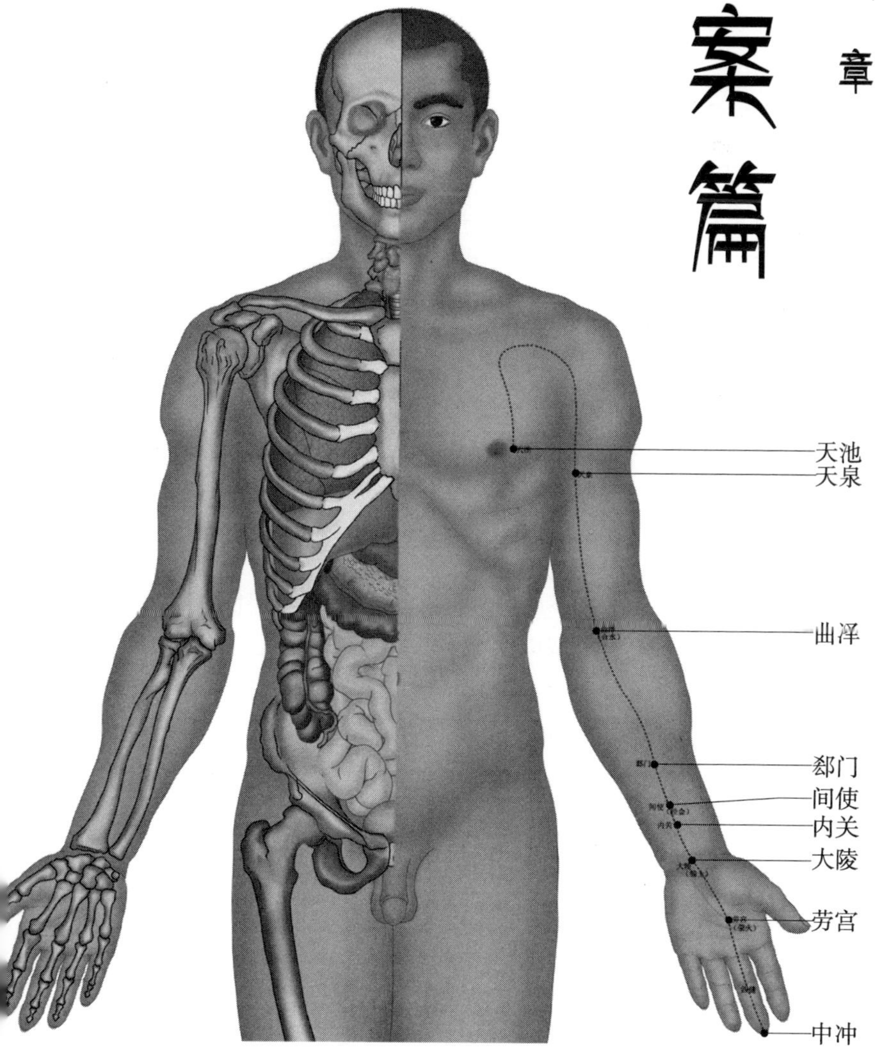

面瘫案一

面瘫多为络脉空虚，风邪入中，阳明、少阳经筋受邪，经络气血运行不畅，经络失养，纵缓不收，早期治疗宜祛风、活血、通络。本案属面瘫后期，证属气虚血瘀，采用浅针治疗，施用补法，推而致气，疏通面部经络，濡养肌肉。

陈某，男，60 岁，2013 年 1 月 29 日初诊。

主　诉　右侧口眼歪斜 5 个月。

初　诊　5 个月前患者在劳累受风后于进食时突然出现右口角流涎，同时伴有耳后疼痛，到某院就诊，诊断为面神经炎，给予对症处理，并行针刺治疗 40 次，效果不明显，故来我科就诊。辰下：迎风流泪，面部麻木绷紧，进食食物停滞于右侧面颊部，饮水和漱口时口角流水，纳寐可，二便尚调。

查　体　神清，舌红，苔薄白，脉沉细。右额纹及鼻唇沟变浅，右眼闭目露睛，鼓腮差，露齿困难，口角下垂并向健侧歪斜。

辅助检查　肌电图检查示右侧面神经重度损伤。

中医诊为面瘫，证属气虚血瘀。治疗宜益气、活血、通络。针灸以阳明经为主。毫针以补法为主。浅针治疗，推而致气。

处　方　阳白（右）、攒竹（右）、鱼腰（右）、丝竹空（右）、四白（右）、下关（右）、翳风（右）、颊车（右）、迎香（右）、地仓（右）、人中、承浆。

诊疗过程 梅花针循经与局部叩刺，在面部叩刺过程中腕力、指力必须轻巧，不宜重刺，使面部皮肤稍有潮红即可。以浅针治疗和梅花针叩刺相结合。上述治疗每日1次，15次为1疗程。

二诊（2013年2月16日）：经过15次治疗后，右额纹加深，可抬额蹙眉，双侧不对称，或者稍弱，右眼闭目不露睛，症状进行阶段对比。

三诊（2013年3月10日）：患者治疗信心倍增，2个疗程后患者鼻唇沟加深，症状进行阶段对比。

四诊（2013年4月7日）：坚持治疗4个疗程后，面部活动如常，闭目不露睛，额纹及鼻唇沟恢复，鼓腮和示齿功能正常，痊愈。随访1年未复发。

按 语

本案系中老年男性起居不慎、外感风寒之邪，风性善行而数变，故起病突然，邪气侵袭阳明、少阳经络，导致经气失和，筋脉失养，故出现面颊部肌肉瘫痪不能自主。疾病初起病邪多侵犯气分，疾病进一步发展则侵犯血分，患者面瘫日久故病久入络，久病耗伤人体正气，气虚推动无力致使血液运行迟缓，结合舌脉辨为气虚血瘀证。故取阳白、攒竹、鱼腰、丝竹空、四白、下关、翳风、颊车、迎香、地仓、人中、承浆施以补法以疏通面部经络，扶正祛邪。配合梅花针叩刺局部病变部位起到活血化瘀，疏经通络的作用，改善患者的面部循环代谢，促进神经功能恢复。加以浅针促进经络传导，促进气血运行，激发调节脏腑经络功能，以刺激局部肌肉的恢复，同时可以缓解患者惧针、畏针的心理。

面神经炎在中医学称为“口僻”“口眼㖞斜”，好发于冬、春季节，男女老少皆可发病，其主要表现为一侧面部表情肌功能障碍。祖国医学认为本病与阳明、少阳经有关，阳明为多气、多血之经，循头面上颊络口鼻而交叉，其经循行表浅，易感受外邪。少阳、阳明经脉交叉循行于面部，感受外邪后易致经脉阻滞，正邪相搏，邪气横穿颜面而成㖞僻。正如《素问·评热病论》所云：“邪之所凑，其气必虚。”日久经脉失养，气愈虚而血愈瘀，形成顽固性面瘫。本病病因尚未明确，现代医学研究表明病毒感染和自主神经功能紊乱可引发此病，且多数患者在发病前有遭遇寒冷刺激的经历，故大多数病理学家一致认为，由于寒冷刺激的作用引起微小血管收缩，血液运行缓慢从而导致神经反射性血管循环障碍进而引起面神经缺血性麻痹。此种学说与祖国医学认为口眼㖞斜为风寒刺激引起的看法是一致的。针灸治疗周围性面瘫的临床疗效好，可以促进神经的兴奋，促进周围组织的代谢，促进相应病变组织、神经功能的恢复，加速患者病痛的改善。而西医治疗周围性面瘫主要采用激素疗法、口服抗病毒药物、高压氧治疗、超声波联合碘离子导体、半导体激光疗法和手术等方法，这些方法副作用大，虽在急性期有效，但面对难治性面神经炎则疗效不佳。

大多数研究者将病程超过 3 个月且尚未痊愈的周围性面神经炎判定为难治性面神经炎，此类患者多半已对进一步的功能恢复失去信心，经过无数次针刺后，绝大多数患者对针刺已产生厌针甚至恐针的心理，而此时应用浅针治疗为主进行调理，患者易于接受。

周围性面瘫表现为神经功能障碍或功能不足、低下等症，其性属阴，证多偏虚，故在浅针的手法上以补法为主兼以平补平泻，即除了运用补法操作外，在手法的节奏上尤应注重以推而致气和震颤至气频频激发，由外而内，正如《素问·皮部论》说："凡十二经脉者，皮之部也。是故百病之始生也，必先于皮毛。"通过十二皮部，调整手阳明经、少阳经络脉之经气，激发调节脏腑经络功能，促进气血运行，濡养面部。刮轻推重的运针技巧，使得患者能在针下的腧穴上感受到逐渐增强的温暖的舒适感，如此在浅针操作完毕时，配合梅花针治疗，患者往往能顿获裨益，继而有逐渐康复的良好心理感受，随之则是在完整疗程之后出现的客观的面肌功能恢复的结果。

操作者要专心，手法轻巧、柔和，观察患者的表情变化和反应，患者要专心定神，体会针感，注意病所，促使气至。在下针点的选择上除了应用经典的穴位外，可进一步视后遗症期患者局部功能欠缺状况或顽固性面瘫患者功能障碍的实际状态，根据面部神经的解剖结构特点，择定相应的运针位点进行操作，如此能加强针对性，大大激发局部肌组织功能恢复的潜能，从而能使患者获得显见的疗效，最终取得理想或近于理想的面肌功能恢复。

跟诊心得：面瘫是针灸科优势病症，梁老对治疗此病也是颇有心得。对于面瘫后遗症期或顽固性面瘫的患者，强调先治心，后治病。患者由于长时间治疗未见进展，情志不舒，《黄帝内经》曰："百病生于气也。"医者首要是心理疏导，帮助患者建立信心，"恬淡虚无，真气从之"，临床上可于首次治疗时拍照或视频记录当下症状，当阶段治疗结束后再次对比，疗效跃然纸上，所以《灵枢·本神》有"凡刺之法，先必本于神"之说，然无声的"语言"也是一种疗法。

面瘫案二（亨特综合征）

面瘫多发于患者正气不足，络脉空虚之时，风寒之邪乘虚而入，客于经络，则气血运行不畅，经络失养，而致口眼歪斜。本案患者正虚卫外不固，感受风寒之邪，邪气侵袭面部经筋，面部气血失调，故见闭目无力，右眼闭合不紧；予毫针针刺、电针、艾灸、梅花针及火针治疗等，调气血，理筋肉。

汪某，女，21岁，2017年10月23日初诊。

主　　诉　右眼闭合不紧、口角歪斜1月。

初　　诊　1月前受凉后出现右眼闭合不紧，口角歪斜，饮水时多外漏，右侧舌麻，食物滞留于右侧颊齿之间，无味觉减退，无畏寒、发热，无言语含糊，无肢体无力、抽搐，休息后症状无缓解，就诊我院急诊科，查颅脑MRI示“未见明显异常”，经治疗后症状未见改善（具体不详）。发病后第3天出现右耳后疼痛，夜间明显，伴外耳郭疱疹，听力无明显异常，于我院脑病科住院，予抗病毒、营养神经等治疗后右耳后疼痛消失，耳郭疱疹结痂痊愈，余症同前。现为求进一步诊疗，就诊我科。

辰下：右眼闭合不紧，口角歪斜，饮水时多外漏，触诊右耳后感觉不适，外耳郭未见疱疹，无舌麻、神疲，纳寐可，二便调。

查　　体　神清，舌淡，苔薄白，脉细。右外耳道未见疱疹，右眼闭合不紧，右侧额纹减少，右鼻唇沟变浅，右侧鼓腮漏气，食物滞留于右侧颊齿之间，伸舌居中，四肢肌力、肌张力正常，双侧腱反射对称存在，巴宾斯基征、查多克征等病理征未引出。感觉及共济运动无异常。

辅助检查　颅脑 MRI 未见明显异常。

中医诊为面瘫，证属气血两虚。治宜益气养血，祛风通络。针刺以手足阳明经为主。针刺手法予平补平泻。

处　　方　阳白、鱼腰、四白、颧髎、迎香、地仓、颊车、承浆、牵正、翳风、合谷、足三里。

治疗经过　上述穴位配合电针。用疏密波，强度以患者耐受为度，留针 30min。辅以艾灸、梅花针叩刺患侧。嘱患者注意休息，避风寒，用温水热敷面部局部，按摩面部。

二诊（2017 年 10 月 24 日）：患者右耳后触诊仍有不适感，予增用火针治疗，余治疗同前。

三诊（2017 年 11 月 16 日）：经多次火针治疗后右耳后触诊无不适，右眼闭合不紧，口角歪斜，饮水外漏量较前明显减少，鼓腮可见患侧隆起，抬额双侧额纹较为对称。

四诊（2017 年 12 月 25 日）：患者鼻唇沟加深，双眼闭合较对称，无饮水外漏，口角静态观对称，动态稍欠，鼓腮稍向健侧偏，额纹对称，守上法。

五诊：（2018 年 1 月 10 日）：面部活动尚可，双眼闭合对称，额纹及鼻唇沟恢复，鼓腮和示齿功能正常，痊愈。

按 语

本案患者正虚卫外不固，感受风寒之邪，邪气侵袭面部经筋，面部气血失调，眼部经筋失养故见闭目无力，右眼闭合不紧；唇颊部筋肉失养则口角歪斜，饮水外漏；寒邪凝滞收引，气血运行不畅，不通则痛，故出现耳后部疼痛；舌淡，苔薄白，脉细皆为正虚外感的表现。阳明经多气多血，故选手、足阳明经穴为主配合局部腧穴，以调气血，理筋肉。取阳白、鱼腰、四白、颧髎、迎香、地仓、颊车、承浆、牵正以疏通面部经络，激发经气，促进面肌功能的恢复；取翳风以祛风散邪；合谷可治头面诸疾，患者面瘫月余，病久入络，取合谷以行气活血，疏通阳明经气血；取足三里以调补阳明经气血，扶正祛邪。该患者因病毒损伤面神经，故治疗时间较长，治疗效果可能较贝尔氏面瘫差，此时在其他治疗的基础上应注重患侧艾灸，正所谓“针所不为，灸之所宜”，利用艾灸产生的热量刺激人体特定穴位，可疏通经络，加快局部经气传导，增强扩张局部毛细血管作用，以促进血液循环、改善面神经水肿。梅花针叩刺皮肤进行刺激，可气血充盈经络，气血滋养面部筋肉，进而兴奋面部神经，促进受损神经修复，加速体液代谢，同时加速消除水肿和炎性反应，减少神经变性，加速修复面神经功能。

面瘫多发于患者正气不足，络脉空虚之时，风寒之邪乘虚而入，客于经络，气血运行不畅而致瘀，肌肤失养，眼睛闭合不紧，口眼歪斜。

根据损伤层面的不同可出现不同症状。

（1）损伤面神经颅外段，见无味觉，唾液、泪液异常，无听觉过敏。

（2）损伤膝状神经节前，累及鼓索支见舌前2/3味觉异常伴口干，累及镫骨支伴听觉过敏，过度回响。

（3）损伤在膝状神经节，见舌前2/3味觉异常伴口干，听觉过敏，伴乳突部疼痛，耳郭、外耳道感觉障碍或疱疹（亨特综合征），多由疱疹病毒所致。

（4）损伤在膝状神经节以上，见泪液、唾液减少。

跟诊心得：面瘫的急性期是一个疾病进展过程，因此会出现“症因”不同步现象，故梁老强调四诊尤为重要，常言“宁可耽误一分钟，也要多问一句”，其对面瘫查体可归纳为先静态后动态、先上后下、终末触诊等顺序。

面瘫案三
（听神经瘤术后面神经损伤）

听神经瘤摘除术损伤面神经所引发的面瘫，即《金匮要略》之“金刃所伤”，病位在面部，与少阳、阳明经筋相关。患者先天脾肾不足，术后元气大伤，气虚无力推动血运致局部气血痹阻，脉络不通，经筋功能失调。采用多种中医外治法联合使用，以扶正祛邪。通法千变万化，关键在于辨证得当，随证治之。

欧某，女，52岁，2020年12月7日初诊。

主　诉　听神经瘤术后突发左侧口角歪斜5月余。

初　诊　患者缘于5月余前于福建省立医院行“听神经瘤切除术”后突发左侧面部板滞、麻木发胀，左眼闭合不拢，眼球无法向左转动，口角歪斜，食物易残留于左侧齿颊之间，漱口漏水，左侧抬眉不能，露睛流泪，张口困难，左侧下颌部疼痛，疼痛牵至下颌齿龈，左耳听觉消失，右侧肢体痛觉、温度觉减退，头晕，难以站立，行走不稳，无左耳后疼痛，无舌左侧味觉减退，无言语不利。曾因继发症状先后就诊于福建省康复医院、福州东南眼科医院，予注射“鼠神经生长因子、甲钴胺、胞磷胆碱”等营养神经、改善循环及针灸治疗、平衡训练后，眼球运动恢复，可站立。自发病以来，体重下降约4kg。现为求进一步诊治，就诊于我科。辰下：左侧口角歪斜，左侧听觉丧失，右侧肢体痛觉、温度觉减退，头晕，行走不稳，纳寐差，口渴，喜饮温水，二便调。

既往史　发现“高血压病”8月余，否认“糖尿病、心脑血管疾病”等其他慢性病史。20余年前于福建省立医院行“右侧甲状腺叶切除术”，术顺。否认“乙型肝炎、结核”等传染病史，否认输血、外伤、中毒史。否认海鲜过敏史。

月经史　已绝经，末次月经时间2018年10月1日。14岁初潮，绝经前月经周期 28~30 天，经期 6~7 天，色黑，质稠有结块，量多。

婚 育 史 适龄结婚，育 1 子，配偶及子体健。

体格检查 神清，舌暗，苔白，脉弦细。心、肺、腹部查体未见明显异常。

专科查体 左额纹消失，左侧皱眉、蹙额不能，左侧抬眉不能，左眼闭合不拢，露白约 3mm，左上眼睑下垂，左下眼睑外翻，左侧鼻唇沟变浅，鼻孔变形，左侧鼻翼塌陷，左侧煽鼻不能，人中沟歪向右侧，口形歪向右侧，左侧口角下垂，鼓腮时左侧漏气，示齿时左侧上、下齿无外露，颏唇沟变浅，左舌前 2/3 味觉正常，左侧耳后乳突无压痛，左耳听力丧失，四肢肌力、肌张力正常，行走不稳，左侧面部、头部出汗明显减少，右侧肢体痛觉、温度觉减退，余肢体感觉正常，病理征未引出。

辅助检查 （2020 年 6 月 29 日—8 月 1 日福建省立医院）①胸部平扫：双肺少许慢性炎症；所摄入甲状腺右侧叶术后缺如。②颅脑平扫 + 三维重建：左侧桥小脑角肿瘤术后改变，建议随诊复查；余颅内未见明显异常征象；部分鼻窦炎；所摄入鼻咽部炎症或淋巴结组织增生可能，请结合临床。③冠状动脉成像 + 钙化积分：冠状动脉未见钙化灶；冠状动脉呈右优势型；各支冠状动脉未见粥样硬化硬化斑块及狭窄性改变。④面部肌电图（2020 年 12 月 7 日）：左侧面神经严重不全损伤，其中下颌支可对侧异常支配。

中医诊为面瘫，证属气虚血瘀证。治宜益气补虚、活血化瘀。

西医诊断：①听神经瘤术后面神经损伤。②术后颞颌关节紊乱。③痛觉、温度觉、平衡功能异常。

处　　方　中药系补阳还五汤加减。

黄芪 15g　当归 12g　赤芍 9g　地龙 6g

川芎 6g　红花 6g　桃仁 6g　蜈蚣 1g

×7 剂，水煎服，餐后内服，每日 2 次。

外 治 法　①普通针刺取印堂、阳白、四白、地仓、下关、颊车、翳风、合谷、足三里。②电针取阳白、地仓、下关。③芒针取神道。④雷火灸取翳风。⑤药物罐取阿是穴。⑥穴位贴敷取翳风。⑦热罨包。⑧肌内效贴。

转　　归　经治疗 4 月后，患者头晕、行走不稳症状较前改善，左侧面肌紧滞、麻木感较前稍改善，张口受限，约 1 横指。左侧听觉、右侧肢体痛觉、温度觉未见明显改善。纳寐差，二便调。舌暗，苔白，脉弦细。复查肌电图提示："左侧面神经严重不全损伤，部分见对侧面神经异常支配，损伤程度较前相仿。"

按语

本案例诊断明确，为听神经瘤摘除术损伤面神经所引发的面瘫，即《金匮要略》之"金刃所伤"，病位在面部，与少阳、阳明经筋相关。患者先天脾肾不足，素体本虚，气血生化不足，平素于嘈杂环境长时间熬夜工作，术后元气大伤，气虚无力推动血运导致局部气血痹阻，脉络不通，经筋功能失调。因病程迁延难愈，此时切勿犯虚虚实实之戒，治疗上但求一字，乃"通"也。经络为人之生命通路，脉行五十度周于身，生生不息，如环无端，气血津液运行皆赖于此，若经络闭阻，人失濡养则百骸皆废。通法千变万化，关键在于辨证得当，随证治之。

治疗方法的选用方面，单用针灸恐力所不及，因此采用针灸、埋线、药物罐、穴位敷贴、按摩、艾灸等法并用，辅以中药内服。针灸、埋线与穴位敷贴能对面部肌肉产生刺激，促进对应穴位处经络畅通，利于肌肉功能恢复。面部按摩、艾灸、药物罐等疗法则可促进面部气血运行,有利于面神经功能恢复。多种疗法联合使用,以扶正祛邪,改善局部血液循环和营养代谢,以求提高神经兴奋性，加强局部肌肉神经功能的恢复。

选穴及操作方面，《铜人腧穴针灸图经》云：“客主人，治偏风口歪斜。”《玉龙歌》曰：“口眼㖞斜最可嗟，地仓妙穴连颊车。”《针灸大成》曰：“凡㖞向左者，宜灸右，向右者，宜灸左，各灸陷中二七壮，艾炷如麦粒大，频频灸之……”

面瘫案四

（亨特综合征）

面瘫的发生，多由风寒之邪侵袭面部经络，致气血运行不畅，经脉失养，肌肉萎软无力而成，正如《诸病源候论·风口㖞候》中记载：“风邪入于足阳明、手太阳之经，遇寒则筋急引颊，故使口㖞僻。”本案患者证属风寒阻络，治宜祛风散寒、活血通络。

吴某，女，37岁，2020年12月24日初诊。

主　　诉　突发左侧口角歪斜、眼睑闭合不全2天。

初　　诊　患者2天前外出受凉后突发左侧眼睑闭合不全、迎风易流泪，左侧面部板滞，口角歪向右侧，进食时食物残渣滞留于左颊，无流涎、味觉障碍，不能蹙眉、闭眼、鼓腮，无耳内、耳后疱疹，无耳鸣、耳聋、听力下降，无一侧肢体无力。遂至我院急诊科就诊，行肌电图示“左侧面神经不全损伤，其中颞支中度不全损伤，下颌支轻度不全损伤”，予甲强龙、甲钴胺及中药等治疗，上诉症状未见好转。现为进一步治疗，求诊于我科门诊。辰下：左侧口角歪斜、眼睑闭合不全，左侧面部板滞，不能蹙眉、抬额，闭眼不拢，鼓腮漏气，纳可，寐欠安，二便调。

既 往 史　发病前2天寐差，左侧耳朵阵发性刺痛，未引起重视，未予治疗。

查　　体　神清，舌淡红，苔薄白，脉浮。心、肺、腹未见明显异常。左侧额纹消失，左侧眼睑闭合不全，露白3mm，左侧鼻唇沟变浅，口角向右歪斜，伸舌正常，无舌前2/3味觉障碍，无听觉过敏，无耳郭、耳内疱疹，四肢肌力、肌张力正常，病理征未引出。

辅助检查　肌电图（2020年12月23日 福建省人民医院）：左侧面神经不全损伤，其中颞支中度不全损伤，下颌支轻度不全损伤。

中医诊为面瘫，证属风寒阻络。治宜祛风散寒、活血通络。针刺以手、足阳明经为主。

诊疗经过　①针刺取阳白（左）、鱼腰（左）、太阳（左）、地仓（左）、颊车（左）、牵正（左）、合谷（右）。②药物罐。③艾灸。④中药热罨包。

二诊：（2020 年 12 月 26 日）：患者病情无明显变化，治疗上予暂接电针探测左侧面部肌肉跳动尚可，余治疗同前。

三诊（2020 年 12 月 28 日）：患者诉 12 月 27 日夜间突发左侧耳后痛，未见疱疹。今日复诊查体发现其外耳郭散在粟粒大小丘状疱疹，耳后痛加剧，左侧听力下降（听觉过敏），左侧鼻腔味觉、舌前 2/3 嗅觉减退；治疗上疱疹局部予火针扫刺、外涂墨汁治疗，余治疗方案同前。

四诊（2020 年 12 月 31 日）：经 4 日火针治疗，外耳郭散在粟粒大小丘状疱疹未再增加，耳后痛减轻，仍伴左侧听力下降（听觉过敏），左侧鼻腔味觉、舌前 2/3 嗅觉减退，治疗方案同前。

五诊（2021 年 1 月 6 日）：左侧面部板滞较前好转，耳后痛减轻，外耳粟粒大小丘状疱疹减少，部分结痂，仍有左眼闭合不全，左侧听力下降（听觉过敏），左侧鼻腔味觉、舌前 2/3 嗅觉减退，治疗方案同前。

六诊（2021 年 1 月 8 日）：无明显耳后疼痛，外耳疱疹已结痂，左侧眼睑闭合较前好转，露白约 1mm，左侧听力下降（听觉过敏），左侧鼻腔味觉、舌前 2/3 嗅觉减退，因患者需外出办公，治疗上加予埋线治疗。

七诊（2021 年 1 月 15 日）：左眼睑闭合无露白，左侧面部无明显板滞感，双侧额纹较对称，鼓腮时患侧可见隆起，稍漏气，无左耳后疼痛，未见疱疹。

八诊（2021 年 2 月 3 日）：左眼睑闭拢，无露白，双侧额纹对称，口角动静态观对称，鼓腮无漏气，自诉左侧听力好转，左侧鼻腔嗅觉、舌前2/3味觉改善。

按语

本案属于中医“面瘫”范畴，患者感受风寒之邪，风为阳邪，清扬开泄，易袭阳位，故邪气侵犯人体头面部经络；风性善行而数变，故起病突然发病迅速；风为百病之长，多夹杂寒邪入侵人体，寒性收引凝滞，故见面部肌肉瘫痪挛缩，口角歪向健侧；舌淡红，苔薄白，脉浮亦为风寒外感之象。根据该患者面瘫部位取局部阳白、鱼腰、太阳、地仓、颊车、牵正以疏通面部经络，根据《灵枢·经脉》手阳明大肠经循行“左之右，右之左，上夹鼻孔”，《针灸大成》四总穴歌诀“面口合谷收”，故取对侧合谷以疏通阳明经气，祛除头面部外感之邪。

本案患者面瘫属于亨特面瘫，又称膝状神经节带状疱疹综合征、亨特综合征、膝状神经痛，由拉姆齐·亨特于1907年首次提出。本病是由于水痘–带状疱疹病毒从耳部经过皮肤侵入至膝状神经节、面神经主干，发生炎症性、出血性病变。又因为面神经与听神经都在狭窄的内耳道内相邻走行，且为同一神经鞘覆盖，故易并发听觉、平衡障碍。

亨特面瘫又叫疱疹性面瘫，是由水痘–带状疱疹病毒侵犯膝状神经节后，引起面神经的运动和感觉纤维障碍。患者主要表现为面瘫、疱疹、耳痛三联征，病情严重的患者还可能共济失调、三叉神经痛、眩晕、耳鸣、听力及味觉、泌泪、泌腺功能障碍。发病率占周围性面瘫的6%~10%。由于病毒侵犯面神经的节段位置较高，所以此病恢复较为缓慢，疗程相对较长，疗效相对欠佳，易遗留后遗症。据报道，亨特综合征每10万人中就有5例，免疫水平低下者的发病率和严重程度均会增加。

面瘫的发生，多由风寒之邪侵袭面部经络，致气血运行不畅，经脉失养，肌肉萎软无力而成，正如《诸病源候论·风口㖞候》中记载："风邪入于足阳明、手太阳之经，遇寒则筋急引颊，故使口㖞僻。"《医林改错·口眼歪斜辨》则言："若壮盛人，无半身不遂，忽然口眼歪斜，乃受风邪阻滞经络之症，经络为风阻滞，气必不上达，气不上达头面，亦能病口眼歪斜。"金元时期的李东垣认为，口眼歪斜乃邪中血脉，风邪阻络，气滞血瘀所致。笔者针对本病病因、病机的认识，认为"应从风论治"，当遵循"治风先治血，血行风自灭"的原则进行。梁老认为治面瘫取穴以多气、多血之阳明经配合局部腧穴为主，以"治筋守筋"，达通气血，柔筋肉，随症加减，疗效颇佳。

跟诊心得：本则案例发病过程较为复杂，正如《灵枢·百病始生》说："风雨寒热，不得虚，邪不能独伤人。卒然逢疾风暴雨而不病者，盖无虚，故邪不能独伤人。"《素问·评热病论》曰："邪之所凑，其气必虚。"患者素体亏虚，外感寒邪、水痘时邪损伤面部经络，故见面瘫诸症；正邪斗争，正愈虚，邪愈盛，毒邪外透故见耳后痛，局部疱疹，毒邪内侵损伤膝状神经节，故见左侧听力下降（听觉过敏），左侧鼻腔味觉、舌前 2/3 嗅觉减退。

从发病病程来看，急性期（1~7 天）病情在发展中，面瘫发病第五天出现耳疱疹，其提示面瘫进入恢复期前病情在时刻变化、时刻发展，鉴于此依"既病防变"，梁老认为可先予面瘫伴耳后疼痛患者行局部火针扫散治疗，使邪有所出，与部分医者治疗面瘫时予翳风穴行放血减压治疗或有异曲同工之妙；在急性期虽不建议用电针，但可以用电针探测其患侧面部肌肉跳动情况，有助于判断预后。

面瘫案五

（亨特综合征）

亨特综合征又称耳带状疱疹，是由面神经干、膝状神经节等受水痘－带状疱疹病毒侵犯后引起的多发性神经炎。患者主要表现为周围性面瘫、耳道疱疹、耳痛三联征，严重者可并发眩晕、平衡障碍、耳鸣、听力下降（或过敏）、三叉神经痛，味觉减退、泌泪、泌腺功能障碍及眼球运动功能障碍、颈部无力等。亨特综合征为非创伤性面瘫的第二大发病类型，发病率仅次于贝尔面瘫，占周围性面瘫的6%~10%。

张某，男，37岁，2021年12月22日初诊。

主　诉　突发左侧外耳及耳后疼痛4天，伴左侧口角歪斜、眼睑闭合不全2天。

初　诊　患者4天前无明显诱因出现左侧外耳及耳后阵发性疼痛，呈进行性加重，未予重视。2天前突发左侧眼睑闭合不全、迎风易流泪，左侧面部板滞，口角歪向右侧，进食时食物残渣容易滞留左颊，漱口漏水，伴左耳后皮肤潮红，左耳郭及耳后散在粟粒样疱疹，疱液稍浑浊，无流涎、味觉障碍，左耳听力障碍，舌左侧味觉无减退，无肢体麻木无力、言语不利。遂至当地医院就诊，行肌电图示左侧面神经不全损伤，其中颞支重度不全损伤，下颌支轻度不全损伤，予抗炎、营养神经等治疗后，上述症状未见好转。辰下：左侧口角歪斜、眼睑闭合不全，易流泪，鼓腮漏气，耳后刺痛，夜间加剧，纳可，寐欠安，二便调。

查　　体　神清，舌质暗红、舌下脉络瘀紫，苔白腻，脉弦滑。左侧眼睑闭合不拢，露白约3mm，左侧皱眉、蹙额不能，左鼻唇沟变浅，人中沟、口角歪向右侧，鼓腮时左侧漏气，左侧耳后乳突压痛，余无不适。

中医诊断为面瘫，证属湿热瘀毒内蕴。治宜清热解毒，活血通络，化湿止痛。针刺以手阳明、足阳明、少阳经穴及阿是穴为主。西医诊断为亨特综合征（左侧）。

处　　方　阳白（左）、鱼腰（左）、攒竹（左）、太阳（左）、四白（左）、地仓（左）、颊车（左）、牵正（左）、翳风（左）。

局部选穴取患侧阳白、鱼腰、攒竹、太阳，斜刺浅刺，针尖朝向眼眶，要求针感向眼部放射；四白、地仓、颊车、牵正直刺1寸，采用平补平泻法。远端选穴双侧合谷、太冲，直刺1寸，采用捻转泻法，频率150~180次/min。穴位得气后留针30min，中途行针2次，1min/次。每周治疗5次。耳后疼痛部位采用围刺法，距痛处2~3cm各刺1针。针后辅以翳风穴处施雷火灸，灸条悬起，点燃一端距离皮肤2~3cm，以患者皮肤潮红而不感灼痛为宜，每次灸20min。嘱患者调情志、避风寒、慎起居，温水洗脸，避免左侧卧位，适当进行左侧面部肌肉功能锻炼。

二诊（2021年12月24日）：患者述昨夜出现耳鸣伴剧烈耳后痛，查体见左耳郭及耳后疱疹群集，较前增大至绿豆大小，疱液浑浊，左侧听力下降。面部腧穴针刺后，予0.4mm毫火针（待针尖烧红）于疱疹周围皮肤倾斜45°扫散，轻触划后即起针，未予刺激疱疹处，火针治疗频率为每周5次。余治疗同前。

三诊（2021年12月29日）：耳后疼痛较前减轻，频率减少，疱疹未再增加，仍有左眼闭合不全，左侧听力下降，耳后时有疼痛，再予毫火针于疱疹上点刺、密刺，速刺疾出不留针。

四诊（2022年1月14日）：左眼闭合改善，面部板滞好转，患侧额纹可见，较健侧浅，鼓腮可见隆起，稍漏气，疱疹部疼痛频率减少，部分疱疹已结痂，仅以局部普通围刺、浅刺。火针治疗频率改为3天1次，余治疗同前。

五诊（2022年2月8日）：左眼可闭拢，无露白，双侧额纹对称，口角动静态观基本对称，耳后遗留色素沉着，耳后及疱疹处疼痛无发作，自诉听力恢复。

随访1个月未复发。

按语

患亨特综合征后，水痘－带状疱疹病毒会感染其膝状神经节，引发面神经炎性水肿、营养神经的血管痉挛、局部组织供血不良而缺氧，甚至导致髓鞘、轴索变性、坏死。其损伤节段高，损伤程度重，后遗症多，属于周围性面神经麻痹中的难治类型。因面神经与听神经邻近伴行，均为同一神经髓鞘包裹，故病毒侵入面神经干膝状神经节时容易引发听觉障碍。“周围性面瘫、耳痛、耳道疱疹”三联征的出现顺序不定，有的患者早期仅表现为面瘫和耳痛，并无出现外耳道疱疹，故临床上应与贝尔氏面瘫进行鉴别，切勿漏诊、误诊。

本案始于正气亏虚，风毒外袭，发病迅速，变化多端。正如《灵枢·百病始生》所载："风雨寒热，不得虚，邪不能独伤人……盖无虚，故邪不能独伤人。"患者平素嗜食烟酒、经常熬夜，劳逸失度、饮食失宜已成常态，脾胃运化受阻，脾虚无以运化水湿，积则成痰，蕴而化热，痰热内生，湿毒内聚。当风邪侵袭肌表，腠理不密，经脉空虚，邪气侵袭经络，与体内热毒、湿毒相互结聚，化作风毒。风毒攻窜经络，致气血阻滞，筋肉失养松弛，故见眼睑闭合不全，口角歪斜等；毒邪外透，攻冲耳窍，故见耳郭疱疹、耳后疼痛不休；毒邪内犯耳窍，损害听力。邪毒日久则损及五脏六腑，气机不畅，气血津液运化失司，终与体内痰湿等蕴酿成痰热瘀毒；若到彼时，毒邪深入缠绵，阻塞经脉，面肌失于濡润，麻木失用，易形成后遗症，预后不佳。

本案患者正处于急性期，风火热毒邪郁于肌表，浅刺患侧足少阳经穴阳白、足太阳经穴攒竹、足阳明经穴四白、经外奇穴鱼腰及太阳，针感朝眼部放射，调节手、足三阳经气，疏通眼部周围经筋及浅表络脉，调和气血，改善眼睑闭合不全；针对鼻唇沟变浅、鼓腮漏气、口角歪斜症状选择地仓、颊车、牵正穴纠正偏歪；针刺得气后于双侧合谷、太冲穴运用捻转泻法行针，手法宜重，频率须快，以奏行气活血、清热泻火之效。所谓"火郁发之"，予火针扫散围刺带状疱疹及周围肌肤，借助火针火热之力开泄腠理，毒邪得以外出，达"开天门，祛毒邪"之效。另取火针"温通"之性，在肌表激发阳气，正气奋起，与邪抗争，邪气得散；再者，火针作用于腧穴导入热量，温补经脉阳气，促进气血运行，则气血得通，面部经筋得以濡润。现代医学研究表明火针通过干预病变组织内神经递质发挥作用，抑制神经传导速度和炎症介质效应，从而阻止疼痛信号的产生及传递；其物理刺激可使血管渗透压增强，扩张毛细血管，改善局部微循环，营养病变神经，促进神经元修复再生。

水痘－带状疱疹病毒损伤面神经，治疗时间较长，针刺治疗效果较贝尔氏面瘫差，此时在火针治疗的基础上应注重灸法的使用。《外科正宗》记载“盖艾火拔引郁毒……使内毒有路而外发”，提示灸法不仅具有温经散寒、行气活血之功，还具透热解毒、引邪外出之能。本病为热毒、痰湿、瘀浊阻滞经络，除患侧面肌瘫痪，亦有左侧耳郭皮肤疱疹肿胀、耳后剧痛，为实证、热证，属于灸法适应证。患者翳风穴处压痛明显，为避免针刺手法、深度不当加重面神经损害，故考虑施与雷火灸，借助温通之力调节气机，煦养面部经脉以扶正祛邪、补气活血、祛瘀生新。艾灸能够调节免疫功能，具有良好的抗感染、抑制水肿及渗出等炎症性病变的作用。现代医学研究也表明，雷火灸在调节机体内环境、降低神经兴奋性、维持较长时间的镇痛效应、降低带状疱疹后遗神经痛发生率等方面发挥了积极的作用。

总之，本病多由内伤七情、气郁化火或饮食起居不慎、脾胃积热引起，加之外感风邪，复感水痘－带状疱疹病毒，合为湿热瘀毒，宜治以活血散瘀、清利湿热、透发毒邪。火针与雷火灸治疗亨特面瘫在机制上有异曲同工之妙，皆通阳祛湿、行气活血，又可引热外达以解内郁之毒，加速疼痛缓解及疱疹消退，促进疾病尽快好转。

面痛

（三叉神经痛）

三叉神经痛是一种常见的脑神经疾病，主要症状是在三叉神经分布区内出现反复发作且短暂的剧烈样疼痛，发作时多表现为剧烈电击样、刀割样、针刺样疼痛，面部为敏感区，轻触即可诱发，称为扳机点。

念某，女，71岁，2022年8月24日初诊。

主　　诉　右侧面部疼痛2年余。

初　　诊　患者缘于2年前无明显诱因出现右侧头面部疼痛，咀嚼、说话时疼痛明显，活动时加重，服用营养神经、止痛药等西药治疗后，症状稍有缓解，但停药后症状仍反复。辰下：右侧头面部疼痛，疼痛自右齿牵至头上，咀嚼、说话时疼痛明显，饮食受限，严重影响日常生活，纳可，寐安，二便调。

既 往 史　既往体健。

查　　体　神志清楚，表情痛苦，舌红，苔黄腻，脉弦。

中医诊为面痛，证属风热犯头。治宜疏风散热、通络止痛。针刺以手足阳明经为主。

诊疗经过　①针刺取阳白（右）、鱼腰（右）、四白（右）、太阳（右）、下关（右）、合谷（左）。②药物罐。

二诊（2022 年 9 月 7 日）：患者头部疼痛明显减轻，范围较前缩小，咀嚼功能较前改善，已能进食较硬的食物，心情较前改善。

三诊（2022 年 9 月 17 日）：患者近日饮酒后症状稍有加重，予以手三里浮针治疗，嘱患者切勿饮酒，避免进食辛辣刺激生冷的食物。

四诊（2022 年 9 月 26 日）：患者面痛症状较前明显好转，患者信心大振，续予局部针刺配合浮针治疗。

按　语

本案属于中医“面痛”范畴，患者系老年女性，气血亏虚不能濡养头面部，加之卫气不固，感受风邪。风为阳邪清扬开泄，易袭阳位，故邪气侵犯人体头面部经络；风性善行而数变，故起病突然，发病迅速，外邪阻滞经络致气血失和，经络不通则痛，舌红，苔黄腻，脉弦亦为风热外感之象。根据该患者面部疼痛部位选阳明经为主取，局部阳白、鱼腰、四白、太阳、下关以疏通面部经络，达到通络止痛的作用，根据《灵枢·经脉》手阳明大肠经循行“左之右，右之左，上夹鼻孔”、《针灸大成》四总穴歌诀“面口合谷收”，故取对侧合谷以疏通阳明经气，祛除头面部外感之邪。浮针为针灸新型针刺方法，受《灵枢·官针》浅刺的启示，针刺部位表浅，通过刺激十二经脉的体表分区，作用于十二皮部，调节阳明经经气，促进气血运行通畅，达到缓解疼痛的目的，且浮针见效迅速，几乎没有痛感，患者身心体验更佳。

该病女性患病率高于男性，40 岁以上患病率较高。随着病程迁延，其发作次数和时间会延长，患者因恐惧疼痛而畏惧洗脸、刷牙、进食，其痛势剧烈严重影响患者生活，给患者带来巨大心理负担，长期会使患者出现焦虑、抑郁等情绪。现代医学治疗三叉神经痛主要采取口服卡马西平、手术治疗、射频电凝、封闭治疗等方法，但都存在不同程度的不良反应或后遗症，针灸在治疗痛证方面疗效显著，且操作便捷安全。现代研究已证实针刺时可提高患者血浆 β－内啡肽，β－内啡肽除本身具有镇痛作用外，还可抑制传导伤害性疼痛信号 P 物质的释放，起到双重镇痛的作用，可提高痛阈以降低疼痛敏感度，明显缓解患者的疼痛症状。目前，临床上多采用多种方式综合治疗的方法，如针刺结合火针、结合浮针、结合浅针等，其治疗效果要明显优于普通单一针刺，能改善单一针刺疗效的不足的同时，还能减少并发症和不良反应，提高临床疗效。同时，应嘱咐患者注意日常的调护，避免接触产生三叉神经痛的诱因，应保持规律作息，适当参加体育运动增强体质，注意保暖避风寒，禁酒、浓茶、咖啡等刺激性食物，避免刺激扳机点而引起三叉神经痛，保持身心愉悦才能有助于疾病的康复。

痹证案一

（肩背肌筋膜炎）

痹证是指人体机表、经络因感受风、寒、湿、热等引起的以肢体关节及肌肉酸痛、麻木、重着、屈伸不利，甚或关节肿大灼热等为主症的一类病证。临床上有渐进性或反复发作性的特点。其主要病机是气血痹阻不通，筋脉关节失于濡养所致。

李某，男，30岁，2015年2月4日初诊。

主　诉　反复左侧肩背部疼痛10余年，加重3年。

初　诊　患者缘于10年前在学校打球时被同学撞伤致使左侧肩背部疼痛，伴有轻微肿胀，无其他放射痛，无皮肤破裂，无头晕、头痛，无恶心、呕吐，无胸闷、心悸，当时未予治疗。10年来上述症状反复出现，每予外用贴药膏之后上述症状好转，近3年上述症状加重，遇天气变化时加剧，无其他放射痛，舌暗红，苔白腻，脉弦。辰下：反复左肩部背部疼痛，纳寐可，二便调。

查　体　神清，舌暗红，苔白腻，脉弦。心、肺、腹部未见明显异常。肩背部有局限性压痛，并可触及结节、条索，重压有酸痛感，压痛部位常见于斜方肌中下束、冈上肌、冈下肌等处。

中医诊为痹证，证属气滞血瘀。治疗宜行气活血、疏通经络，予局部痛点散针。西医诊断为肩背肌筋膜炎。

处　方　①疼痛局部散刺。②梅花针进行疼痛局部叩刺，以潮红为度。

治疗经过　以局部针刺为主，TDP照射，30min后取针，以梅花针叩刺腹部局部皮肤，以潮红为度。间隔一天就诊一次。

二诊（2015年2月6日）：患者诉经过上次治疗后症状较前改善。

三诊（2015年2月12日）：患者多次经过上述诊疗方案

治疗，患者肩背部疼痛明显改善。

按 语

肩背肌筋膜炎可归于“痹证”“痹病”范畴，《素问·长刺节论》介绍“筋与筋痹”的关系为“病在筋，筋挛节痛，不可以行，名曰筋痹”，因此肩背肌筋膜炎亦可归于筋痹。本案患者外伤后致肩背部软组织经筋络脉受损，局部气血运行不通，气滞血瘀，局部组织肿胀；患者未及时进行治疗，久病气滞瘀结愈甚，天气变化时感邪入体，故症状加重。《素问·痹论》指出：“所谓痹者，各以其时，重感风寒湿之气也。”“风、寒、湿三气杂至，合而为痹。”《济生方·痹》亦云：“皆因体虚，腠理空疏，受风寒湿气而成痹也。”可见，肩背肌筋膜炎的病因病机多因劳累或病后正气不足、筋脉受损，加之外邪入侵导致气血濡养不能，筋脉拘急而痛。《灵枢·经筋》有关经筋病治疗原则提到“以知为数，以痛为输”，表明针刺病变部位可以治疗疼痛性疾病。治以散针，“散针”又名“散刺”，首见于《医学入门·针灸·子午八法》卷一。李梴针对子午流注的取穴方法，提出不拘流注的“散针”即“治杂病而散用某穴，因病所针宜而针之，初不拘于流注也”。此外，治“折伤跌扑、损逆走痛”等病症，主要依据病痛所在位置针治，即“因其病之所在而针之，虽穴亦不顾其得与否也”。李梴认为后者即“指痛针痛”的阿是穴。可见散针是选穴方法，依据病痛所在而选用腧穴。《医学入门·针灸·子午八法》卷一，经曰：“邪客大络者，左注右，右注左，上下左右，其气无常，不入经俞，命曰缪刺。散针者，治杂病而散用某穴，因病之所宜而针之初不拘于流注也。若夫折伤跌扑、损逆走痛，因其病之所在而针之，虽穴亦不顾其得与否也。”《勉学堂针灸集成·针法有巨刺缪刺散刺》卷一："针刺者，散针也。因杂病而散用其穴，因病之所宜针之。初不拘于流注，即天应穴《资生经》所为阿是穴也。"散针，因其病之所以在而针之，在病痛局部取穴。此患者肩背部疼痛，可给予散针治疗，予行气活血，疏通经络，则经脉得于濡养，故疼痛解。

痹证案二

（正中神经损伤）

痹证即痹阻不通，指人体肌表、经络因感受风、寒、湿、热、瘀等引起的以肢体关节及肌肉酸痛麻木、着重、屈伸不利，甚或关节肿大灼热等为主的一类病证，主要病机是气血阻痹不通，筋脉关节失于濡养所致。

王某，男，23岁，2015年11月5日初诊。

主　诉　腋下有肿块，中指麻木伴拇指和示指乏力25天。

初　诊　患者于25天前左臂腋下撞上井盖，致左上臂内侧腋窝下出现7cm×7cm大小的青紫色肿块，质偏硬，疼痛难忍，伴中指麻木，拇指和示指乏力，曾就诊外院治疗予中药（具体不详）及甲钴胺等治疗，经治疗上述症状疼痛较前缓解，肿块大小缩小至1cm×1cm，仍伴有拇指、示指、中指末端麻木感，手臂力量尚可，今为求进一步检查，遂就诊于我院，辰下：腋下疼痛，拇指、示指、中指末端麻木感，纳寐可，二便自调。

查　　体　神清，舌淡红，苔薄黄，脉滑。心、肺、腹部未见明显异常。

中医诊为痹证，证属血瘀证。治疗宜活血祛瘀，通络止痛。治疗以心包经、心经及局部取穴为主，手法平补平泻。西医诊断为正中神经损伤

处　　方　①针刺：肿块围刺，阿是穴，肩前三针，内关，曲泽，曲肩髃、曲池、手三里、合谷、中渚池等穴。②梅花针取叩刺心包经、心经，以潮红为度。

诊疗经过　以针刺为主，TDP 照射，30min 后取针，以梅花针叩刺治疗。

二诊（2015 年 11 月 7 日）：症状较前改善，继续予肿块围刺，梅花针循经叩刺心包经及心经以激发经气，通经活络，及取心包经腧穴及局部取穴以通利关节、止痛。

三诊（2015 年 11 月 10 日）：症状较前缓解，治疗同前。

四诊（2015 年 11 月 13 日）：患者诉腋下疼痛明显好转，但拇指、示指、中指末端仍有麻木感但较前缓解，继续予梅花针叩刺及循经取穴治疗。

五诊（2015 年 11 月 16 日）：患者诉腋下疼痛明显好转，但拇指、示指、中指末端仍有麻木感缓解明显，继续予梅花针叩刺及取心包经腧穴及局部取穴治疗。

按语

本病患者是由于外伤导致局部出现瘀血肿块，导致邪气入体，引起局部气血运行阻滞，气血经络不通，导致经脉失去濡养，引起肌肉酸痛、手指麻木乏力等痹证症状。痹证的发生有外因与内因之分。正虚卫外不固是痹证发生的内在基础，感受外邪是痹证发生的外在条件。痹证的外因是感受风、寒、湿三邪。正如《素问·痹论》曰："所谓痹者，各以其时重感于风寒湿之气也。""风寒湿三气杂至，合而为痹。其风气胜者为行痹，寒气胜者为痛痹，湿气胜者为着痹也。"痹证的内因是营卫之气不通，病久体虚，脾胃损伤等，此外内因常与外邪相并而发为痹证，《素问·痹论》曰："荣卫之气亦令人痹乎……逆其气则病，从其气则愈，不与风寒湿气相合，故不为痹。"故营卫之气不通，复感风寒湿三邪，发为痹证。痹证的形成原因复杂，虽明确指出痹证形成与外感六淫的风、寒、湿三气为主要外因，但《灵枢·百病始生》曰："邪不能独伤人，此必因虚邪之风，与其身形，两虚相得，乃克其形，两实相逢，众人肉坚。"因此痹证的发生又常与外邪与情绪饮食、饮食不当、体质气候、瘀血内阻等内因相合发为痹证。

本病案患者由于外伤导致左腋下出现瘀血肿块，邪气入体，引起局部气血运行阻滞，气血经络不通导致中指麻木，拇指和示指乏力，损伤手部心经及手厥阴心包经致使局部气血运行阻滞，经络不通，故治疗上采用心经及心包经的腧穴及经络以活血祛瘀、通络止痛，因"经络所过，主治所及"，故取局部腧穴及阿是穴祛除瘀血，以达到气血运行顺畅，则经络通、关节利，麻木症状好转。

血痹（雷诺病——肢端动脉痉挛症）

雷诺病是一种遇冷或情绪紧张后，以阵发性肢端小动脉痉挛引起肢端缺血改变为特征的疾病，又称肢端动脉痉挛症。

杨某，女，31 岁，2015 年 4 月 29 日初诊。

主　诉　双手遇冷变色、发绀 2 年。

初　诊　患者 2 年前突发双手对称性遇冷苍白，继而紫绀，部位局限于双手指间，偶延至腕部，发作后将手足浸泡温水中方能缓解，或气温升高时，则肤色变为正常，严重时手指末端麻木，无上肢疼痛，无血糖异常、头晕、头痛，无胸闷、胸痛，无呼吸困难，无咳嗽、咳痰等症状，未予重视及治疗。症状反复发作，每于天气变化及触碰冷水后加重。现为求进一步诊疗，就诊于我科。辰下：双手麻胀感，抓握时为甚，遇冷发凉、变白，继而发绀，夜间手外露时尤甚，得温则舒，活动尚可，纳寐可，二便调。

既　　往　于外院行“卵巢畸胎瘤切除术”术顺，恢复可（具体不详）。

查　　体　神清，舌淡，苔白，脉弱。心、肺、腹部查体未见明显异常。两腕以下发凉、变白，双上肢末端欠温，活动度尚可，自觉抓握时双手末端麻胀感，遇冷加重，得温则舒。四肢肌力、肌张力正常，病理征未引出。

辅助检查　冷水试验（+），类风湿因子↑，免疫球蛋白G↑，抗核抗体ANA阳性，抗Scl-70阳性。

中医诊为血痹，证属脾肾阳虚。治宜温阳补肾。

处　　方　局部阿是穴（针尖朝向指端）、合谷（双）、曲池（双）、太冲（双）、灸大椎。手法采用平补平泻。针刺以上穴位，并在手背处加隔姜灸3壮。

二诊（2015年5月17日）：双手活动自如，偶感麻胀，遇冷发凉、变白，继而发绀等症状减轻，夜间可双手外露无不适感，予改用灸床温通督脉、膀胱经，余治疗同前。

三诊（2015年6月3日）：双手指皮肤发凉、苍白、发麻等症状基本消失，触水未见异常感觉。

按　语

本案患者脾肾阳虚，加之风寒湿邪内侵，致气血推动失常，血脉凝滞，发为厥逆，《伤寒论》曰：“凡厥者，阴阳之气不相顺接，便为厥。厥者，手足逆冷是也。”营血运行不畅，肌肤关节失于濡养，故见手指麻木。阳虚卫外不固，感受寒邪，寒性收引故手指遇冷因缺血而变为白色。治以温阳祛寒为主，以通达四末，改善肢端循环。“气为血之帅，血为气之母”，合谷系手阳明经穴，可祛风散寒、舒筋利节，通经止痛；配合太冲，开四关，疏肝行气，气行则血行。大椎系督脉和手、足三阳经的交会穴，可发散风寒；曲池、合谷系手阳明经穴，可祛风散寒、舒筋利节，起到通经止痛的作用。

该病发作时，肢端皮肤由苍白变为青紫，而后转为潮红，若无其他相关疾病和明确病因（原发）时则称雷诺病；若与某些疾病相关（继发）称雷诺现象。雷诺病女性患者多见，男女比例为1 ∶ 10，发病年龄多在20~30岁。本病一般属中医学“血痹”“痛痹”“寒痹”“脉痹”“厥证”“阴疽”“肢端青紫症”等范畴，《素问·五藏生成》篇曰：“卧出而风吹之，血凝于肤者为痹。”《伤寒论》提出“手足厥寒，脉细欲绝者，当归四逆汤主之”，开本病治疗之先河。《诸病源候论》进而指出“经脉所引皆起于手足，虚劳则血气衰损，不能温其四肢，故四肢逆冷也”，对病因、病机进行了初步的探讨，为中医认识本病打下了基础。

本病病因主要与气候寒冷、气血失和、脏腑功能失调有关，其病机主要如下：先天禀赋不足，以致脏腑气血生化功能虚衰，气虚难以运血，致血脉流行不畅，络道阻滞，指（趾）肌肤失于气血温煦、濡养而麻木，皮色变苍白，指（趾）端发凉。素体阳虚，或久病耗气伤阳，或寒邪久踞，或泄泻日久，以致脾肾阳虚，脾阳虚则水谷精微化生无力，难以充养肾阳。肾阳衰则不能上腾温煦脾阳，而致四肢清冷，指（趾）皮色白如蜡状，形寒，每遇外界寒冷而使症状加剧。恼怒、悲愤、紧张、激动等情绪刺激，使气机逆乱，肝气郁滞，疏泄失司，血行不畅，阳气不能通达四肢，或长期吸烟，或感受外邪，邪阻于经络血脉，阳气无力推动血液，气血凝滞，不能温养四末，而成本病。病情迁延日久，或失治、误治，以致病久侵入络脉，壅踞阻滞，久蕴郁而化热，或过食辛辣炙煿，嗜烟酒，或房劳过度，复遇外邪，以致邪热搏结阻隔经脉，气血瘀塞致肢端局部组织缺血、坏死。本病诱发因素多为寒冷刺激，其根源皆因素体阳气虚弱，所累脏腑主要为心、肝、脾、肾四脏。针对临床表现的不同症状，辨证分型正逐步趋向一致。治疗法则也从温经散寒法扩充为益气活血、养血通脉、活血化瘀、温通肾阳等诸法。

《金匮要略·血痹虚劳病脉证并治第六》曾提出用针灸治本病，“宜针引阳气，令脉和紧去则愈”，强调针刺激发人体阳气治疗疾病的重要性。同时已有研究表明，针刺可影响神经功能，释放神经递质，舒缩血管，解除分支动脉的痉挛，恢复血液，微循环得以改善。四肢为诸阳之末，得阳气而温。艾灸可温通经络、调和营卫之功，增强机体抵御外邪的能力。

跟诊心得：本病致病因素多为寒、虚、瘀，《神灸经纶》中说：“夫灸取于火，以火性热而至速，体柔而用刚，能消阴翳，走而不守，善入脏腑。取艾之辛香作炷，能下二经，入三阴、理气血，以治百病。”故梁老提出以灸促通的“三温治法”即温通、温补、温散疗法。若遇寒极生热之象，遇冷痛减则舒，遇热加重，则暂缓灸疗，临床需随症加减，随证治之。

骨痹案一
（股骨头坏死）

股骨头坏死是一个病理演变过程，初始发生在股骨头的负重区，应力作用下坏死骨骨小梁结构发生损伤即显微骨折及随后针对损伤骨组织的修复过程。股骨头坏死病因有 2 种：一种发生在股骨颈骨折复位不良的愈合，股骨头内的负重骨小梁转向负重区承载应力减低，出现应力损伤，所以坏死总是发生在患者骨折愈合，负重行走之后。另一种是骨组织自身病变，如最常见的慢性酒精中毒或使用糖皮质激素引起的骨坏死，同时骨组织的再生修复能力存在障碍。股骨头坏死属中医“骨痹”范畴，中医认为，凡由六淫之邪侵扰人体筋骨关节，闭阻经脉气血，出现肢体沉重、关节剧痛，甚至发生肢体拘挛屈曲，或强直畸形者谓之骨痹。《素问·长刺节论》：“病在骨，骨重不可举，骨髓酸痛，寒气至，名曰骨痹。”

林某，男，66 岁，2017 年 1 月 20 日初诊。

主　　诉　左髋、大腿疼痛 5 月余。

初　　诊　患者 5 月余前无明显诱因出现左髋关节疼痛，无放射痛，无外伤史，左脚不能负重行走，辗转于中国人民解放军总医院、沈阳市中医院等医院诊治，并多次于我院骨科、康复科住院，诊断为左股骨头坏死，但未达到手术指征，予中药、西药治疗（具体不详），症状未见明显改善，求诊于我院针灸科。辰下：间歇性跛行，左髋关节、大腿前侧、内侧、外侧放电样疼痛，疼痛呈持续性，可放射至腹股沟区，行走时加剧，姿势改变为卧位时疼痛减轻，左侧大腿肌肉萎缩，纳可，寐差，二便调。

查　　体　神清，舌红，苔白腻，脉沉。间歇性跛行，左腿肌肤甲错，左下肢肌肉萎缩，左侧腹股沟中点压痛（+），左髋关节屈髋、内外旋活动受限，左侧“4”字试验（+），双髋关节 MRI 示左股骨头缺血性坏死改变。

中医诊为骨痹，证属风寒湿痹。治疗宜祛风散寒，除湿宣痹。针灸以足三阳经为主，疏经通络，调和气血，辅以中药健脾除湿，祛风止痛。西医诊断为左股骨头坏死。

处　　方　（1）气海俞、大肠俞、关元俞、环跳、风市、阳陵泉、足三里。

（2）阿是穴、伏兔、髀关、血海、梁丘、解溪、太冲。

（3）中药。

郁金 10g	厚朴 10g	杏仁 10g	薏苡仁 15g
瓜蒌实 20g	川贝母 10g	车前草 10g	盐陈皮 9g
煮半夏 9g	云茯苓 10g		

×3 剂，水煎服，餐后内服，每日 2 次。

治疗经过　①先取右侧卧位，左髋关节大转子痛处行围刺法，留针，阿是穴行隔姜灸，共 2 壮，环跳以 3 寸针夹持进针，针感传至下肢后留针，共 20min，每

10min 行针一次。②取仰卧位，左腹股沟处行隔姜重灸，将艾绒制成底为 4cm 直径，高为 5cm 的圆锥形，隔 0.8cm 厚的姜片，共灸 2 壮。

初次治疗，针完即感左髋部疼痛锐减，病已十去其六，隔日一次，连续治疗 5 次后，患者疼痛消失，腿部肌肉渐丰满，行走自如。

按 语

梁老认为患者因久病体虚或寒邪袭络，又长期服用激素，湿热偏盛，虚邪或寒邪与湿热相搏结，久留而内着，损伤经脉，致使气血运行受阻。病久伤及肝肾，肝肾亏虚，精血不足，筋骨失其濡养，即筋骨萎软，关节不利，肾健则髓充，髓满则骨坚，反之则髓枯骨痿。肝肾气血失去疏泄调畅气机的功能，则气滞血瘀，经络阻隔加重，筋软骨衰。治疗应以疏经通络，调和气血为原则。

足少阳胆经行于身之侧，《灵枢·经脉》篇曰："足少阳胆经是主骨所生病。"足少阳脉主骨络于诸节，纲维诸骨，令其转动。肾藏精主骨生髓，膀胱经与肾经相表里，充养先天之本。肝主筋藏血主疏泄，少阳属肾，肝胆互为表里，肝肾同源，可见骨髓的气化所聚在少阳。针刺环跳配合风市、阳陵泉等，可使下肢经气调达，筋理经顺，气血畅通。大腿前面为足阳明经脉所过之处，经脉损伤，气滞血瘀，气血运行不畅而致大腿痛，经云："经脉所过，主治所及。"阳明经主宗筋，多气多血，以髀关、伏兔、梁丘、足三里、解溪诸穴通经活络，祛瘀止痛。局部围刺阿是穴并行隔姜重灸，重灸是较传统艾灸刺激量更大的一种艾灸疗法，梁老认为灸量是艾灸起效的关键因素之一，正如《备急千金要方》："灸不三分，是谓徒冤。"也就是达不到一定的艾灸量，难以取得满意疗效，因此重灸较普通艾灸作用更加显著，能更强地激发经气，温阳助气可疏通经络，祛寒止痛。气海俞、大肠俞、关元俞属足太阳膀胱经，能补气益肾。三阳经诸穴合用，以调理气血、活血化瘀、疏通经络，经脉流畅，通则不痛。

骨痹案二

（强直性脊柱炎）

强直性脊柱炎以疼痛、肿胀、麻木、强直、久则畸形为主要见症，以胶结迁延、顽固难愈为主要特征。肝肾亏虚、筋骨羸弱为其根本病机，督脉瘀滞为其根本病理表现。

林某，男，29岁，2017年2月20日初诊。

主　诉　全身关节疼痛、僵硬20余年，加重7个月。

初　诊　患者于20年前无明显诱因出现一侧臀部感觉退化、大腿根部疼痛，于当地医院打针（药名不详）后症状缓解。14岁左右就诊于福建省医科大学附属第一医院，诊断为“强直性脊柱炎”，予西药

（药名不详）治疗4年多后，症状消失。6年前再次出现背部疼痛伴轻微驼背，再次就诊于福建省医科大学附属第一医院，诊断为“强直性脊柱炎晚期”，未进行相关治疗。2016年8月，患者出现怕冷、手指僵硬，睡眠时脚麻木、脊柱酸痛，走路时有踩棉花感，无法跑步、弯腰，下蹲困难，颈部活动受限。

辅助检查 多层螺旋CT检查报告（2017年2月22日）福建省人民医院）示：双侧骶髂关节间隙消失，骶骨、髂骨融合，符合强直性脊柱炎改变。

中医诊为骨痹，证属肝肾不足。治疗宜补益肝肾，调和阴阳。西医诊断为强直性脊柱炎。

中药处方 熟地黄15g 山药12g 酒山茱萸9g 茯苓12g
盐杜仲15g 烫骨碎补15g 牡丹皮9g 泽泻12g
炒白术12g 桑寄生15g 枸杞子15g 怀牛膝15g
秦艽15g 当归6g 丹参15g 甘草3g
×7剂，水煎服，餐后内服，每日2次。

外 治 法 ①针灸予补阴阳、补肝肾，选取督脉、肝经、肾经为主，补法为主，具体穴位如合谷、百会、太溪、太冲、三阴交、阿是穴。②电针以连续波为主，强度以患者耐受为度，时间30min。③梅花针可叩刺背部督脉、膀胱经，以局部皮肤潮红为度。④灸法可行隔姜灸。

转 归 治疗10次后全身关节疼痛、僵硬较前缓解。

按 语

本病属中医“骨痹”范畴。《素问·长刺论》：“病在骨，骨重不可举，骨髓酸痛，寒气至，名曰骨痹。”《素问·痹论》云：“痹在于骨则重，在于脉则血不凝，在于筋则屈不伸，在于肉则不仁，在于皮则寒。”强直性脊柱炎属于疑难病，是一种难治的疾病，需终身治疗。本病患者病程长，症情重，然梁老医者仁心，仍尽心为其治疗。梁老认为阴阳失调、肝肾亏虚为本病之本。百会位于巅顶，通过督脉内入络脑，乃局部取穴以醒脑充髓；四关穴可通行气血，调和阴阳；太溪为肾经原穴，可滋阴益肾、壮阳强腰；三阴交为足三阴经交会穴，可调补肝、脾、肾三经气血，健脾和胃，调补肝肾，行气活血，疏经通络；局部阿是穴、督脉穴，行气止痛。配合方剂“六味地黄丸”加减，滋阴补肾，针药结合，共筑调补阴阳、补益肝肾之功。

皮痹（硬皮病）

“皮痹”最早见于《素问·痹论》，“以冬遇此者为骨痹……以秋遇此者为皮痹”，并明确指出其病因是由风、寒、湿三气所致，相当于西医的硬皮病。

林某，女，9岁，2017年3月24日初诊。

主　　诉　右下肢皮肤变硬3年余。

初　　诊　患者3年余前无明显诱因出现右下肢皮肤变硬，

偶伴皮肤瘙痒，就诊于当地医院，诊断为“硬皮病”，予“甲氨蝶呤 10mg，qw；叶酸 5mg，qw”治疗，上述症状未见明显减轻或加重。现为求系统诊疗就诊于我科。辰下：右下肢皮肤变硬，光滑，紧贴腿骨，不易捏起，毛孔消失，局部皮肤可见色素沉着，纳寐可，二便调。

查　　体　神清，舌红，苔白，脉细。形体偏瘦，右下肢皮肤变硬，范围自大腿内下方至足背第 1、2 趾间，色呈暗褐色，硬皮处汗毛脱落，无汗，表面干燥，蜡样光滑，紧贴腿骨，触及皮革样硬度，不易捏起，四肢关节无畸形，双下肢无浮肿，肌张力大致正常，病理征未引出。

辅助检查　右下肢皮肤活检病理（2017 年 3 月 24 日）示：“右小腿皮肤”皮下胶原纤维组织增生，局灶淋巴结细胞浸润，符合皮肤硬皮病改变。

中医诊为皮痹，证属脾肾阳虚。治宜补肾健脾，温精通阳，活血通络。针刺以督脉和足太阳膀胱经和十二皮部为主。

处　　方　采用针灸、电针、艾灸、梅花针叩刺治疗，每周 3 次。

（1）针刺：在皮损周围施针围刺，从病变部位血海起，沿硬皮部外缘，朝太冲方向依次进针，针尖朝向病灶中心，加大椎、至阳、肾俞、命门、足三里。

（2）艾灸：灸至皮肤潮红。

（3）梅花针：起针后，于皮损周围叩刺，由内到外 3 遍，再叩刺督脉及两侧膀胱经各 3 遍，以皮肤潮红为度。

经 40 余次治疗，局部未觉皮肤瘙痒，皮损区大腿内下方至足背第 1、2 趾间，尤以小腿内侧为甚，颜色逐渐接近正常肤色，肤软，可轻捏上提。

按语

患儿素体脾肾两虚，以津液不足为基本病机。脾主四肢，脾居中央以灌四旁，脾虚失其健运，气血生化乏源，升清与散精的作用减弱，肾者水脏，主津液，肾阳亏虚，蒸腾气化作用减弱，则津液代谢失衡。正虚卫外不固，风寒湿邪乘虚而入，致经脉闭阻，气血失和，肌肤失于濡养，故出现下肢肢体变硬，日久血运无力则可致瘀血内停，出现色素沉着。大椎为督脉与手三阳四经之会，位于背部极上，背为阳，为阳中之阳，虚可补，实可泻，上治头面五官，下治四肢躯干，有调和营卫、振奋阳气之效；命门为五脏六腑之本、十二经之根，既可培元补肾，又能调理督脉；肾俞为肾气在背部输注、聚集的部位，针刺可以益肾填精。针刺大椎、肾俞、命门、至阳诸穴旨在培元补肾；足三里治诸虚百疾，有调理脾胃、补中益气之功；配血海调和气血。

硬皮病是以局限性或弥漫性皮肤及内脏器官结缔组织的纤维化或硬化为病理改变，最终导致皮肤萎缩硬化的一种疾病。其可分为局限性及系统性硬皮病，女性发病率较男性高。若用西医常规治疗，效果往往不甚理想。硬皮病在中医学中无相应的病名，从临床发病特点看，当属“皮痹”范畴。《黄帝内经》云：“风、寒、湿三气杂至，合而为痹。”即人感此三邪乃发痹证，又云“以秋遇此者为皮痹”“皮痹不已，复感于邪，内舍于肺；所谓痹者，各以其时重感于风寒湿之气也”“荣者水谷之精气也，和调于五脏，洒陈于六腑，乃能入于脉也……逆其气则病，从其气则愈，不与风寒湿气合，故不为痹。”由此可见，外感风寒湿邪分时、分部位发为不同的痹证，“脉痹”“肺痹”“脾痹”“肠痹”等多种疾病。本病的发病受遗传和环境的影响，内因和外因共同起作用，正气亏损为根本内因，外感邪毒为致病要素，内外之邪痹阻经络，侵入脏腑或闭塞肌腠，导致脏腑脉络不通不荣而发病。故梁老认为其病因、病机特点为本虚标实，本虚主要为脾肾阳虚、气血不足、卫外不固，标实主要为外感风寒湿邪、痹滞经络，病程迁延则累及诸脏。从而提出该病应“标本同治，针药结合”，以“补肾健脾、温经散寒、活血行气”为基本法则，尤重视督脉调整阴阳。

十二皮部是经络之气散布的区域，位于人体最外层，与经络气血相通，梁老认为刺激皮部可以通过经络的传导感应，调节机体的功能状态以治疗疾病；结合局部皮肤病变围刺，防毒邪外散，共同达到疏通经气、活血行气、振奋气机的功效，从而使气血运行，经络通畅，祛毒生新。

跟诊心得：硬皮病为风、寒、湿三邪致病，病在肌肤，古人云“虽筋脉肌肤失荣，真气弗固”，如能保持调摄，使经脉气血旺盛，肌肤得养可无妨。风为百病之长，常兼他邪合而伤人，故“治风先治血，血行风自灭”，梁老结合二者提倡“医养结合”，患者平素应注意防寒保暖、避免过度劳累；医者以梅花针叩刺十二皮部，围刺病灶，辅以灸疗，使经络运行通畅，筋脉得以濡养，营卫调和，则皮肤得以温养软化，坚结得散。

痿证案一

（肌营养不良）

痿证是指各种原因导致的肢体筋脉弛缓，手足瘫软无力，肌肉萎缩，不能随意运动的病证。病位在肢体、筋、脉、肌肉。现代医学认为，感染性多发性神经根神经炎、运动神经元病、周围性或弛缓性瘫痪、重症肌无力、肌营养不良等属此范畴。目前，西医尚无理想的治疗药物，属疑难病症。

林某，男，50 岁，2017 年 3 月 3 日初诊。

主　诉　左上肢无力 10 年，加重伴右上肢无力 1 年余。

初　诊　患者 10 年前无明显诱因出现左上肢轻度无力，表现为握物无力，呈进行性进展，伴上肢肌肉萎缩，未予重视。1 年前上述症状加重，伴右上肢无力，遂多次就诊于福建医科大学附属第一医院、福建医科大学附属协和医院神经内科，行肌电图检查示“肌源性损害”，肌肉活检示“肌肉变性、萎缩、坏死，少量炎症细胞浸润”。诊断为“双上肢远端肌无力（远端型肌营养不良可能）”，具体用药不详，未见明显好转。遂求诊于我院针灸科。辰下：双上肢肌力减退，表现为握物无力，伴双上肢肌肉萎缩，纳可，寐差，二便调。

查　　体　神清，舌绛，剥苔，脉沉。双上肢远端肌力减退伴肌肉萎缩，近端肌肉萎缩，颈屈肌肌力 4 级，双上肢、左下肢反射对称迟钝，病理征未引出，共济运动正常，浅感觉正常。

中医诊为痿证，证属血热阴亏。治疗宜滋阴清热。针灸以通督疏经，活血通络，督脉及手、足阳明经为主，平补平泻。西医诊断：①肌营养不良；② 2 型糖尿病。

处　　方　①四神聪、百会；大椎、身柱、至阳、命门、腰阳关；脾俞、胃俞、肾俞、大肠俞、关元俞；曲池、合谷、足三里、内庭；八邪、外关、秩边、环跳、委中、太溪。②配合电针以连续波为主，梅花针叩打任、督二脉，以潮红为度。

治疗经过　治疗 5 次后，患者自觉脚步轻快，肌肉渐丰，双上肢仍握物无力，但病情未见进一步进展。

按　语

《素问》中对痿证的治疗原则提出“治痿独取阳明”“各补其荥而通其俞，调其虚实，和其顺逆”。但梁老认为针灸治疗痿证不可拘泥于此，痿证的发病与奇经八脉中的督脉更是分不开。奇经八脉是人体十二经络之外的一个特殊系统，八脉空虚，督脉失养，势必会影响与奇经八脉关系密切的中枢神经系统，使支配肌肉的神经发生病变，肌肉就会出现萎缩。痿证涉及诸脏，肾藏精，主骨；肝藏血，主疏泄，为筋之宗；心主血脉，藏神志，为五脏六腑之大主；肺为华盖，气之主，朝百脉而主治节；脾主运化，合肌肉，输布水谷精微。背俞穴是五脏六腑经气输注于背部的重要部位，主治五脏六腑疾病，脾俞、胃俞、肾俞、大肠俞、关元俞是梁老最常用的背俞穴，以调节脏腑、气血功能，增强机体的抗病能力。背部督脉选取大椎、身柱、至阳、命门；因督脉行腰背正中，为诸阳经交汇之处，故有“督脉为阳脉之海”之称，其能调节全身阳经经气，以提升阳气。阳明经多气多血，以补土健脾，司养气血，故取合谷、曲池疏通手阳明经气，清利湿热，主治上肢痿痹；足三里补益气血，内庭为足阳明胃经荥穴，可泻阳明经热。以上诸穴配合，以标本兼顾，调节脏腑气血，补脾益肾，后天资先天。

痿证案二

（强直性肌无力）

林某，男，50岁，2017年3月3日初诊。

主　诉　左上肢无力10年，右上肢无力4年余。

初　诊　患者10年前无明显诱因出现左上肢轻度无力，表现为握物无力，呈进行性进展，伴上肢肌肉萎缩，未予重视。1年前多次就诊于福建医科大学附属第一医院、福建医科大学附属协和医院神经内科，行肌电图检查示“肌源性损害”，肌肉活检示“肌肉变性、萎缩、坏死，少量炎症细胞浸润”。诊断为“双上肢远端肌无力（远端型肌营养不良可能）”，具体用药不详，未见明显好转。遂求诊于我院针灸科。辰下：双上肢肌力减退，表现为握物无力，伴双上肢肌肉萎缩，神疲肢倦，纳可，寐差，二便调。

查　　体　神清，舌淡，苔薄白，脉细弱。双上肢远端肌力减退伴肌肉萎缩，近端肌肉萎缩，颈屈肌肌力4级，双上肢、左下肢反射对称迟钝，病理征未引出，共济运动正常，浅感觉正常。

中医诊为痿证，证属脾胃虚弱。治疗宜健脾和胃。针灸以通督疏经，活血通络，以督脉及手、足阳明经为主，平补平泻。西医诊断为强直性肌无力。

处　　方　①四神聪、百会、合谷、八邪、外关、大椎、身柱、至阳、命门、腰阳关、脾俞、胃俞、肾俞、大肠俞、关元俞、秩边、环跳、委中、太溪。②配合电针以连续波为主，梅花针叩打任、督二脉，以潮红为度。

中药：补中益气汤加减，健脾益气，升阳举陷。

黄芪 30g　党参 15g　白术 15g　炙甘草 3g

柴胡 9g　升麻 9g　当归 9g　陈皮 9g

×7剂，水煎服，餐后内服，每日2次。

诊疗经过　治疗5次后，患者自觉脚步轻快，肌肉渐丰，双上肢仍握物无力，但病情未见进一步进展。

二诊（2017年3月5日）：患者诉双上肢仍握物无力，继续当前治疗方案。

三诊（2017年3月7日）：患者自诉睡眠改善，但双上肢仍握物无力。

四诊（2017年3月9日）：患者自诉精神状态较前改善，但双上肢仍握物无力。

五诊（2017年3月11日）：患者自诉脚步轻快，肌肉渐丰，但双上肢仍握物无力。因个人因素未继续治疗。

按语

强直性肌无力属中医“痿证”范畴。《素问·痿论》指出本病的主要病机是“肺热叶焦”，将痿证分为皮、脉、筋、骨、肉五痿。病因有感受温毒、湿热浸淫、饮食毒物所伤、久病房劳、跌扑瘀阻等。《景岳全书》指出痿证并非尽是阴虚火旺，认为“元气败伤则精虚不能灌溉，血虚不能营养者，亦不少矣”。在治疗上，患者素体脾胃虚弱或饮食失节，劳倦思虑过度，或久病致虚，中气受损，脾胃受纳、运化、输布精微的功能失常，气血津液生化之源不足，无以濡养五脏，以致筋骨肌肉失养而致痿证。补中益气汤具有补中益气、升阳举陷之功效。方中重用黄芪，味甘微温，入脾、肺经，补中益气，升阳固表，为君药。配伍人参、炙甘草、白术补气健脾为臣，与黄芪合用，以增强其补益中气之功。血为气之母，气虚时久，营血亦亏，故用当归养血和营，协人参、黄芪以补气养血；陈皮理气和胃，使诸药补而不滞，共为佐药。并以少量升麻、柴胡升阳举陷，协助君药以升提下陷之中气，《本草纲目》谓“升麻引阳明清气上升，柴胡引少阳清气上行，此乃禀赋虚弱，元气虚馁，及劳役饥饱，生冷内伤，脾胃引经最要药也”，共为佐使。炙甘草调和诸药，亦为使药。诸药合用，使气虚得补，气陷得升则诸症自愈。故用此方治疗以达到治疗痿证的效果。

痿证案三（腰腿痛）

丁某，女，58岁，2017年5月10日初诊。

主　　诉　右腿疼痛1月余。

初　　诊　患者1月前无明显诱因出现右侧腹股沟至膝盖处疼痛剧烈，就诊于当地医院风湿科，经治疗（具体不详）后症状无缓解，遂就诊于我科。辰下：右侧大腿疼痛明显，喜按，活动时症状加重，拄拐行走，纳可，寐欠安，二便调。

既 往 史　糖尿病史15年，5年前有摔跤外伤史。

查　　体　神清，舌淡，苔白滑，脉细。右侧大腿肌肉松软，屈髋屈膝受限，右侧“4”字试验（+）。

辅助检查　PET-CT（2017年2月10日 福建医科大学附属协和医院）示：右侧第5后肋、右侧第7肋段、左侧髋关节及左侧耻骨轻度代谢病灶，结合外伤史，考虑外伤后骨折，部分骨痂形成。

中医诊为痿证，证属肝肾不足。治疗宜补益肝肾。西医诊断为腰腿痛。

处　　方　肾俞、气海俞、大肠俞、环跳、昆仑、承扶、髀关、伏兔、足三里、阳陵泉、三阴交、阿是穴。

中药处方　独活寄生汤加减。

治疗经过　针刺以上穴位，得气后行提插捻转补法。配合2组电针，留针20min。后再予拔火罐。治疗5次后，患者疼痛明显减轻，可弃拐杖自主行走4~5步，第7次来诊时，患者告知已可弃拐杖行走十来步，且症状改善显著。

按 语

本病属中医学“痿证”范畴。痿证是指肢体筋脉弛缓，痿软无力，日久不能随意活动，或伴有肢体麻木、肌肉萎缩的一类病证。临床上以下肢痿弱无力较为多见，故又称“痿躄”。《黄帝内经》有云“阳明为脏腑之海，阳明虚，则五脏无所禀，不能行气血，濡筋骨，利关节，故肢体中随其不得受水谷气处而成痿”“治痿独取阳明”，阳明经多血多气，选阳明经穴位可疏通经络，调理气血，用髀关、伏兔、足三里等穴通经活络，活血止痛；肾俞、气海俞、大肠俞可调脏腑阴阳，行气血；少阳经环跳为主治下肢疼痛之要穴，筋会阳陵泉，针之下肢经气条达，筋经理顺，气血运行顺畅；三阴交健脾益肾，濡养筋脉。配合独活寄生汤益肝肾，补气血，共筑治痿止痛之功。

痿证案四
（重症肌无力）

痿证系指外感或内伤，使精血受损，肌肉筋脉失养以致肢体弛缓、软弱无力，甚至日久不用，引起肌肉萎缩或瘫痪的一种病证。痿者萎也，枯萎之义，即指肢体痿弱，肌肉萎缩。凡手足或其他部位的肌肉痿弱无力，弛缓不收者均属痿病范畴。因多发生在下肢，故又有“痿躄”之称。

陈某，男，2 岁 5 个月，2018 年 2 月 12 日初诊。

代主　诉　发现右眼睑乏力下垂 2 周。

初　　诊　（代诉）患儿 2 周前无明显原因（无发热、头痛、呕吐等病史）出现右眼睑乏力、下垂，晨轻暮重，尤以午后明显，无饮水呛咳、吞咽困难，无呼吸困难、气促、胸闷，无发热、咳嗽等不适，就诊于福建医科大学附属协和医院小儿内科。查乙酰胆碱受体抗体（AchR，Ab）：0.86nmol/L（参考值≤ 0.45nmol/L）。胸部 CT 平扫：前纵隔软组织密度影，考虑胸腺，请结合临床，肺部未见明显异常。新斯的明试验（+）。诊断为重症肌无力（眼肌型），予西药“强的松、奥美拉唑、小儿碳酸钙 D3 颗粒”等治疗 1 周后，症状稍改善，但右眼睑仍下垂。自发病以来，纳寐可，活动正常，二便调。

查　　体　舌淡红，苔薄白，指纹淡。

中医诊为痿证，证属脾胃虚弱。西医诊断为重症肌无力（眼肌型，右侧）。

处　　方　①浅针：阳白（右）、明 1、明 2、明 3，各 3 个刺激量，补法。②左耳药贴：胃、脾、内分泌、肝、眼。

二诊（2018 年 2 月 14 日）：经上次治疗后，右眼睑下垂幅度较前略改善。

三诊（2018年2月26日）：右眼启闭自如，双侧眼裂对称。处方守2月12日方，继续治疗2次巩固疗效。

按 语

本案属中医“痿证”“睑废”范畴。患儿脾胃虚弱，生化气血功能不足，而致气血乏源。《素问·太阴阳明论》：“脾病而四肢不用何也……今脾病不能为胃行其津液，四肢不得禀水谷气，气日以衰，脉道不利，筋骨肌肉，皆无气以生，故不用焉。”眼睑属脾，眼睑失养，肌肉弛纵则致睑废。梁老考虑患儿年幼，无法配合针刺，适合运用浅针治疗，无痛、安全，可以为之所接受，采用补法，调节眼睑局部经气。配合耳穴脾、胃补益脾胃，肝、眼、内分泌相应部位取穴。诸穴合用，共奏益气健脾、升清健跷之功。

痿证案五

（脊髓型颈椎病）

脊髓型颈椎病早期较为严重的见症为痉证。《金匮要略选读》曰：“表证失于开泄，邪气内传，郁于阳明，热盛灼筋，亦致痉病。”发作时，筋脉强直，小便短涩或排出困难，粪便秘结，肢体水肿，腹胀腹满，其颈项疼痛表现为强直、肢体僵硬、肌张力明显增高，舌质紫，脉弦滑，多由浊水闭阻、腑实内聚形成。《金匮要略·痉湿暍病脉证并治》曰：“痉为病，胸满，口噤，卧不着席，脚挛急，必齘齿，可与大承气汤。”治宜宣肺利水、通腑解痉，方用大承气汤合葶苈大枣泻肺汤加减。

陈某，男，40岁，2018年10月22日初诊。

主　诉　突发右侧肢体乏力伴头晕2周。

初　诊　患者2周前因长期伏案办公后突发右侧肢体乏力，麻木，右上肢上抬、握物欠牢，右大腿僵硬感、麻木，行走不稳，右足底前部麻木，伴头晕，无视物旋转，就诊于当地医院。查颈椎MRI平扫提示：颈椎3/4、4/5、5/6椎间盘突出，遂行“C3/4、4/5、5/6椎间盘摘除术”（具体不详），术后右下肢乏力、麻木较前缓解。辰下：右侧肢体乏力，右上肢上抬、握物欠牢，右下肢乏力、麻木，行走欠稳，右足底少许麻木，伴头部昏重感，纳寐可，二便调。

查　体　舌淡暗，苔薄白，脉弦。

中医诊为痿证，证属气滞血瘀。治疗宜行气活血，祛瘀通络。西医诊断为脊髓型颈椎病。

处　方　①注意头部姿势，不能做剧烈运动或活动，注意保暖。②左取灵骨、大白、肩痛点，动气针法。③右取肩中、臂臑、曲池、手三里、外关、合谷、劳宫。④右取四强、足三里、阳陵泉、外丘、悬钟。

按　语

本案属中医“痿证”范畴。患者因长期低头伏案作业，致使颈部及肢体经络气血运行不畅，经络不通，加之手术后致瘀血内阻，气血瘀滞，故而出现肢体乏力、麻木，气血瘀滞清窍，故见头晕、头昏。治以行气活血，祛瘀通络。①注意避免颈部剧烈活动；颈部保暖，避免风寒之邪侵袭。②交叉对应刺激法：对侧灵骨、大白、肩痛点，是治疗颈肩疼痛的验穴，对颈椎病、肩周炎有特效，但需左右交叉取穴，灵骨、大白采用倒马针法，同时进针。③四强，属经外奇穴，行倒马针法，促进下肢肌力恢复。④肩中、臂臑、曲池、手三里、外关、合谷、劳宫、足三里、阳陵泉、外丘，手足阳经穴位具有疏通局部经络气血之效。⑤悬钟，为髓会，具有补益脑髓、止眩之效。

眩晕

（椎－基底动脉供血不足）

眩晕表现为头晕眼花，是目眩与头晕的总称，目眩即眼花或眼前发黑，视物模糊；头晕是感觉自身或外界事物旋转，站立不定，二者常并见，故统称“眩晕”。

郑某，女，78岁，2016年4月14日初诊。

主　诉　反复头晕3年余，再发1周。

初　诊　患者3年余前因劳累后出现头晕，头部昏重感，伴颈部酸痛，偶有心悸，无视物旋转，无恶心、呕吐，无眼震，无视物成双，无耳鸣、耳聋，无肢体无力，无气促，无饮水返呛，无目赤、胁痛，无口苦、口臭，卧床休息后头晕可减轻。此后上述症状反复发作，劳累可诱发，每次持续几分钟至几小时不等，发作次数不定，1年余前曾就诊于我科，查颅脑MRI示“①双侧半卵圆中心、侧脑室旁、基底节区及脑干多发腔隙性梗死。②脑萎缩、脑白质变性。③双侧筛窦、额窦、上颌窦炎症”。脑彩超示“动脉硬化迹象”。诊断为“椎基底动脉供血不足、高脂血症、脑梗死、高血压病、胃炎、胃下垂”，予针灸、改善循环、营养神经、抗血小板聚集、降压等治疗后症状改善。1周前无明显诱因上症再发，性质同前，未予重视，现上症未见改善就诊我科。辰下：头晕，时有前额连及太阳穴两侧，偶有颈部酸痛、右胁肋部疼痛，腰部疼痛不适，不耐久行、久站，时有胸闷、喘促不适，口苦，口干不甚，喜温饮，胃纳不佳，寐欠安，小便尚可，粪便难解，日一行。

查　体　神清，舌暗红，苔白厚腻，脉濡滑。颈椎生理曲度稍直，颈部肌肉稍紧张，颈部活动尚可，C3至C7棘突及棘突两侧肌肉轻压痛。双侧臂丛神经牵拉试验（-），霍夫曼征（-），压、叩顶试验（-），引颈、旋颈试验（+）。指鼻试验、跟膝胫试验（-），闭目难立征（+）。四肢肌力、肌张力正常，腱反射对称存在，感觉无障碍，宾斯基征、查多克征等病理征未引出。

辅助检查 颅脑 MRI 示：①双侧半卵圆中心、侧脑室旁、基底节区及脑干多发腔隙性梗死。②脑萎缩、脑白质变性。③双侧筛窦、额窦、上颌窦炎症。脑彩超示：动脉硬化迹象。

中医诊为眩晕，证属痰湿中阻。治宜化痰祛湿，疏经通络。针刺以脾、胃经穴位为主，手法采用平补平泻。

处　　方 ①针刺头维、风池、曲池、内关、合谷、颈夹脊、三阴交、丰隆、阴陵泉、足三里。②配合电针以连续波为主，时间 30min，刺激量以患者能耐受为度。③神阙、气海及关元温和灸。④头皮针取晕动区。

二诊（2021 年 1 月 17 日）： 头晕改善，无明显前额连及太阳穴两侧，偶有颈部酸痛、右胁肋部疼痛，腰部疼痛不适，不耐久行、久站，时有胸闷、喘促不适，口苦，口干不甚，喜温饮，胃纳不佳，寐欠安，小便尚可，粪便难解，日一行，舌暗红，苔白厚脉弦。治疗同前，辅以腹部、脾、胃俞艾灸。

三诊（2021 年 1 月 21 日）： 头晕明显改善，无前额连及太阳穴两侧，偶有颈部酸痛、右胁肋部疼痛改善，腰部疼痛不适，不耐久行、久站，偶感胸闷、喘促不适，口苦，口干不显，喜温饮，胃纳不佳，寐欠安。治疗同前，辅以腹部、右胁肋部、脾、胃俞艾灸。

四诊（2021年1月23日）：无明显头晕，偶感胸闷，无气喘，无明显口苦、口干，不耐久行、久站，颈腰部，右胁肋部不适较前改善，纳寐可。

五诊（2021年1月28日）：无头晕，偶有胸闷，无气喘，不耐久行、久站，余无不适。

按 语

本案患者病程较长，年老体弱脏腑精气亏虚，脾胃亏虚致使气血化生不足，不能濡养脑窍导致清窍失养，而致眩晕，眩晕病位在脑窍，与肝、脾、肾脏腑密切相关，故治宜以肝经、肾经、脾胃经为主。治病当须辨病、辨证，若头痛、头晕病机相近，应“异病同治”，梁老考虑上下两则案例皆与痰湿相关，选穴相近。风池具有疏风止眩的作用，基本上是必用穴，《针灸大成·通玄指要赋》中对风池治疗眩晕的疗效进行了高度的肯定：“头晕目眩，要觅于风池。”但是针刺风池应注意针刺的深度、角度及方向，以免发生意外；同时已有研究表明针刺风池可减轻椎动脉的压迫并扩张脑血管，增加脑血流量。配颈夹脊、头维疏解血管和肌肉的痉挛，改善脑供血；合谷为手阳明原穴，曲池为手阳明合穴，相伍调阳明气血；丰隆为胃络，别走太阴，通脾胃两经，可疏气机，化痰祛浊；丰隆、曲池相伍，增强健脾化痰之功；足三里乃强壮补益常见穴，气血汇聚处，配丰隆健脾益胃、化痰湿，标本兼治；内关涤痰宽胸，搭丰隆豁痰化浊。三阴交调补肝脾肾，可健脾化湿；与阴陵泉、风池三者配伍，可健脾胃、清肝胆，祛风化痰。

引发眩晕的病因较为复杂，如前庭系统疾病、迷路系统疾病、神经内科疾病、脑血管疾病等都有可能引起眩晕，应注意鉴别诊断，以免漏诊、误诊。后循环缺血

（PCI）是常见的缺血性脑血管疾病，约占缺血性脑血管疾病的20%，包括椎基底动脉缺血、后循环的短暂性缺血发作和脑梗死、椎基底动脉疾病、椎基底动脉血栓栓塞性疾病。

跟诊心得："异病同治"在《黄帝内经》中并无明确的文字表述，但与"同病异治"相对，已体现了这种治疗思想；在《伤寒杂病论》中的辨证治法、处方用药得到充分体现，其囊括"同一病因，异病同治；同一病性，异病同治；同一病机，异病同治；同一证候，异病同治"。此为中医诊治疾病的基本法则，梁老强调着眼点不在于病的异同，而在病机的区别，需发挥中医辨证论治的特点及精髓，而不应"刻舟求剑"，不知变通。

头痛（颈源性头痛）

头为"诸阳之会""清阳之府"，又为髓海所在，五脏之精血与六腑之清阳皆上注于头，头痛一般分为外感及内伤两大类；其按部位中医有痛在太阳、阳明、少阳，或痛在太阴、厥阴、少阴，或痛及全头的不同。

刘某，女，41岁，2015年6月1日初诊。

主　　诉　反复头痛10余年，再发2周。

初　　诊　患者10余年前无明显诱因出现头痛，呈持续性胀痛，休息后或自服药物（具体不详）后可缓解，无向他处放射，与体位改变无明显变化，常于转颈时加重，偶伴头晕，无恶心、呕吐，无视物模糊、视物旋转，无一过性黑曚、耳鸣、耳聋，无意识障碍等不适，未予重视，未规律诊治。此后症状反复发作，每于劳累后明显，休息后可缓解。2周前头痛、头晕再发，性质同前，现上症未见改善，为求进一步治疗，就诊于我科。辰下：巅顶部头痛，呈阵发性闷痛，偶伴头晕，头重如裹，于转颈时加重，自感倦怠，纳稍差，寐尚安，二便调。

既　　往　发现"慢性胃炎"15年余，长期饮食不佳。

查　　体　神清，舌红，苔薄白，脉濡。头部外形正常，脊柱及四肢关节无畸形，双下肢无浮肿。四肢肌力、肌张力正常，腱反射对称存在，感觉无障碍，巴宾斯基征、查多克征等病理征未引出。

中医诊为头痛，证属痰湿中阻。治宜化痰祛湿，疏经通络。针刺以脾、胃经穴位为主，手法采用平补平泻。

处　　方　①针刺头维、风池、曲池、内关、合谷、颈夹脊、三阴交、丰隆、阴陵泉、足三里。②配合灸法：灸法施以温和灸。③头皮针取晕动区。④嘱患者注意休息，适当用头梳梳头，疏通经脉。

二诊（2015年6月7日）：针刺3次后，头痛明显改善，无头晕，头重如裹好转，转颈时症状未见加重，仍感倦怠，纳增。

三诊（2015年6月12日）：无头晕、头痛，无头重如裹、倦怠等不适感，纳可。

按语

该患者系久病损伤脾胃，运化失司，痰湿中阻，故见纳差；痰浊上蒙清窍，不通则痛，故见头晕、头痛，头重如裹。治疗上采用针药结合以化痰祛湿为主。《针灸大成》指出“风池、头维治头项……”风池、颈夹脊皆为颈项部腧穴，取之疏通气机，辅以头维通调局部气血；足三里健脾胃、补气血；合谷行气止痛，善治头面诸疾；配曲池调阳明气血；丰隆祛痰之要穴，以上皆属手足阳明经，为多气、多血之经，针之调节气血；三阴交属足三阴经之交会穴，可健脾化痰；阴陵泉健脾化湿，共奏健运脾胃，化痰祛湿之功；八脉交会穴之内关，通于阴维脉，和胃化痰，相搭丰隆，以宽胸豁痰化浊。以上诸穴可见梁老选穴简练，多相配伍，标本并治之思维。

头痛病因较为复杂，应注意排除脑部急性病变或者脑部占位性病变。对于年轻人，更应注意是否有脑膜炎的可能，必要时应检查脑脊液。中医治疗上应注意疏通经络，不宜只注重头痛医头，更应注重中医的整体性及辨证治疗。头痛首辨外感、内伤，次辨相关经络，再辨影响因素——风、湿、痰、瘀。《张氏医通》云：“六腑清阳之气，五脏精华之血，皆朝会于高巅。天气所发六淫之邪，人气所变五脏之逆，皆能上犯而为灾害。”

跟诊心得：按头痛部位来区分，该则案例当属厥阴经头痛，然《寓意草》言，“胃中所受之水谷，出尽无留，空虚若谷，而风自内生”，且精辟概括了胃风五大变证，“一曰厥成为巅疾，厥者逆也，谓胃气逆而上升，成巅顶之疾，如眩晕之类也”。现代医学提出“脑－肠轴”理论是指胃肠功能与中枢神经系统通过神经、内分泌、免疫、肠道菌群等多个环节形成相互作用的双向调节轴，故胃肠道疾病也可累及脑。《读医随笔》谓：“内伤之病，多病于升降，以升降主里也。”“头痛耳鸣、九窍不利，肠胃之所生也。”故头痛与胃肠道功能失调关系密切。经络方面，足阳明胃经、手阳明大肠经、手少阳小肠经循行经过头部。因此治病不能拘泥于局部、拘泥于部位，要以疾病发展的态势去审视。故本则案例所诉“巅顶”，个人认为应为患者所指头重如裹的范围。

咳嗽（支气管炎）

咳嗽是指肺气不清，失于宣肃，上逆作声而引起咳嗽为其证候特征。《医学三字经》所说：“肺为脏腑之华盖，呼之则虚，吸之则满，只受得本脏之正气，受不得外来之客气，客气干之则呛而咳矣；亦只受得脏腑之清气，受不得脏腑之病气，病气干之，亦呛而咳矣。”

王某，女，36岁，2014年9月26日初诊。

主　诉　反复咳嗽1月余。

初　诊　患者1个月前因受凉出现咳嗽，呈阵发性、痉挛性，伴咳少量黄痰，鼻塞，流清涕，无畏寒、发热，无咽痛、咽痒，曾就诊于我院呼吸内科，拍X片示肺部未见明显异常，口服中药及头孢类抗生素治疗，症状未见明显好转，并伴发霉菌性阴道炎，考虑由口服抗生素引起，停用抗生素，继续口服中药治疗，咳嗽仍未见明显改善。今为求进一步诊治，就诊于我科。辰下：痉挛性咳嗽，伴少量咳痰，鼻塞、流清涕，纳可，寐欠安，二便调。

既 往 史 发现“慢性支气管炎”5余年，每于季节变化或感寒时症见咳嗽。

查　　体 神清，舌质淡红，苔薄白，边有齿痕，脉细弱。双肺呼吸音清，左下肺可闻及少量湿啰音，心、腹部未见明显异常。病理征未引出。

辅助检查 胸部X片（2014年8月23日福建省人民医院）示：肺部未见明显异常。

中医诊为咳嗽，证属肺脾两虚。治宜调补肺气，宣肺止咳，健脾化痰。针刺以足太阳膀胱经、手太阴肺经为主，手法采用平补平泻，电子针疗仪通电，配合TDP照射。

处　　方 ①大杼、风门、肺俞、至阳、鱼际、太渊、膻中、丰隆、气海、足三里。②火罐选取背部足太阳膀胱经，上下来回进行走罐，以皮肤潮红为度，而后背部腧穴留罐3~5min。

二诊（2014年10月9日）：咳嗽次数减少，偶有咳痰，无鼻塞、流清涕，治疗同前，增灸床治疗。

三诊（2014年10月13日）：无明显咳嗽、咳痰，治疗守上法。

四诊（2014年10月15日）：无咳嗽、咳痰，建议灸疗巩固疗效。

按 语

本案患者，考虑由肺虚卫外不固，外邪犯肺，肺失宣肃，导致咳嗽，咳嗽日久不愈，肺气亏虚，脾失健运，气不化津，津聚成痰，气逆于上而发病。针刺选取足太阳膀胱经的大杼、风门、肺俞以调补肺气，疏风宣肺止咳；鱼际为手太阴肺经荥穴，可气化肺经水湿；太渊为肺经原穴，散化肺经地部水湿，向天部输送肺气。二者起到宣肺止咳化痰，通调血脉的功效；至阳为督脉经阳气隆盛之处，该穴可振奋宣发全身阳气，疏通经血；气海为任脉经穴位，具有生发阳气的功效；膻中为八会穴之气会；足三里具有调理脾胃、补中益气、扶正祛邪之功能；丰隆为治痰之要穴，具有祛湿化痰、通经活络、补益气血等功效。诸穴合用，起到调整人体阴阳平衡，调节全身气血运行，补肺健脾、宣肺疏风、止咳化痰之功效。而后在足太阳膀胱经走罐以调节气血循环，改善全身脏腑功能，以加强针刺治疗作用，同时嘱患者注意饮食调摄和情志的调节，方能取得好的治疗效果。

中医学认为咳嗽与外邪的侵袭及脏腑功能失调有关。其病因有两个方面：一是外感六淫之邪；二是脏腑之病气，均可引起肺气不清，失于宣肃，迫气上逆而作咳。《素问病机气宜保命集》："咳谓无痰而有声，肺气伤而不清也；嗽是无声而有痰，脾湿动而为痰也。咳嗽谓有痰而有声，盖因伤于肺气动于脾湿，咳而为嗽也。"

无论外感或内伤所致的咳嗽，均累及肺脏受病，由肺气不清，失于宣肃所致，故《景岳全书·咳嗽》说："咳证虽多，无非肺病。"《医学心悟》指出："肺体属金，譬若钟然，钟非叩不鸣，风寒暑湿燥火六淫之邪，自外击之则鸣，劳欲情志，饮食炙煿之火自内攻之则亦鸣。”提示咳嗽是内、外病邪犯肺，肺脏为了祛邪外达所产生的一种病理反应。

外感咳嗽属于邪实，为外邪犯肺，肺气壅遏不畅所致，若不能及时使邪外达，可进一步发生演变转化，表现风寒化热、风热化燥，或肺热蒸液成痰等情况。

内伤咳嗽多属邪实与正虚并见。病理因素主要为“痰”与“火”。但痰有寒热之别，火有虚实之分；痰可郁而化火，火能炼液灼津为痰。他脏及肺者，多因邪实导致正虚，如肝火犯肺每见气火耗伤肺津，炼液为痰。痰湿犯肺者，多因脾失健运，水谷不能化为精微上输以养肺，反而聚为痰浊，上贮于肺，肺气窒塞，上逆为咳。若病久，肺、脾两虚，气不化津，则痰浊更易滋生，此即“脾为生痰之源，肺为贮痰之器”的道理。甚者病延及肾，由咳至喘。如痰湿蕴肺，遇外感而引触，转从热化，则可表现为痰热咳嗽；若转从寒化，则可表现为寒痰咳嗽。至于肺脏自病的咳嗽则多因虚致实，如肺阴不足每致阴虚火旺，灼津为痰，肺失濡润，气逆作咳，或肺气亏虚，气不化津，津聚成痰，气逆于上，引起咳嗽。

现代医学认为咳嗽是喉部或气管的黏膜受刺激时迅速吸气，随即强烈地呼气，声带振动发声，这种现象叫咳嗽，是一种保护性的反射动作。咳嗽是呼吸系统疾病的主要症状，如咳嗽无痰或痰量很少为干咳，常见于急性咽喉炎、支气管炎的初期；长期慢性咳嗽，多见于慢性支气管炎、肺结核等。咳嗽的形成和反复发病，常是许多复杂因素综合作用的结果。

跟诊心得：咳嗽病机复杂，但关键病位在肺，他脏之病必须影响到肺，导致肺气上逆才会引起咳嗽，故有《素问·咳论》“五脏六腑皆令人咳，非独肺也”之说。然久咳不愈易传变，

《黄帝内经》“五脏之久咳，乃移于六腑”，六腑咳是咳久不愈影响人体的气机运行和气化活动所致，其病重程长，程度深。故梁老对久咳患者先治其标，后标本并治，予灸疗培补正气，巩固疗效以达“长治久安”之效。

鼻鼽（变应性鼻炎）

鼻鼽属于西医学变应性鼻炎或过敏性鼻炎的范畴，以鼻黏膜变应性炎症为主要特征，临床以突然或反复发作鼻痒、鼻塞、喷嚏、流清涕为主要症状。

黄某，男，12岁，2011年10月12日初诊。

主　诉　反复鼻痒、喷嚏、鼻塞、流清涕，伴有咽痒8年。

初　诊　患者8年前无明显诱因出现鼻痒、喷嚏、鼻塞、流清涕，伴有咽痒，逢天气变化为甚，严重影响生活和学习，无咳嗽、咳痰，无头晕、头痛，无耳鸣、耳聋，听力异常，无口干、口苦，间断就诊于外院症状反复。现为求进一步诊疗，就诊于我科。辰下：喷嚏，鼻塞，流清涕伴有咽痒，纳可，二便正常。

查　　体　神清，舌淡红，苔白，脉细。鼻黏膜充血色红，伴清稀分泌物，双肺呼吸音清，心、腹部未见明显异常。

中医诊为鼻鼽，证属肺气虚弱。治宜补肺宣窍。针刺以手太阴肺经、局部经穴为主，毫针以补法为主。

处　　方　针刺大椎、印堂、迎香、太渊、足三里、鱼际。扶正祛邪为主，以轻手法为宜，辅以灸床治疗。

针刺大椎为补法，针刺印堂针尖向鼻根，要求鼻根部及鼻腔内产生强烈的酸麻重胀感为准，其他穴位要以局部产生麻胀为度。梅花针沿鼻翼叩击，使鼻翼两旁潮红为度。浅针治疗，推而致气。患者经针灸1周治疗3次，约10次后，患者症状明显减轻，间断进行针灸，以前每逢春季或天气变化出现鼻痒、喷嚏、鼻塞、流清涕，经春季以来上述症状明显减轻。

按　语

本案患者因肺气虚寒，卫表不固，则腠理疏松，风寒之邪或异气之邪易于乘虚而入。肺经受邪，邪气循经上聚鼻窍，肺气通调失常，津液停聚，气机受阻而致鼻痒、喷嚏、鼻塞、流清涕等症状。故治疗上应以补肺宣窍为主，以全身调节与局部治疗为着眼点，注重穴位的选取、针刺手法的应用、针感的获得及其传导方向的控制。印堂为督脉穴位，善治鼻渊、头痛，迎香治疗鼻塞最有效，《玉龙歌》："不闻香臭从何治，迎香二穴可堪攻。"印堂和迎香更有良好的温通鼻窍、除湿散寒、快速治疗局部症状的作用。太渊为肺经的原穴，肺俞为肺的背俞穴，针刺两穴具有补肺气的作用，正气存内，邪不可干。足三里为身体的强壮穴，具有良好的调整人体免疫功能的作用，而达到治疗的效果。

过敏性鼻炎在人群中的患病率已达10%~25%，本病多发于10~40岁青壮年，小儿患者占一定比例。现代医学着重于减轻机体对过敏原的敏感性，但由于不能彻底改变患者变态反应体质，且抗过敏及激素治疗不良反应较大，因此，近年来人们开始探索用中医药治疗变应性鼻炎。研究表明针灸可诱发血清中含量或活性发生了改变的生物活性物质，这些物质具有改变免疫的功能，减少外周嗜酸性粒细胞数目。因此针灸对过敏性鼻炎具有一定的疗效。

跟诊心得：历代针灸医家注重针刺与疗效，《灵枢·九针十二原》曰："刺之要，气至而有效。"《标幽赋》曰："气速至而速效，气迟至而不治。"故针对鼻鼽病，梁老强调2点：①针至病所、气至病所，前者是在辨病、辨证、定位，使针尖朝向病所；后者激发经气感传到病所。②重视局部，兼顾整体，标本并治；常言针刺鼻部腧穴，针感即疗效。

不寐案一

不寐即现代医学所谓"睡眠障碍"，古代文献常称之为"不得眠""不得睡""不得卧""目不瞑"等。不寐的基本病机可概括为阴阳失交与脏腑不和2类。

孙某，女，56岁，2017年12月11日初诊。

主　　诉　入睡困难2月余。

初　　诊　肩背部发紧不适多年，新近出现睡眠欠佳，纳食无味，尤以天气转化时可诱发。

既 往 史　有“类风湿关节炎”病史，手足远端已变形。

查　　体　舌绛，苔微黄，舌尖暗红，少许齿痕，脉弦滑。

中医诊为不寐，证属心脾两虚；痹证，治疗宜健脾、养心、安神。西医诊断为失眠、类风湿关节炎（周围型）。

处　　方　①注意休息，减少劳累，保暖防风寒。②腕针取双上1，踝针取双下2。③曲池（双）、神门（双，+）、大陵（双，-）。④浅针取镇静穴施以平补平泻，5个刺激量。

二诊（2017年12月14日）：针后当晚睡眠改善，但较早醒，凌晨4时醒后难以再次入睡，纳食尚好。舌绛，苔白稍厚腻，舌尖红，脉弦。

处　　方　①百会、神庭。②腕针取双上1，踝针取双下2。③气机升降法：左木留、太冲（↑），右水曲、门金（↓）。④增加穴位：足三里（双），太冲（双）、肾关（双）。⑤浅针同上，3个刺激量。

三诊（2017年12月18日）：针后入睡较前明显改善，口干减轻，四肢远端感不适，活动受限。舌绛，苔黄干，舌尖红，脉稍弦。针灸守上方，加中草药外洗：鸡血藤30g，透骨草30g，伸筋草30g，白术50g，络石藤20g，威灵仙15g，怀牛膝15g，桂枝9g，当归9g，红花6g，3剂，外用。

四诊（2018年1月12日）：针后睡眠明显改善，四肢不适感减轻，舌脉同前，继守上方巩固治疗3次后，入睡困难未见反复，四肢不适感明显改善。

按语

本案因久病（类风湿关节炎）损耗气血，内伤心脾，心神失养，致夜难入寐。嘱多休息，减劳累。治以养心安神：①取百会、神庭、镇静镇静安神。②腕踝针上1、下2调节内分泌，改善睡眠；③心经、心包经原穴神门、大陵，理心气，安心神，配合气机升降法调理气机，行气活血；曲池、足三里疏通上下肢经络。④浅针安神助眠。⑤外洗中药活血祛瘀，舒筋通络。

不寐案二

田某，女，61岁，2017年12月25日初诊。

主　诉　入睡困难9年余。

初　诊　患者9年余前因丈夫患重疾后，情绪忧郁致入睡困难，曾间断就诊于当地诊所治疗，较前改善，但至今仍时有入睡困难发生，次日则精神不佳，头痛，纳食不佳，二便调。

查　体　面色欠华，舌淡红，苔白稍厚，脉沉细。未见神经系统阳性体征。

中医诊为不寐，证属心脾两虚。治疗宜健脾宁心安神。西医诊断为失眠。

处　　方　①入静法。②针刺取百会、镇静。③腕踝针取双上1、双下2。④浅针取山根施以平补平泻，3个刺激量。⑤耳穴压丸取神门、肾、心、皮质下；先右耳，然后左右耳交替。

二诊（2017年12月27日）：入睡较前改善，精神好转，头痛减轻，舌脉同前。守上方，增加大陵（双）、神门（双）、足三里（双）、太冲（双）、肾关（双）。

三诊（2018年1月8日）：入睡较前明显改善，偶有复发，精神较前明显好转，无明显头痛。守上方巩固治疗。

按　语

本案由于思虑劳倦，内伤心脾，心神失养所致。治以宁心安神，取百会、镇静宁心镇静安神；腕踝针取上1、下2治疗失眠、内分泌失调、情志病有特效；心经、心包经原穴神门、大陵，理心气，安心神，足三里调理脾胃，所谓“胃不和则卧不安”，太冲为肝经之原穴，疏理肝气，肾关补益肾健脑；配合耳穴、浅针、入静法疏肝解郁，宁心安神。

“阳入于阴则寐，阳出于阴则寤”，阴阳失交可见于阳盛阴衰、阳虚阴盛、痰浊瘀阻，如《类证治裁·不寐》所述：“阳气自动而之静，则寐；阴气自静而之动，则寤；不寐者，病在阳不交阴也。”寤寐与五脏均有关系。心为君主之官，五脏六腑之大主，主血脉而藏神，《景岳全书·不寐》有云：“盖寐本乎阴，神其主也，神安则寐，神不安则不寐。”每因劳倦、思虑太过而暗耗心血，使心神失养，无所依附，或五志过极，化火扰神发为不寐。肝为将军之官，谋虑出焉，藏血舍魂，主疏泄而调畅情志。《普济本事方》中指出："平人肝不受邪，故卧则魂归于肝，神静而得寐。今肝有邪，魂不得归，是卧则魂扬若离体也。"现患者易受情志影响，使肝不舍魂，心不藏神。脾胃居中焦，为后天之本，藏营舍意主思，思虑劳倦过度、饮食不节等伤脾，则生痰湿、饮食积滞阻遏阴阳交通之路，可谓"胃不和则卧不安"。肺为相傅之官，主气藏魄，主宣发卫气，而卫气与不寐关系密切，《灵枢·营卫生会》有云："壮者之气盛，其肌肉滑，气道通，荣卫之行，不失其常，故昼精而夜瞑。老者之气血衰，其肌肉枯，气道涩，五脏之气相搏，其营气衰少而卫气内伐，故昼不精，夜不瞑。"肾藏精主志，生髓通于脑，脑为元神之府，《冯氏锦囊·卷十二》有云："壮年人肾阴强盛，则睡沉熟而长；老年人阴气衰弱，则睡轻微易知。"可见肾不藏志致不寐常因年老体衰、劳逸失调造成肾虚使志不入舍。

不寐案三

张某，女，59岁，2018年4月23日初诊。

主　诉　入睡困难2周。

初　诊　2周余前因工作压力大、情绪不佳出现夜间彻夜难眠，情绪低落，白天疲乏，无精打采，伴头顶部紧箍样疼痛，心慌，心悸。自我调理后入睡稍改善，但昨夜因与人争吵后再次出现彻夜难眠，头痛，纳食一般，排便 2 日 1 行。

查　　体　舌绛，苔黄稍厚，脉弦。

中医诊为不寐，证属肝火扰心。治疗宜疏肝理气，调理心神。西医诊断为失眠。

处　　方　①心理辅导，注意自我情绪调节。②针百会、神庭、胃肝胆刺激区、镇静、神门（+，双）、大陵（-，双）、合谷（双），肾关（双）、三阴交（双）、太冲（双）。③浅针取山根施以平补平泻，3 个刺激量。④开天门。

二诊（2018 年 4 月 26 日）：针后一度睡眠改善，头痛明显减轻，但近 2 日来又出现心烦难眠，纳食一般，二便调。舌绛，舌尖暗红，苔薄黄，脉弦。守上方，并增加右耳贴药，取神门、肾、胃、皮质下、内分泌，每日自行按揉 3 次，保留 5 天。

三诊（2018 年 5 月 3 日）：针后总体情况改善，巩固治疗 2 次后基本痊愈。

按　语

本案患者由于工作压力大，内心烦热，兼争吵情绪激动，肝阳上扰清窍，故致彻夜难眠。治以疏肝理气，调理心神。①取百会、神庭、镇静及胃肝胆刺激区疏肝镇静安神，舒筋止痛。②心经、心包经原穴神门、大陵，一补一泻，调和阴阳。③太冲为肝经之原穴，疏理肝气，肾关补肾水滋肝木。④配合耳穴、浅针疏肝解郁安神。⑤开天门推拿手法，镇静安神止头痛。

不寐案四

翁某，男，51 岁，2018 年 5 月 4 日初诊。

主　诉　入睡困难 1 年余，再发 3 天。

初　诊　1 年余前曾因睡眠欠佳而行中药及一次针灸治疗后，总体改善明显，但未坚持。3 天前因打坐后再发入睡困难，彻夜难眠，头顶部重感，胸中憋闷，白天乏力，无精打采。纳食一般，大便调。

查　体　舌淡红，苔薄白，少许齿痕，脉浮滑。

中医诊为不寐，证属肝肾阴虚，夹有脾虚。治疗宜补益肝肾，佐以健脾。西医诊断为失眠。

处　方　①针刺取百会、镇静。②腕针取双上 1，踝针双下 1。③针刺取上合谷（双）、内关（双）、足三里（双）、肾关（双）、太溪（双）、太冲（双）。④浅针：山根，平补平泻，3 个刺激量。⑤运指法（早晚各 1 次）。

二诊（2018 年 5 月 7 日）：经上次治疗后，睡眠较前明显改善，头顶部重感明显减轻，诉近期时有右上腹闷胀不适，颈部酸痛不适，纳食一般，二便调。舌淡，苔白腻，舌边有齿痕，脉弦。处方守上方，加针肩痛点（双），右耳贴药取胆囊点（位于耳背，中楼与下楼交界处，寻找压痛点），每日自行按揉 3 次，保留 3~5 天。

按语

本案因打坐后再发入睡困难，头顶部重感，乏力，无精打采，结合舌脉，考虑肝肾阴虚，夹有脾虚。治予补益肝肾，佐以健脾。①百会、镇静为安神镇静有效对穴。②腕针双上1、踝针双下1调节内分泌及自主神经功能，对男性患者尤为适合。③上合谷为民间赤医针疗法，起镇静作用。内关宽胸理气，肾关、太溪、太冲补益肝肾，足三里健脾益气。④浅针山根安神。⑤运指法改善心脏功能。⑥耳穴胆囊点为治疗右上腹及胆囊疾病的效穴。诸穴合用，共奏补益肝肾、健脾益气之功。

不寐案五
（星状神经节埋线治疗失眠）

郭某，女，61岁，2020年9月初诊。

主　　诉　反复失眠11年余。

初　　诊　患者11年前无明显诱因出现入睡困难，多梦易醒，醒后难以入睡，甚则彻夜难眠，常伴有头痛头晕、神疲乏力、心悸健忘、心神不安等，常对失眠感到焦虑和恐惧。曾就诊于当地医院，交替予口服“艾司唑仑、右佐匹克隆”等安眠药治疗，症状较前缓解，但上述症状反复出现，每日睡眠时间3~4h，对失眠感到焦虑和恐惧。辰下：入睡困难，多梦易醒，醒后难以入睡，甚则彻夜难眠，纳尚可，二便自调。

查　　体　神志清楚，舌质淡，苔微黄，脉沉细，口鼻未闻及异常气味。心、肺、腹部未见明显异常。

中医诊为不寐，证属心脾两虚。治以健脾养心安神。西医诊断为神经性失眠。

患者失眠期间予“口服安眠药”对症治疗，也尝试过中药治疗（具体不详），效果不佳，又因就诊不便的原因，不能按疗程就诊，故采用下法治疗。

处　　方　在彩超引导下予穴位埋线于左侧星状神经节。

二诊（2020 年 10 月 9 日）：患者自诉当日埋线后晚上未口服安眠药的情况下从夜间 10 时入睡到第二天 6 时醒来，效果明显。此后睡眠时间维持在 5~6h。其间患者仍有难以入睡的症状，自服 1 片安眠药入睡。继续予彩超引导下予穴位埋线于右侧星状神经节。

三诊（2020 年 10 月 24 日）：患者诉第二次治疗效果与第一次相比不明显，但睡眠时间仍维持在 5~6h，继续予彩超引导下予穴位埋线于左侧星状神经节，并嘱患者难以入睡时口服 1/2 片安眠药配合治疗。

四诊（2020 年 11 月 9 日）：患者诉第三次治疗效果同第

二次，改善不明显，但睡眠时间仍维持在 5~6h，患者诉总体睡眠质量较前改善，继续予彩超引导下予穴位埋线于右侧星状神经节。并嘱患者难以入睡时口服 1/2 片安眠药配合治疗。

五诊（2020 年 11 月 24 日）：患者诉第四次和第一次埋线效果一样明显，当日能在未服药的情况下，从夜间 10 时入睡到第二天 6 时醒来，其余几次治疗虽睡眠未能到 8h，但仍能维持 5~6h 的睡眠。现继续予彩超引导下予穴位埋线于左侧星状神经节，并嘱患者难以入睡时服 1/4 片安眠药配合治疗。

六诊（2020 年 12 月 7 日）：患者诉失眠症状较前明显改善，难以入睡情况明显减少。故继续彩超引导下予穴位埋线于右侧星状神经节，并嘱患者尝试不予口服安眠药，予以观察效果。后因特殊原因，追踪未予继续。

按　语

失眠属中医“不寐”范畴，不寐之病名出自《难经·四十六难》，“老人卧而不寐……老人血气衰，肌肉不滑，荣卫之道涩，故昼日不能精，夜不得寐”，又在《黄帝内经》中被称为“不得卧”“目不瞑”，其病因有饮食不节、情志失常，劳倦、思虑过度，及病后、年迈体虚等。其病机有虚实之分，实证由肝郁化火，痰热内扰，阳盛不得入于阴而致，虚证多有心脾两虚，心虚胆怯，心肾不交，水火不济，心神失养，阴虚不能纳阳而发。本案患者年逾六旬，年迈体虚引起气血阴阳失调，心脾两虚，导致阳盛阴衰，阴阳失交，阳不入阴，引起失眠。如清代《冯氏锦囊·卷十二》记载：“壮年人肾阴强盛，则睡沉熟而长，老年人阴气衰弱，则睡轻微易知。”《类证治裁·不寐》中讲道：“阳气自静而之动，则寤；阴气自静而之动，则寐；不寐者，病在阳不交阴也。”

埋线是一种融合多种疗法，具有穴位封闭、针刺、放血、留针、组织疗法多种效应于一体的复合性治法，初为机械刺激，后为生物学和化学刺激，具有速效和续效2种作用。其机理为多种刺激同时发挥作用，形成一种复杂的持久而柔和的非特异性刺激冲动，一部分经传入神经到相应节段的脊髓后角后内传脏腑起调节作用，另一部分经脊髓后角上传大脑皮层，加强中枢对病理刺激传入兴奋的干扰、抑制和替代，再通过神经——体液的调节来调整脏器机能状态，促进机体新陈代谢，提高免疫防御能力。本案就利用其特点予刺激星状神经节，达到神经阻滞治疗疾病的作用。

星状神经节是由第6、7颈部神经节构成的颈神经节和第1胸神经节融合而成，有时还包括了第2胸神经节和颈中神经节，其节后纤维广泛分布C3至T12节段的皮肤区域，在功能上属于交感神经节。星状神经节阻滞的作用涉及自主神经系统、内分泌系统和免疫系统，对上述系统的功能有调节作用。该阻滞方法有助于维持机体内环境的稳定性，使许多自主神经性疾病得到纠正。

因超声波扫描影像辅助星状神经节阻滞，具有实时、直观、无创、无辐射、价格相对低廉等多种优势，而且超声波扫描仪易于操作，并可根据要求灵活移动，故利用此特点在超声引导下穴位埋线于星状神经节达到星状神经节阻滞，起调节内分泌及交感神经的作用，达到治疗失眠的效果。

临床上治疗不寐方法不一，本案着重讲述在超声引导下穴位埋线于星状神经节达到星状神经节阻滞，起调节内分泌及交感神经，达到治疗失眠的效果。因穴位埋线具有速效和续效的作用，并直接刺激星状神经节，达到星状神经节阻滞，以维持机体内环境的稳定及内分泌系统、交感神经等得到纠正的效果，且在超声引导下能安全、直观、无创、无辐射地操作穴位埋线于星状神经节，故此本案主要以在超声引导下予穴位埋线于星状神经节来治疗失眠。

多寐（发作性嗜睡病）

中医认为多寐是以精神疲倦、不分昼夜时时欲睡、呼之能醒、醒后又想睡为主要临床特征的病证，又称嗜睡、多卧、嗜卧。其多系阳虚阴盛、气血虚损、湿邪困脾所致。

孙某，男，14岁，2014年1月3日初诊。

主　　诉　间歇发作性嗜睡1年余。

初　　诊　患者1年多前无明显诱因出现白天欲睡，时长不等，午后嗜睡明显，上课常常伏案而睡，呼唤后可醒，醒后又睡。曾就诊于浙江大学儿科医院行各种检查，诊断为“间歇发作性嗜睡综合征”，给予口服药物治疗（具体不详），症状稍有改善，但不久后复发，随后就诊于北京大学附属人民医院行各种检查，诊断为“周期性嗜睡病”，因就诊期间病未发作，故未给予药物治疗。但上述症状仍反复出现，今为求进一步诊治，就诊于我科。

辰下：精神倦怠，懒言，纳差，二便常。

中医诊为多寐，证属湿困脾阳证。治疗宜健脾温阳，醒神开窍。西医诊断为发作性嗜睡病。

查　　体　神清，舌淡，苔微厚腻，脉濡弱。心、肺、腹部未见明显异常。病理征未引出。

处　　方　选取督脉、脾经、膀胱经为主，手法施以平补平泻。①针刺取百会、四神聪、印堂、人中、承浆、膻中、三阴交、阴陵泉、合谷、太冲、内关、丰隆、颞后线。②梅花针：督脉和膀胱经为主循经叩刺，以潮红为度。

以针刺为主，TDP 照射，30min 后取针，在督脉和膀胱经行走罐疗法，而后梅花针叩刺，以潮红为度，隔天一次。

二诊（2014 年 1 月 13 日）：患者经过 5 次治疗，白天睡眠次数减少，注意力较前集中，上课时可清醒，但课间仍有入睡。

三诊（2014 年 1 月 29 日）：患者按上述诊疗方案经过多次治疗，课间入睡情况改善，可参与课间活动。

四诊（2014 年 2 月 18 日）：患者白天睡眠次数明显减少，课间入睡情况明显改善，上课时注意力明显集中。

按　语

发作性嗜睡病属中医“多寐”范畴，多寐之名始见于清代沈金鳌著的《杂病源流犀烛》，但早在《黄帝内经》中就已经有“多卧”“嗜卧”的记载。多寐的主要病机有阳气虚衰、脾胃气虚、湿邪困阻、瘀血阻窍、痰热内蕴的不同。阳气虚衰多见于禀赋不足，老年或久病的患者，脾胃气虚多由思虑劳倦所致。此外，久居湿地，感受外湿，或过食生冷瓜果，损伤脾胃，导致内湿；或久病血行不利，或外伤导致络脉瘀滞，均可引起多寐。如《灵枢·大惑论》就明确指出阳气受阻，久留于阴是造成多寐的主要病机；《伤寒论·辨少阴病脉证并治》里提到的“但欲寐”，即与多寐的临床表现大致相同，其病机主要为阳虚内寒。如李东垣在《脾胃论》中提出“脾胃之虚，怠惰嗜卧”，沈金鳌的《不寐·多寐源流》认为“多寐，心脾病也，一由心神浑浊，不能自主，一由心火虚衰不能生土而建运”。在诸多病因中，以阳虚与湿困最为多见。《黄帝内经》认为睡眠现象和阴阳二气有关，清醒是阳气盛的表现，入睡是阴气盛的结果，多寐的病机是阳虚阴盛。

故本案患者为湿困脾阳证，致使脾阳不升，疲困多寐。正如朱丹溪在《丹溪心法·中湿四》中指出“脾胃受湿，沉困无力，怠惰为卧”。阳虚则阴盛，湿盛困脾，故懈怠嗜卧，故取督脉、脾经、膀胱经，以健脾温阳，开窍醒神达到治疗效果。

郁证

郁证多由精神因素引起，由于情志不舒、气机郁滞所致，以心情抑郁、情绪不宁、胸部满闷、胁肋胀痛，或易怒易哭，或咽中如有异物梗塞等症为主要临床表现的一类病证。

刘某，男，66岁，2013年12月6日初诊。

主　　诉　反复胸胁胀闷不舒1个月。

初　　诊　患者1个月前进行体育锻炼时突然出现胸胁胀闷不舒，善太息，每因情绪波动而加重，曾就诊于福建省立医院，诊断为神经衰弱，给予口服药物治疗（具体不详），上述症状未见明显好转，今遂来我院针灸科就诊。患者自发病以来，睡眠欠佳，饮食尚可，二便正常，

查　　体　舌质暗红，苔薄白，脉弦。

中医诊为郁病，证属肝气郁结型。治疗宜疏肝解郁，调达气机，行气化瘀。以督脉和手、足厥阴经、手少阴经穴为主，手法：平补平泻。西医诊断为抑郁症。

处　　方　①针刺百会、印堂、水沟、内关、神门、太冲、膻中等穴。②梅花针沿督脉和膀胱经循经叩刺，以潮红为度。

治疗经过　以针刺为主，电子针疗仪通电，TDP照射，30min后取针，在背部督脉和膀胱经行走罐并留罐5min，以梅花针沿督脉和膀胱经循经叩刺，以潮红为度。每个疗程7日，针刺6日，休息1日，共4个疗程。

二诊（2013年12月13日）：经过连续6次治疗第一疗程结束后，患者自诉睡眠较前改善，但仍觉胸胁胀闷不舒，善太息，情绪波动仍较大。继续予当前治疗方案。

三诊（2013年12月20日）：经过第二疗程结束后，患者自诉睡眠较前改善，胸胁胀闷不舒较前缓解，善太息，情绪波动缓解。治疗方案同上。

四诊（2013 年 12 月 27 日）：经过上诉第三疗程结束后，患者自诉睡眠明显改善，胸胁胀闷不舒较前明显缓解，善太息，情绪波动缓解。继续当前治疗方案。

五诊（2014 年 1 月 4 日）：经过上诉 4 个疗程结束后，患者症状明显缓解，偶有情绪波动，但能控制住，睡眠好转。治疗继续同上，后患者未来就诊。

按语

抑郁症属祖国医学“郁证”范畴。认为郁证的首要致病因素为情志因素，其病因、病机是气机郁滞，脏腑阴阳气血失调导致的元神被扰或元神失养。中医学中有许多关于郁证的记载，如《古今医统大全·郁证门》说：“郁为七情不舒，遂成郁结，既郁之久，变病多端。”《杂病源流犀烛》记载：“诸郁，脏气病也，其原本于思虑过深，更兼脏气弱，故六郁之病生焉。”《丹溪心法》中“六郁证”包括气郁、热郁、痰郁、湿郁、血郁和食郁。临床以气机郁滞所引起的气郁症状为主，如精神抑郁、情绪不宁、胸胁胀满疼痛等为特征。大多数患者有忧愁、焦虑、悲哀、恐惧等情志内伤的病史；病情的反复常与情志因素密切相关。本证多发生于青中年女性。郁证的发生，是由于郁怒、思虑、悲哀、忧愁七情所伤，导致肝失疏泄，脾失运化，心神失常，脏腑阴阳气血失调而成。病变主要部位是肝、脾、心三脏。本证初病多实，以六郁见证为主，其中以气郁为病变基础。病久则由实转虚，引起心、脾、肝气血阴精的亏损，成为虚证类型。临床上虚实互见者亦较为多见。实证治以疏肝理气为主，依其病情分别配以行血、化痰、利湿、清热、消食之剂；虚证则以益气血扶正为法。

本案患者胸胁胀闷不舒，善太息，每因情绪波动而加重，舌质暗红，苔薄白，脉弦，属肝气郁结证，因脑为元神之府，督脉主干“沿脊柱正中上行，至项后风府穴处进入颅内，络脑”，其分支络肾贯心，循经联系心、脑、肾、目等诸多脏腑器官，是脏腑经脉的重要调控系统。故针刺头部督脉腧穴治疗郁证能够直达病所。故予针刺印堂、百会、水沟可通督导气，调神解郁。因足太阳膀胱经起于目内眦，上额与督脉交会于巅顶（百会），其支者：从巅入络脑，还出别下项，循肩髆内，夹脊抵腰中，入循膂，络肾，属膀胱。“经脉所过，主治所及”，故循经叩刺亦能治疗神志病，起治疗郁证的作用。内关为心包经络穴，神门为心之原穴，两穴可调理心气，舒心解郁。膻中，八脉交会穴之气会，具有理气宽胸、止痛通络、清肺止喘、舒畅心肺等功效，太冲乃肝之原穴，可宽胸理气、调达气机，诸穴配合气机通畅，神志安定。

瘿病（甲状腺功能亢进）

瘿病是由情志内伤、饮食及水土失宜，以致气滞痰凝、血瘀壅结颈前所引起的，以颈前喉结两旁结块肿大为主要临床特征的一类疾病。

谢某，女，38 岁，2014 年 1 月 15 日初诊。

主　诉　双眼球突出 1 年余。

初　诊　1 年余前出现双眼球突出，畏光流泪，双手静止性震颤，汗多，易怒，无吞咽困难，无胸闷、胸痛，无心悸，无头晕、头痛，无恶心、呕吐，无腹胀、腹痛，就诊于我院诊断为“甲状腺功能亢进”予药物治疗症状稍有好转（具体不详），但眼球突出症状未见明显好转，遂就诊我科。辰下：双眼球突出，畏光流泪，双手轻微震颤，汗不多，心悸心烦，纳可，寐欠安。

查　体　神清，舌质红，苔薄白，脉弦细。眼球突出，双侧甲状腺 I 度肿大，无压痛，未涉及包块，双肺呼吸音清，心、腹部未见明显异常。

中医诊为瘿病，证属肝郁痰凝。治宜疏肝解郁，行气化痰。针刺选取阳明经、少阳经为主，手法施以泻法。

处　方　针刺取攒竹、鱼腰、丝竹空、阳白、支沟、合谷、太冲、内关、人迎、丰隆、膻中。

针刺为主，电子针疗仪通电，TDP 照射，30min 后取针，眼周局部穴位施以浅针，然后以梅花针叩刺眼周局部皮肤，以潮红为度。

二诊（2014 年 1 月 24 日）：患者诉仍有眼球突出，但双眼畏光流泪程度明显缓解，双手轻微震颤，无异常出汗，偶感心悸，治疗同前，嘱患者早、中、晚自行按揉眼周局部。

三诊（2014 年 2 月 7 日）：双眼无明显畏光流泪，劳累后稍觉双眼不适，近日未觉心悸，治疗同前，嘱患者注意休息。

按 语

本案患者考虑由肝气郁结，致使肝脾之气失衡，痰气互结，郁滞颈部，经络阻塞而发病。太冲为肝经的原穴、输穴，肝主疏泄，喜条达，恶抑郁，配合谷以开“四关”，疏肝理气，开郁化痰；针刺膻中、丰隆、人迎以行气化痰、散结消瘿；针刺攒竹、鱼腰、丝竹空、阳白通调眼周气血，恢复神经组织功能，疏经通络，注意针刺方向和深度，细针慢进，避免刺破血管造成血肿；心藏神，取心包经之络穴内关以泻心火而安神除烦，而后施以浅针及梅花针以加强治疗作用，同时嘱患者注意饮食调摄和情志的调节，保持愉悦的心情，方能取得好的治疗效果。

中医认为瘿病的基本病机是气滞、痰凝、血瘀壅结于颈部，初期多为气机郁滞，津凝痰聚，痰气搏结颈前所致，日久引起血脉瘀阻，气、痰、瘀三者合而为患。病变部位主要在肝、脾，与心有关。病理性质以实证居多，久病由实致虚，可见气虚、阴虚等虚候或虚实夹杂之候。本病以颈前喉结两旁结块肿大为临床特征，可随吞咽动作而上、下移动。初作可如樱桃或指头大小，一般生长缓慢。大小程度不一，大者可如囊、如袋，触之多柔软、光滑，病程日久则质地较硬，或可扪及结节。其多发于女性，常有饮食不节、情志不舒的病史，发病有一定的地区性。本病与现代医学的甲状腺疾病有关，其病变是一个动态变化的过程，随着病机的转化，在不同的病变阶段具有不同的病机特点。因此，在治疗上应根据不同的病机施以相应的治法及用药。病早期出现眼突者，证属肝火痰气凝结，应治以清肝泻火、化痰散结，后期出现眼突者，为脉络涩滞，瘀血内阻所致，应治以活血散瘀、益气养阴。

跟诊心得：梁老认为瘿病的治疗以近部选穴、辨证取穴、循经取穴相结合，根据“腧穴所在，主治所及”“经脉所过，主治所及”治疗规律，选取近部腧穴能疏通病变部位气血，可最大程度地发挥消肿散结的作用；手太阴肺经、手阳明大肠经、任脉、足阳明胃经、足少阳胆经，这些经脉或“上颈”“循喉咙”，或“循颈”“至咽喉”“下耳后，循颈”，诸经皆循行过颈，可通调循经气血，促进颈部肿物的消散。

颤证（帕金森病）

帕金森病，是一种常见于中老年人的神经系统疾病。临床上以运动迟缓、静止性震颤、肌强直及姿势步态平衡障碍等为典型表现，不同人群还伴有睡眠障碍、便秘、嗅觉减退、抑郁、疼痛和疲劳等非运动症状，60岁以上人群发病率达1%，80岁以上人群发病率高达3%。极大地影响了中老年患者的生活质量。

江某，男，66岁，2017年8月4日初诊。

主　诉　关节僵硬7年余，加重6个月。

初　诊　患者7年余前因关节活动僵硬，活动不利，就诊于我院脑病科，诊断为帕金森病，予“多巴胺口服片0.125g，tid”口服，症状未见明显好转。6

个月前，上述症状加重，伴口角流涎、口不能闭，偶有上肢颤动。就诊于我科。辰下：肢体僵硬，活动不利，口角流涎，纳可，寐欠安，二便尚调。

查　　体　神清，舌暗红，苔白腻，舌体颤动，脉细软。双侧上肢肌张力增高，病理征未引出。

中医诊为颤证，证属肝肾亏虚。治疗宜滋补肝肾，益气养血，调补阴阳。西医诊断为帕金森病。

处　　方　穴位取四神聪、印堂、人中、承浆、四关、足三里、阳陵泉。四神聪接电针两组，连续波为主，强度以患者能耐受为度，时间 30min。梅花针叩刺背部督脉、膀胱经，以局部皮肤潮红为度。

诊疗经过　治疗 4 次后，患者症状改善较为明显，口角流涎减少，肢体僵硬改善，家属欣喜，故坚持治疗。复诊 10 余次，口角流涎症状明显改善，肢体僵硬感减轻，活动尚可，肢体颤动频率明显减少。

按　语

本案患者病程较长，年老体弱，其肝肾亏虚、气血不足等本虚之象逐渐突出，明代医家孙一奎在《赤水玄珠》中指出："气虚血虚均可引起颤证，颤振者，人病手足摇动，如抖擞之状，筋脉约束不住，而莫能任持，风之象也。"又指出："非寒禁鼓栗，乃木火上盛，肾阴不充，下虚上实，实为痰火，虚则肾亏。"王肯堂《证治准绳》提出："此病壮年鲜有，中年以后乃有之，老年尤多。夫老年阴血不足，少水不能制盛火，极为难治。"故治疗当以滋补肝肾，益气养血，调补阴阳为主。因头部经穴密布，经络集中，与脑髓、气血脏腑有密切关系，梁老采取头针四神聪养神醒脑、祛风定颤；开四关调畅气机，使"风静树止"；

足三里、阳陵泉养血柔筋、舒筋通络；配合针刺人中、承浆调补阴阳，诸穴合用，取得良好疗效。

帕金森病又称为震颤麻痹，是黑质和黑质纹状体通路变性疾病，临床上表现为静止性震颤、肌僵直、运动迟缓和平衡障碍四大主症。其发病机制尚不清楚，现代医学无特效治疗方法。目前针灸在延缓帕金森病进展上取得了较为确切的疗效，且不良反应少。本病属中医学“颤证”范畴，又称“振掉”“颤振”“震颤”。《黄帝内经》中《素问·至真要大论》有云：“诸风掉眩，皆属于肝。”“诸暴强直，皆属于风。”《灵枢·邪客》提出：“邪气恶血，固不得住留，住留则伤筋络骨节，机关不得屈伸，故痀挛也。”颤证是以头部或肢体摇动颤抖，不能自制为主要临床表现的一种病证。轻者表现为头摇动或手足微颤，重者可见头部振摇，肢体颤动不止，甚则肢节拘急，失去生活自理能力。

癃闭案一

（尿潴留）

癃闭是指小便量少，点滴而出，甚则小便闭塞不通为主症的一种疾患。其中又以小便不利，点滴而短少，病势较缓者为“癃”；以小便闭塞，点滴不通，病势较急者为“闭”，两者皆有排尿困难，一般合称为癃闭。本证包括西医各种原因所引起的尿潴留，以及肾功能衰竭所致的少尿症和无尿症。

林某，女，33岁，2013年12月2日初诊。

主　诉　发现糖尿病3年，伴尿少、排尿困难2个月。

初　诊　患者3年前无明显诱因出现多饮、多食、夜尿频多，无排尿困难，无尿急、尿痛，无血尿、蛋白尿，无头晕、头痛，无一过性黑矇，无双下肢水肿，无肢体感觉异常，就诊外院测血糖偏高（具体不详），诊断为糖尿病，予“二甲双胍250mg，bid；阿卡波糖50mg，tid”等治疗，上述症状逐渐减轻，平素空腹血糖波动于6.0mmol/L。2月前突发小便量少，排尿困难，伴腹胀，未予重视，现上症未见好转，就诊于我科。辰下：小便量少，排尿困难，伴腹胀，口干、口苦，纳寐可，排便正常。

查　体　神清，舌红，苔厚微黄，脉弦。双肺呼吸音清，心、腹都未见明显异常。

中医诊为癃闭，证属膀胱湿热。治宜清利湿热、行气利水、通调水道。针刺以任脉和脾、胃经为主，手法施以平补平泻。

处　方　穴位取气海、关元、中极、水道、归来、三阴交、阴陵泉。治疗以针刺为主，电子针疗仪通电，TDP照射，30min后取针，以梅花针叩刺腹部局部皮肤，以潮红为度。

二诊（2013年12月7日）：患者仍排尿困难，但排尿量较前增加，偶感腹胀，口干、口苦较前缓解，治疗守上法，增加中脘、足三里、内关；针刺气海、关元、中极使针感向会阴方向放射。

三诊（2013年12月15日）：患者无明显排尿困难，尿量正常，无腹胀，口干、口苦，续3次治疗巩固疗效。

按语

本案患者膀胱内蕴湿热，湿热遏阻气机，气机阻滞则发为癃闭，三阴交是脾肾肝经的交会穴，可通调膀胱之经气；关元有补肾理气、壮阳之功，可促进肾、膀胱、三焦气化；气海属于任脉，有强壮、温补下焦作用；水道和归来同为胃经上的穴位，能通利小便，改善腹胀；中极属于任脉与三阴经交会穴，为膀胱经募穴，内连州都之府，取之能疏通膀胱、通利水道；阴陵泉健脾化湿，通利三焦。诸穴配合可通经活脉、通调下焦气机、行气利水，共奏通利小便之功，改善尿潴留，减轻患者痛苦。对于水蓄膀胱之证，应遵循腑病以通为用的原则，急则治标，缓则治本，在紧急情况下可急用导尿、针灸、热敷之法以急通小便。急性尿潴留期，小便点滴不下，宜开宣肺气、升提中气，可配合取嚏法以仿提壶揭盖之意。待病情趋于稳定时，不可滥用通利小便之法，应辨证施治，清湿热利气机，同时稳固脾肾以助膀胱气化。

尿潴留是膀胱内积有大量尿液不能排出。引起尿潴留的原因很多，一般可分为阻塞性和非阻塞性2类。阻塞性尿潴留的病因有前列腺增生、尿道狭窄、膀胱或尿道结石、肿瘤等疾病，阻塞了膀胱颈或尿道而发生尿潴留。非阻塞性尿潴留即膀胱和尿道并无器质性病变，尿潴留是由神经或肌源性因素导致排尿功能障碍引起的，如脑肿瘤、脑外伤、脊髓肿瘤、脊髓损伤、周围神经疾病以及手术和麻醉等均可引起尿潴留。

糖尿病尿潴留属中医“癃闭”范畴，癃闭是由于肾和膀胱气化失司导致的以排尿困难，全日总尿量明显减少，小便点滴而出，甚则闭塞不通为临床特征的一种病证。癃闭之名，首见于《黄帝内经》，该书对癃闭的病位、病机作了概要的论述，如《素问·宣明五气论》谓："膀胱不利为癃，不约为遗尿。"《素问·标本病传论》谓："膀胱病，小便闭。"《灵枢·本输》云："三焦者……实则闭癃，虚则遗尿，遗尿则补之，闭癃则泻之。"在病因、病机、证治方面，《诸病源候论·便病诸候》提出："小便不通，由膀胱与肾俱有热故也。""小便难者，此是肾与膀胱热故也。"认为二者因热的程度不同所致，"热气大盛"则令"小便不通"，"热势极微"故"但小便难也"。《景岳全书·癃闭》将癃闭的病因归纳为4个方面：有因火邪结聚小肠、膀胱者，此以水泉干涸而气门热闭不通；有因热居肝肾者，则或以败精，或以槁血，阻塞水道而不通；有因真阳下竭，元海无根，气虚而闭者；有因肝强气逆，妨碍膀胱，气实而闭者。

《素问·灵兰秘典论》曰："膀胱者，州都之官，津液藏焉，气化则能出矣。"小便的通畅，有赖于膀胱的气化，因此，本病的病位在膀胱。水液的吸收、运行、排泄，还有赖于三焦的气化和肺、脾、肾的通调、转输、蒸化，故癃闭的病位还与三焦、肺、脾、肾密切相关。基本病机可归纳为三焦气化不利，或尿路阻塞，导致肾和膀胱气化失司。

跟诊心得：治疗糖尿病并发症，首要是控制血糖，血糖过高易引起中枢神经及周围神经病变，易致排尿异常；若尿中含有大量的葡萄糖，为细菌的繁殖提供了良好的环境，身体功能有所衰减，杀菌功能减弱容易导致尿路感染，可引起泌尿系统障碍，从而导致尿道括约肌出现功能障碍及排尿功能障碍，使患者陷入新疾病的双重折磨。

癃闭案二

（张力性膀胱）

余某，女，49岁，2018年5月9日初诊。

主　诉　排尿困难1月余。

初　诊　患者确诊子宫颈癌2个月余，2018年3月25日在全身麻醉下行“子宫全切术”，术后因排尿困难反复留置导尿管3次，至今导尿管已拔除，但主动排尿仍困难，尿频、尿急。纳一般，排便正常。

查　体　舌质暗红，体胖，苔黄厚腻，脉沉弦，尺部弱。

中医诊为癃闭，证属瘀浊阻滞。治疗宜补肾活血，祛瘀化浊，通调水道。西医诊断为：张力性膀胱。

处　方　①针取素髎（朝鼻根透刺）、马金水（双）、马快水（双）、三皇穴（双，补）。②踝针取双下1。③右耳针刺取交感、膀胱区、肾、三焦。④提肛运动。

二诊（2018年5月14日）：经3次治疗后，患者尿频、尿急较前改善，但仍不能一次性完全排空小便，尤以夜间小便次数仍较多。舌暗红，苔白厚腻，脉沉。处方守上方，加腕针双上1，左耳药贴取神门、交感、膀胱区、肾。

三诊（2018年5月17日）：经以上治疗，尿意感已较正常，但每次排尿量尚偏少。舌淡红，苔黄厚腻，齿痕明显，脉弦滑。处方守上方，加腕骨（双）、肠门（双）、肝门（双）。继续巩固治疗3次后，症状基本改善，每次排尿基本可排空。

按 语

本案患者因全身麻醉下“子宫全切术”后，水道瘀浊阻塞，发为尿闭。结合舌脉，考虑瘀浊阻滞。治以补肾活血，祛瘀化浊，通调水道。①素髎朝鼻根透刺，为治疗癃闭要穴，董氏奇穴马金水、马快水为治疗尿频、尿急、尿闭验穴，三皇补肾利水，通调水道。②腕针取双上1、踝针双下1调节内分泌及膀胱功能。③耳穴取对应辨证取穴。④腕骨、肠门、肝门清肝胆下焦湿热。

癃闭案三

（脑梗死恢复期并发尿潴留）

严某，女，85岁，2020年12月28日初诊。

主　诉　右侧肢体无力3个月，加重伴排尿困难20天。

初　　诊　患者入院前3个月无明显诱因出现右侧肢体无力，握物欠牢，行走拖曳，当时曾就诊于福州市第一医院，查颅脑MRI提示“左侧基底节区急性脑梗死、双侧额顶叶及侧脑室多发腔隙性脑梗死”，予“阿司匹林、阿托伐他汀、尤瑞克林”等治疗后症状好转。20天前自觉右侧肢体无力加重，自觉下腹部胀满，无法自行排尿，遂就诊于我院。辰下：右侧肢体无力，握物欠牢，搀扶行走困难，口干，纳寐可，留置导尿，排便1次/周。

既往史　发现“高血压病”1个月，最高血压达215/105mmHg。发现血糖升高1个月。

查　　体　神清，舌暗红，苔白、厚腻，脉濡。膀胱区叩诊呈浊音。右侧鼻唇沟变浅，伸舌右偏，颈软，布鲁津斯基征、克尼格征阴性，右侧肢体及左上肢肌力4级，左下肢肌力5级，巴宾斯基征（左+，右+）查多克征（左+，右+），余病理征未引出。

辅助检查　颅脑MRI（2020年12月2日，福州市第一医院）：①左侧基底节区急性脑梗死；②双侧额顶叶及侧脑室多发腔隙性脑梗死；③轻度脑白质变性；脑萎缩。

中医诊为癃闭，证属痰瘀阻络。治疗宜涤痰行瘀，活血通络。西医诊断：①脑梗死恢复期并发症。②尿潴留。

处　　方　穴位取关元、三阴交（双）、气海、中脘、百会、八髎。①嘱患者先取俯卧位，选取30~40mm不锈钢针，针刺八髎穴行小幅度提插捻转，使针感扩散至骶部、会阴部后出针，每日1次。②嘱患者再取仰卧位，取关元、气海、中脘，针尖斜刺向会阴方向浅刺，取双侧三阴交直刺，百会平刺，留针 20~30min，每日 1 次。③于关元、气海或八髎区域行隔姜灸 1 壮，以局部皮肤温热为宜，早、午各 1 次，腹、背区域交替。其间嘱患者继续间断夹闭导尿管坚持膀胱锻炼，并以车前草代茶饮。

转　　归　连续四诊后尝试拔除导尿管成功，患者排尿通畅，未觉明显痛苦。

按　语

本案患者年逾八旬，其体本虚，脏腑衰败，则气血生化乏源，一身之气皆衰，气虚则推动无力，久而生痰留湿化瘀，发为中风。中风后头窍肢体失于濡养，则半身不遂，肢体不利，多以卧床为主，久卧伤气，愈使气虚不足，气化失司，升降失常，发为小便不利。故在通利之时注重温补，已达培本固元，启闭通利。故治疗上穴取百会、关元、气海、中脘、三阴交、八髎，配合隔姜灸、车前草茶饮。关元位于下腹部，属任脉与足三阴交会穴，系小肠募穴。《针灸资生经》中记载“关元主三十六疾病不得小便”，《备急千金要方》中载有“关元主胞闭塞，小便不通”之说，针刺及艾灸此穴可培元固本，补益下焦，助膀胱气化，达启闭通利之效。因其在解剖位置上与膀胱生理位置相近，故亦可起到刺激膀胱周围组织从而促进其排尿功能。百会位于巅顶，又属督脉，有总督一身阳气之效。《灵枢·口问》提及“中气不足，溲尿为之变”，中气下陷时，清气不能上升，则浊阴难以下降，故小便不利。中气固足不陷则清阳得升，浊阴得降，从下窍出。中风病位在脑，适当刺激头皮有助于通过刺激高级排尿中枢调节排尿功能。中脘位于上腹部，乃八会穴之腑会，系六腑精气所汇聚之腧穴。凡六腑疾患，皆可酌情取用。膀胱隶属于六腑，故可通过刺激中脘调节膀胱功能。八髎穴位于骶尾部，归属于足太阳膀胱经。《针灸大成·卷之六》记载：“八髎，总治腰痛；上髎，主大小便不利……绝嗣；次髎，主小便赤淋……妇人赤白带下；中髎，主大小便不利……月事不调；下髎，主大小便不利……中痛引小腹急痛。”《备急千金要方》载：“大小便不利，灸八髎百壮。”解剖学上，八髎正对4对骶后孔，是初级排尿中枢所分布之处，针刺八髎穴可直接或间接刺激初级排尿中枢，从而反射性兴奋高级排尿中枢，协调逼尿肌和尿道括约肌，有助于排尿反射形成。三阴交位于下肢，为脾经要穴，为足三阴经的交会穴，脾主运化水湿，肝主疏泄，肾主水，针刺之可调节肝、脾、肾功能，健脾利水，通调下焦之气以利小便。气海位于下腹部，属任脉穴，该穴居于下焦，有调气机、益元气、补肾虚、固精血之功能。同时其分布于腹白线上，布有第11肋间神经前皮支的内侧支，其可能引起腹直肌及腹内斜肌的收缩，有利于排尿。隔姜灸主要组成为生姜和艾草。生姜性温、味辛，有温通散寒之效，姜皮性辛凉，具有利水和行水的功能。艾草性温，具有温经止痛、理气祛湿的功效，可调气血、通腑气。生姜及艾草的温通作用借助火温热之性作用于关元、气海、八髎区域可达温经散寒、通阳利尿，增强膀胱气化功能，从而达患者小便自利的目的。车前草具有抗菌消炎、消肿利尿及清热明目等作用，对于治疗尿潴留等疾病具有一定成效。

中风以半身不遂，肌肤不仁、口舌歪斜、言语不利，甚则突然昏仆，不省人事为主要表现。西医学中的急性脑卒中属本病范畴。据相关文献报道，29%的脑卒中患者伴有尿潴留症状，严重影响患者日常生活，并给患者心理造成了不良影响。中医认为癃闭的病位在膀胱与肾，与肝、脾、肺、三焦等脏腑密切相关，基本病机为膀胱气化不利。现代医学认为中枢负责调节膀胱排尿活动，并通过神经反射来实现。初级排尿中枢是在腰部与骶部的髓之中，与阴部神经及控制膀胱的各类交感神经一起组成反射弧。高级排尿中枢位于颅脑，控制初级排尿中枢以调节排尿有关活动。脑卒中后，大脑皮质的旁中央小叶受损，排尿指令无法顺利下达膀胱内感受器，膀胱反射性减弱或消失，导致尿潴留。此外，患者中风后自身对疾病产生恐惧、焦虑情绪，且多数患者中风后遗留肢体活动不利，甚至卧病在床，不能适应床上排尿，也影响其正常排尿，导致逼尿肌收缩无力，加之膀胱过度充盈，敏感性降低，引发尿潴留。

在治疗上，现代医学通常采用导尿和（或）药物治疗。对于中风后尿潴留患者，其身体功能恢复非一朝一夕，多需长期留置导尿，增加泌尿系统感染、尿路损伤概率，不利于膀胱功能恢复，不仅增加患者痛苦，还有加重病情可能。而中医针灸，在治疗中风后癃闭方面，经诸多医家临床验证，确有较好疗效，值得研究及推广。

跟诊心得：灸疗疗效独特，具有“医养结合”特点。《医学入门》言：“药之不及，针之不到，必须灸之。”《本草纲目草部·第十五卷·草之四》曰：“灸之则透诸经，而治百种病邪，起沉疴之人为寿康，其功亦大矣。”该疗法最早可追溯至《黄帝内经》，但论述相对零散且简略，然其作用却不容忽视，功效众多，具有温经散寒、升阳举陷、拔毒泻热、消瘀散结等作用，记载治疗病种多达 16 种。影响灸效原因较多，其中灸量占其一，《医宗金鉴·刺灸心法要诀》云：“凡灸诸病，必火足气到，始能求愈。”《针灸大成》“穴有奇正策”中云：“然灸亦有法矣，而独不详其数者，何也？盖人之肌肤，有厚薄，有深浅，而火不可概施，则随时变化而不泥于成数者，固圣人望人之。”故灸疗治病须量足方有效，而量无定数，因人施治，该案例因人制宜，以灸疗治急症，予一日两灸。

遗尿、遗矢（中风后二便失禁）

中风后二便失禁初起多突发一侧肢体活动不利，口角歪斜，西医治疗后生活基本能自理，但还有遗留二便失禁等问题，多有二便失禁，便溏，身困，畏寒，纳差，舌质淡暗，苔薄白，脉沉。中医认为肾主封藏，开窍于二阴，这类人群多肾气亏虚，封藏失职，故二便失禁。肾阳不足，无以温煦四肢百骸，则畏寒。火不暖土，脾失健运，故身困、纳差。脾肾阳虚，水湿不化，故便溏。

杨某，女，76岁，2018年3月29日初诊。

主　　诉　突发左侧肢体无力伴二便感觉减退2周。

初　　诊　患者2周前在家中休息时突发左侧肢体无力，二便失禁，家人发现后急送至福州当地医院，查颅脑 MRI 提示右侧基底节区脑梗死，经保守治疗，病情稳定后，转诊至福建省康复医院睡眠医学科，予针灸、康复训练。辰下：左侧肢体无力，二便感觉减退，言语正常，纳寐可。

查　　体　面色欠华，舌淡红，苔白稍厚，脉沉细。

中医诊为遗尿、遗矢，证属肾气不固。治疗宜益肾固脬，通调膀胱，助司开合。西医诊断为脑梗死急性期。

处　　方　①头针取顶旁 1 线。②腹针取大地针（关元、中脘）或引气归元（中脘、下脘、气海、关元）。③顶颞后斜线取上 1/5、中 2/5。④肾关施以双侧双针，或三皇穴。⑤奇穴取马金水、马快水。⑥提肛训练。

按　语

本案由于年老体衰，肝肾亏虚，正气不足，无力行血，气血逆乱，上犯于脑，清窍闭塞，经络不通，致半身不遂；下元不固，膀胱失约，致二便失禁，开合失常。治以益肾固脬，通调膀胱，助司开合。①头针顶旁 1 线，位于排便中枢（旁中央小叶），可改善排便功能。②腹针引气归元，均为任脉穴位，可调理膀胱气机，增强膀胱对尿液约束能力。③顶颞后斜线上 1/5、中 2/5 可治疗感觉障碍。④肾关、三皇为董氏奇穴，为补肾要穴，双针加强疗效。⑤马金水、马快水亦为董氏奇穴，主治小便失禁、频数。⑥提肛训练，可改善盆腔血液循环，增强会阴部膀胱、肛门括约肌收缩能力，配合呼吸、意念，亦可改善心肺功能。

蛇串疮案一（带状疱疹后遗症）

带状疱疹是一种由水痘－带状疱疹病毒感染引起的以皮损伴有持续性神经病理性疼痛为主的急性疱疹性皮肤病，急性期因疱疹和神经痛并在，常会严重影响患者的日常生活，而后期的后遗神经痛，因疼痛性质复杂、顽固难治，常会造成患者焦虑、精神紧张、抑郁等负面情绪的发生，严重降低患者的生活质量。

黄某，男，69岁，2012年8月15日初诊。

主　诉　左胸背部疼痛4年余。

初　诊　患者4年余前左胸侧背后皮肤发现一片疱疹，持续疼痛，夜间尤甚，不得入眠，辗转不宁，在他院诊断为“带状疱疹”，经治疗疱疹已消退。辰下：左背后及胸胁至胸前区呈放射样疼痛，呈刀割样或针刺样，难忍不堪，生活不安宁，苦不堪言，夜难入睡，依镇痛药勉强度夜，精神疲乏，纳呆，口苦，喜饮，大便秘结，小便短赤。

查　体　神清，舌红，苔黄厚欠润，脉弦缓，左背后及胸胁至胸前区可见疱疹呈带状分布，可见色素沉着。

中医诊为蛇串疮，证属肝经湿热夹气滞血瘀。治疗宜以疏泻肝、胆二经之湿热为主，佐通经活络，行气化瘀。西医诊断为带状疱疹后遗症。

处　　方　肝、胆二经腧穴为主，四关、外关、曲池、阳陵泉、阴陵泉、血海等穴，宜泻法，留针 30min。

中药处方　龙胆泻肝汤加丹参、赤芍。泻肝胆实火，清下焦湿热。每日 1 剂，早晚分服。

治疗经过　患者侧卧，进针后得气，提插捻转 1min。局部疼痛部位，采用围刺法 4~5cm 分刺 1 针，以斜刺为宜，轻手法捻转，隔天治疗 1 次。治疗增加电针，配合梅花针叩刺局部、督脉、足太阳经，由外往里轻手法叩刺，每条经脉 3 遍，以皮肤潮红为度。经 20 天治疗后，左侧胸背疼痛明显减轻，夜能入睡。

按　语

本案患者经治疗，疱疹已退，但余邪未清，邪毒留滞，足太阳经脉时时作祟，留而不去，气血阻滞，经络传导失司发为疼痛。取四关，用泻法称为开四关。开四关，实为泻热解痉之良方。合谷、太冲分别为手阳明、足厥阴肝经之原穴，原穴是本经脏腑原气经过和留止的部位，与三焦有密切关系，原气导源于肾间动气，乃人体生命活动的原动力，通过三焦运行于脏腑，为十二经脉之根本，故原穴是调整人体气化功能的要穴。《素问·调经论》曰："人之所有者，血与气耳。"人体活动离不开气血，在发生病变时，也不外乎气血，气为血之帅，血为气之母，针刺的主要机制就是通过经脉调节人体气血，活血散瘀止痛。曲池配合外关，清热止痛，阳陵泉配合血海，温阳散寒，活血止痛。配合电针、梅花针治疗功力益强，加用中药龙胆泻肝汤加丹参、赤芍，泻肝胆实火，清下焦湿热，相得益彰。

蛇串疮案二（带状疱疹）

张某，男，79岁，2014年11月10日初诊。

主　　诉　右侧上肢疼痛1周。

初　　诊　患者1周前因感冒之后皮肤出现疱疹，经皮肤科诊治疱疹以消，留下结痂，灼热疼痛仍然持续。辰下：右侧上肢疼痛，右上肢肩部烧灼样疼痛并沿右上肢放射，呈间歇性，口苦，咽干。

查　　体　神清，舌红，苔黄，脉弦。皮肤所见右侧上肢外侧肩部、臂部、肘部可见0.1cm、0.2cm、1.0cm、2.0cm的集簇状红斑、水疱结痂，心、肺、腹部查体未见异常。

中医诊为蛇串疮，证属瘀血阻络。治疗宜泻火解毒、疏通经络、化瘀止痛。针灸并用，采用宣泄法。西医诊断为带状疱疹。

处　　方　取穴以手阳明、太阳、少阳经为主。曲池、肩髃、臂臑、外关、天宗、支沟、行间、皮损局部。

治疗经过　用毫针针刺上述诸穴，TDP照射，连接电针治疗仪，用疏密波治疗30min后起针，皮损局部用围刺法并加拔火罐。每日1次。同时配合梅花针叩刺结痂周围皮肤至潮红。共治疗6余次，症状控制。

按 语

本案患者经皮肤科治疗，疱疹以消，留下结痂，但疼痛仍然持续不减，考虑余毒未清，经脉不通瘀血阻络，阴阳气血失衡而发于外的表现。取手三阳经腧穴，意旨清余毒、泻余热。其中，曲池为手阳明之合穴，功善清热解毒；外关为手少阳经之络穴，善清脏腑热，通于阳维脉，阳维主一身之表，故取之能清热泻火以解在表之邪毒；患者口苦、咽干，示其三焦热盛，支沟为手少阳三焦经之经穴，可泻三焦火热之邪；天宗为手太阳经腧穴，可疏手太阳经经气，可治上肢疼痛麻木诸疾。手三阳经腧穴相配，加之局部经穴，配合肝经之荥穴——行间，疏肝泻热，加强泻热之功。诸穴相配，共奏清热解毒、疏经通络之功。

蛇串疮案三

（带状疱疹性神经痛）

陈某，男，26岁，2020年11月23日初诊。

主 诉 左侧胸胁及背部突发丘疱疹伴疼痛4天。

初 诊 患者4天前左侧胸胁及背部突发丘疱疹，呈持续性烧灼痛，痛处拒触，夜间明显，夜寐不宁，辗转反侧，曾就诊于福建某三甲医院予口服“阿昔洛韦、复方甘草片、加巴喷丁”等抗病毒、止痛治疗后疼痛较前稍改善，余症同前。现为求进一步诊疗，就诊于我科。辰下：左侧胸胁及背部可见丘疱疹，呈带状分布，持续性烧灼痛，伴口干、口苦，平素熬夜，工作压力大，纳可，寐欠安，近日常痛醒，二便调。

查　　体　神清，舌暗红，苔黄，脉弦稍数。心、肺、腹部查体未见异常。左侧胸胁及背部见集簇状红斑、水疱，疱内浆液浑浊，局部皮肤色素沉着，色通红，皮温稍增高，皮肤痛觉过敏。

中医诊为蛇串疮，证属肝经郁热证。治疗宜疏肝清热。西医诊断为带状疱疹性神经痛。

处　　方　局部火针辅以外周围刺，留针 30min，行火针时针身烧红后与皮肤呈 45° 夹角，轻触划后即起针，未予刺激水疱疹处。取针后予“自制药墨”所制墨汁局部覆盖，辅以五虫汤加减内服外敷。嘱患者局部避免碰水，暂缓服用西药，疼痛难忍可适时服用止痛药。

二诊（2020 年 11 月 24 日）：患者诉经昨日治疗后疼痛明显缓解，夜间可入寐，未曾服用药物，续予上法，予烧红毫火针烧灼水疱疹使之破溃，余法同前。

三诊（2020 年 11 月 26 日）：疼痛范围较前明显减小，仅在局部散在疼痛，续予上法，着重以烧红毫火针刺激痛显处，余法同前。

四诊（2020 年 11 月 28 日）：患者诉疼痛明显改善，局部可触碰，续予上法治疗，行局部痛点针刺，辅以外周围刺，余法同前。

五诊（2020 年 11 月 30 日）：患者自诉未觉疼痛，局部可见部分结痂，色素沉着，皮温不高，局部皮肤可触及，仅以局部普通围刺、针刺，取针后，续予墨汁覆盖。

六、七诊（2020 年 12 月 7 日—14 日）：患者诉担忧疼痛再发，巩固治疗，予毫针局部围刺。

按语

带状疱疹属中医学“蛇串疮”“缠腰火丹”等，《诸病源候论·甑带疮候》曰：“甑带疮者，缠腰生，状如甑带，因此得名”。其治法见于《素问》提出：“疾写无怠，以通荣卫，见而写之，无问所会。”故梁老治疗其急症、重症多从 2 方面考虑。其一多从“宜疏不宜堵”“急者治其标”的角度思之，运用毫火针使邪有所出，务必使火毒、热毒尽快排出，防止其内伏。其二围而灭之，防病邪走窜，同时奏泻火解毒之效，达通则不痛之功。其三患者多以疼痛难忍就诊，运用此法，让疼痛“衰其大半而止”，切不可贪功冒进，未顾及患者自身状态致使良法失良效。

此外，古代医家大多数认为带状疱疹的病因、病机与风、湿、热等外邪相关，涉及心、肝、脾、肺等脏腑。该患者平素压力大，长期加班熬夜致肝失疏泄，久郁化热，热邪循经入络，加之湿热邪毒搏结蕴于肌肤，故见胸胁、背部丘疱疹；邪毒内郁不发，不通则痛，则局部疼痛；热邪上灼津液，故见口干、口苦；结合舌脉象，属肝经郁热之征象。予八宝五胆药墨（内含水牛角、麝香、冰片等诸中药），辅以墨引配合五虫汤内服外敷，共奏疏肝清热解毒、凉血化湿止痛之效。

蛇串疮案四

（带状疱疹急性期）

杨某，女，74岁，2020年12月23日初诊。

主　　诉　发现左胸背部带状疱疹7天。

初　　诊　患者7天前无明显诱因出现左侧胸背部闪电样疼痛，继而局部皮肤出现簇集样粟粒大小的丘疹、水疱、丘疱疹，疱疹周围红晕。就诊当地诊所，诊断为带状疱疹（治疗经过不详），未见明显好转。入院9h前，患者突发大汗淋漓，意识不清，呼之不应，遂呼“120”，现场测得血糖1.9mmol/L，予高糖静脉推注后意识转清，后转诊至我院急诊，诊断为“带状疱疹、糖尿病、高血压、双肺肺炎”。请疼痛科、皮肤科会诊示：①予口服阿昔洛韦抗病毒，清创处理，配合外用阿昔洛韦软膏。②患者肾功能不全，肌酐清除率为22.5mL/min，普瑞巴林不予加量。③择期可予超声引导下胸椎神经阻滞术。辰下：左胸背部（约平第4、5肋间）

闪电样疼痛，痛感剧烈，发作频繁，纳少，寐差，二便调。

查　　体　神清，舌暗红，苔薄黄，脉弦滑。胸骨左缘至左侧脊柱缘见簇集样条带状疱疹，部分疱间相融合，伴流淡黄色脓水，部分疱疹已结痂，疱周绕以红晕。心、胸、腹部查体未见明显异常。

中医诊为蛇串疮，证属火毒瘀阻。治疗宜泻火解毒，化瘀止痛。

处　　方　予火针施治。充分暴露病灶皮肤，对疱疹周围消毒后，在胸背部疱疹周围皮肤表面，予0.4mm火针，待针尖烧红后，以斜45°扫散点刺。

二诊（2020年12月24日）：患者诉疼痛较前有所减轻，发作频率降低，痛后不思饮食，仍辗转难眠。继续予火针于疱疹周围皮部扫散，配合松墨汁调和通络止痛粉，外涂疱疹周围无皮损皮肤。术后夜间，患者家属告知，患者痛去大半，现已安然入睡。

三诊（2020年12月31日）：患者疼痛明显缓解，发作频率明显减少，痛势减轻。续守上方治疗。

回访（2021年1月7日）：患者疼痛明显好转，偶发胸背部刺痛，嘱稳定基础病情，出院后门诊继续治疗。

按　语

本案患者年事已高，脏腑功能衰退，脾失健运，湿浊内生，郁久化热，熏蒸肝胆，肝郁化火。外感毒邪化火与肝火、湿热相搏结，阻遏经络，而致气滞血瘀、气血阻滞不通，故而疼痛大作，痛而不休。患者火热毒邪郁于肌表，正所谓“火郁发之”，予火针扫散围刺，有引热外达，外散毒邪之功。此法针于肌肤，扫散而不刺入，使腠理开泄，给毒邪以出路，以达“开天门，祛毒邪”之功。再者借火针温通之性，激发在表阳气，使邪气得散，气血得通。现代医学研究表明，火针刺激可使神经的传导速度、传导冲动能力等因素发生改变，从而阻止疼痛信号传递、干预疼痛产生的过程，达到止痛目的；亦可改善病变局部的血液循环，改善病变神经的营养状态，抑制神经元变性的发展速度及程度，促进神经元的再生与修复。火针术后配合外用八宝五胆墨，《本草纲目》有云：“墨有乌金、玄香之名，性辛温，无毒，有止血化瘀、镇痛之功效。”故火针术后用墨外用，可发挥凉血解毒、通络化瘀止痛之功。

带状疱疹的病原体是水痘－带状疱疹病毒，病毒经上呼吸道或睑结膜侵入人体引起全身感染，初次感染在幼儿表现为水痘，在成人可为隐性感染。病毒沿感觉神经侵入脊神经节或脑神经感觉神经节内并潜伏，当身体免疫功能低下时，潜伏的病毒再活化，大量复制并沿感觉神经纤维向所支配的皮节扩散，发生带状疱疹。本病属中医学“蛇串疮”范畴。中医认为，蛇串疮是感受风火或湿毒之邪引起的，与情志、饮食起居失调等因素有关。情志不遂则肝气郁结、郁而化热；饮食不节则脾失健运、湿浊内停；或起居不慎，卫外功能失调，使风火、湿毒之邪郁于肝胆。肝火脾湿郁于内，毒邪乘虚侵于外，经络瘀阻，气血凝滞于肌肤之表而发为本病。

瘾疹（荨麻疹伴发热）

荨麻疹是一种常见的临床过敏性皮肤病，症状表现为瘙痒，出现荨麻疹风团，且时隐时现，属于中医学“隐疹”“风疹”的范畴。

高某，女，20岁，2012年5月11日初诊。

主　　诉　反复皮疹6月余。

初　　诊　患者6个月前无明显诱因于双上肢、胸前多处出现形状大小不同的水肿状、斑块状皮疹，就诊于福建省皮肤病院，诊断为荨麻疹，予肌肉注射“胸腺肽”以提高免疫力，症状缓解，随后出现发热，体温波动在37.5~38.5℃，1日后自行缓解。患病期间，症状反复发作，求诊各大医院效果不佳。为求进一步治疗，就诊于我科。辰下：皮疹，以双上肢、背部、胸前、臀部为主，伴发热，体温波动在37.5~40.0℃。可自行缓解，2~3天发作一次，经期时症状明显，经后缓解，泄泻时缓解，口干，大便正常。

查　　体　神清，舌苔厚，脉缓弱。双上肢、背部、胸前、臀部等部位可见皮疹，体温波动在 37.5~40.0℃。

中医诊为瘾疹，证属脾虚湿盛。治疗宜健脾化湿。西医诊断为荨麻疹。

处　　方　取穴以太阴经、足阳明经为主，足三里、三阴交、曲池、手三里、大椎、太冲。

治疗经过　先施针刺上述穴位，电针 20min。取生姜，厚约 0.8cm，姜大小约 5cm×5cm，中间用三棱针穿刺数孔，艾绒约 5g，捏成结实圆锥状，后将艾炷叠放至生姜片上并置关元处，点燃艾炷，烧尽后，再换上一炷，予烧 3 炷为度。患者感觉灼热明显再垫上一薄姜片，以免烫伤皮肤。每周治疗 3 次，治疗 1 个月。患者皮疹消退，无再发热。

按　语

本案患者脾胃虚弱，水液运化失常，久聚成湿，阻滞气机，同时外感风邪，风湿夹杂，则内不能疏泄，外不能透达，郁于肌肤腠理之间而发风团。治疗予健脾化湿，取足阳明经、足太阴经为主。其中以足三里、三阴交健脾利湿，曲池、手三里为手阳明经，清泻湿热。脾胃亏虚，易致木克土，太冲泻法予平肝息风。大椎属督脉，为诸阳之会，总督一身之阳，具有明显的退热作用。同时取神阙隔姜灸具有补益脾胃之阳，益气除热功效。

《丹溪心法·卷二·斑疹》：“瘾疹多属脾，隐隐然在皮肤之间，故言瘾疹也。”《外科枢要》云：“赤白游风属脾肺气虚，腠理不密，风热相搏；或寒闭腠理，内热拂郁；或阴虚火动，外邪所乘；或肝火风热、血热。”脾为后天之本，主运化水谷精微，为气血生化之源。内伤脾胃，百病由生。脾运化失司，则气血生化无源，气血亏虚，血虚生风；湿邪困脾，久而化热，湿热内生；或素体脾虚，运化水液失常，复感外邪，内不得疏泄，外不得透达，郁于皮毛腠理之间而发荨麻疹。

粉刺（痤疮）

痤疮俗称“青春痘”，中医称为“粉刺”，多发于青春期男女，好发于面部、胸部、背部等皮脂腺丰富的部位，形成丘疹、粉刺、脓疱、结节或囊肿等损害。

刘某，男，22岁，2014年1月24日初诊。

主　诉　面部反复多发丘疱疹3年余。

初　诊　患者3年前无明显诱因于前额、面部起小红疹、轻微痒，时轻时重，间断于外院就诊，诊断为痤疮，内服中药，效果不明显，遂来我科就诊。辰下：面部轻度脂溢，前额、两颊、鼻侧及下颌多数粟粒样大小暗红色毛囊炎性丘疹、脓疱和囊肿破溃后留下的瘢痕。发病以来，纳寐可，二便调。

查　体　神清，舌质红，苔黄厚，脉滑数。面部轻度脂溢，前额、两颊、鼻侧及下颌多数粟粒样大小暗红色毛囊炎性丘疹、脓疱和囊肿破溃后留下的瘢痕。

中医诊为粉刺，证属湿热蕴结。治疗宜清热通腑，健脾化湿。西医诊断为痤疮。

处　　方　穴位以选取太阴经、阳明经为主，手法施以泻法。

（1）针刺取曲池、大椎、阴陵泉、三阴交、合谷。

（2）大椎刺络拔罐疗法。

（3）中药。

金银花 10g　小春花 6g　连翘 9g　茯苓 10g

山药 15g　薏苡仁 15g　甘草 6g

×7 剂，水煎服，餐后内服，每日 2 次。

治疗经过　以针刺为主，电子针疗仪通电，TDP 照射，25min 后取针，然后在大椎以三棱针点刺出血后施以拔罐，梅花针叩刺局部皮肤，以潮红为度。

按　语

本案患者证属湿热蕴结，系湿热内盛，经大肠移热于肺，瘀久生毒而出粉刺，体表经脉循行分布与颜面最为密切相关，刺激大肠经穴，可疏通面部经脉，使皮脂分泌通畅，解除皮脂瘀积。故取大肠经俞穴曲池、合谷为主穴，以清泻大肠，釜底抽薪，使肺气得以宣泄，肺热既清，痤疮自消。辅以三阴交调肝、理脾、补肾，阴陵泉增其清热祛湿之功。配合大椎刺络拔罐，以疏通经络、消散疮肿、泻热活血。现代研究认为，刺络拔罐可促进血液循环，降低血液黏稠度，调节神经、体液系统，消除炎症。针刺与放血相配合，使菀陈得除，经络得通，湿热得清，痤疮得平。

痤疮多由性腺成熟、皮脂腺分泌过盛、毛囊口阻塞，再加上微生物入侵所致。中医学认为多由先天素体肾之阴阳平衡失调，肾阴不足，相火天癸过旺，加之后天饮食生活失调，过食辛辣厚味，湿热内生以致肺胃热盛，上蒸颜面而成。《素问·上古天真论》曰：“女子……二七而天癸至，任脉通，太冲脉盛，月事以时下，故有子。”“丈夫……二八，肾气盛，天癸至，精气溢泻，阴阳和，故能有子。”若素体肾阴不足，会导致女子二七和男子二八时相火亢盛，天癸过旺，阴虚内热而脸生粉刺。面部皮肤主要由肺经和胃经所司。《素问·五脏生成》说：“肺之和皮也，其荣毛也。”在中医五行理论中，肺属金，肾属水，若素体肾阴不足，肾水不能上滋于肺，可致肺阴不足。另外，肺与大肠相表里，若饮食不节，过食膏粱厚味，大肠积热，上蒸于肺、胃，合而导致肺、胃血热，脸生粉刺、丘疹、脓疱。

肢肿案一

（『象皮腿』）

淋巴水肿是指身体某些部位淋巴液回流受阻引起的软组织液在体表反复感染后皮下纤维结缔组织增生，脂肪硬化，若为肢体则增粗，后期皮肤增厚、粗糙、坚韧如象皮。

赵某，女，61岁，2013年4月初诊。

主　诉　双下肢浮肿1年余。

初　诊　患者2年前因子宫癌行切除术，并行放射治疗，1年后开始出现下肢肿胀来诊。在福州多家三甲医院就诊，诊断为淋巴回流障碍，经治疗浮肿未见消退，特求诊梁主任。辰下：患者自行入门诊，步行尚可，但行走沉重，不利落，上楼感乏力，双下肢均肿，尤以左下肢为甚，按之下陷，状似橡皮，皮肤和皮下组织增生变厚，以足面肿甚，舌质黯，舌苔白腻，脉象沉、细。

中医诊断为肢肿，证属血瘀阻滞证。治宜疏通经络，活血化瘀。针刺取足三阳经腧穴及背俞穴，以泻法为主，循经取穴与局部取穴相结合。西医诊断为子宫癌放疗后遗症（淋巴水肿）。

处　　方　大肠俞、气海俞、环跳、阳陵泉、足三里、委中、昆仑、百会、大椎、八风。

治疗经过　以上穴位隔天针刺1次，电针选用连续波，以患者能耐受为度。梅花针循经叩刺3遍，以潮红为度。治疗1疗程（12次）复诊，双下肢肿胀消退，足面浮肿亦明显减轻，患者感到肢体轻松，行走便利明显功能障碍。

肢肿案二
（『熊掌』）

严某，男，77岁，2013年4月初诊。

主　　诉　外伤后左上肢肿胀1月余。

初　　诊　患者入院前1月余，因在家劳作时不慎扭伤，致左上肢肿胀，以前臂及左手掌明显，状如“熊掌”。当时感局部疼痛，无皮肤充血、破溃等不适。患者自行予以药物外用处理（具体不详），疼痛好转，但左前臂及左手掌肿胀无改善。

查　　体　神清，舌质红，苔黄腻，脉弦。

中医诊断为筋伤，证属瘀血闭阻型。针刺取手阳明大肠经、手少阳三焦经穴及局部取穴“以痛为腧”，治以疏通经络、活血化瘀，佐以健脾利湿。西医诊断为急性左上肢扭伤。

处　　方　臂臑、曲池、手三里、外关、合谷、经外奇穴八邪，以针刺泻法为主，加用疏密波，同时配合TDP照射，留针30min，起针后，进行梅花针叩刺，叩刺手阳明大肠经、手少阳三焦经、手太阳小肠经，以局部潮红为度，随后局部拔火罐。

治疗经过　让患者右侧卧位，左上肢放于左侧躯干部，取1寸及1.5寸30号毫针针刺，隔天1次。1月后，患者左上肢肿胀较前明显消退好转，能正常工作。嘱患者继用中药白芥子碾粉，调土鸡蛋蛋清外敷，每次30min左右，隔天1次，3次后完全消肿如初，未诉其他不适症状。（此民间偏方，对四肢关节扭伤，配合针灸治疗，屡用屡效。）

按　语

上述两案肿胀均以“毒”为盛，此“毒”乃指血瘀、湿阻、水聚等多种因素。可导致肢肿的病因、病机有3种：①血脉损伤，如放射治疗持续照射下腹部脉络致脉络损伤，气血运行不畅，致气滞血瘀发为肿胀。②久卧伤气，长期卧床，肢体气机不利，气滞血瘀于络脉之中，营卫回流不畅发为本病。③气虚血瘀，多因年老、肥胖等，多有气虚，气为血之帅，血为气之母，气虚则无力推动营血运行，以致下肢络脉受阻发为本病。显然以上两案均为原因一所致，及放射治疗所致。清代唐容川的《血证论》提出："瘀血流注，变发肿胀乃血变成水之症。"特别是血分瘀滞导致水湿不行是主要毒素。所以，在治疗上要重视活血利水，只有血路通了，络脉通了，过多的水湿才能排出体外。

《灵枢·厥病》说："若肉伤，痛未已，可则刺，不可远取也。"案一下肢前面为足阳明经脉所过之处，大腿侧后阴经损伤，气滞血瘀，气血运行不畅而致大腿红肿。经云："经脉所过，主治所及。"阳明经主宗筋，多气多血，用足三里。足太阳之脉挟脊抵腰，故取穴大肠俞、气海俞，经云"下之病取之上"之意。少阳主筋，环跳、阳陵泉能激发经气，调整经筋。昆仑、委中与八风局部取穴法，强筋改善功能。百会、大椎有扶正祛邪之功。案二左上肢扭伤，以前臂及手背部明显，考虑为手三阳经受损，经脉不通，故选取手三阳经的穴位及手背部经外奇穴疏通经络、活血化瘀、消肿止痛。

两案肿胀是由于淋巴回流受阻而淤积于皮下组织间隙所引发的疾病。案一因癌及放疗引起淋巴管的阻塞所致，早期治疗效果相对较好，但不免仍引起患肢的肿胀，这种肿胀是不易消除的。预后：发于下肢患者，宜抬高患肢30~40°，可减轻肿胀，促进愈合。避免久站久坐，如在家或办公时，每隔一段时间起身走动。入睡前，将脚抬高超过心脏的高度即可。食物避免重口味。两案患者应少进盐，盐分不单只是食用盐或吃起来咸的东西，其实是泛指所有的酱料、腌制物或含钠量高的饮料。应多吃蔬菜水果（含有丰富的钾），因为钠和胰岛素会将水分滞留在体内，而钾在体内的作用是排出水分。生活规律，不要过度劳累。不要穿过度紧身的衣物。

脱肛（直肠脱垂）

本病属中医“脱肛”范畴，脱肛首见于《神农本草经》。气血亏损，湿热下注不能收摄；气虚下陷，中气不足，失固而脱不能升提，肺肾两虚，寒热洞泄不能固摄，皆可发为脱肛。《疡科心得集·辨脱肛痔漏论》有云：“治脱肛之证，不越乎升举、固摄、益气三法。”益气、升提、固脱为中医治疗直肠脱垂的根本大法。

林某，女，59岁，2020年10月20日初诊。

主　　诉　肛门肿物反复脱出1年，加重伴咽痒、眼干1周。

初　　诊　患者于1年前排便后发现肛门肿物脱出，当时可自行还纳，就诊于当地医院，诊断为直肠脱垂，未予重视，未规律诊治。于1周前排便后发现脱出肿物增大，需用手还纳，为求进一步诊治，就诊于外院肛肠科，诊断为“直肠脱垂”，因患者拒绝手术，故予中药、艾灸百会等治疗（具体不详）。

经治疗，患者自觉直肠脱垂病情稍好转，但反复发作，伴咽部作痒、双眼干涩等症状，遂就诊于我科。辰下：咽痒、眼干，便时肛内肿物脱出，脱出肿物需用手回纳肛内，排便较费力，肛门局部红肿灼热，时有肛门坠胀、排便不尽感，小便黄，大便 1 次 /3~5 日，每次持续时间久，大便干结，量少。

查　　体　神清，舌红，苔黄腻，边有齿痕，脉滑数。

中医诊为脱肛，证属湿热下注。治疗宜清热利湿，健脾升提。西医诊断为直肠脱垂。

处　　方　①普通针刺取八髎、大肠俞、上巨虚、三阴交、曲池、合谷，直刺，留针 30min，平补平泻。②艾灸取百会、涌泉，艾条灸 30min。

二诊（2020 年 10 月 21 日）：患者自觉脱肛、咽部作痒、双眼干涩等症状较前缓解，守上方治疗。

转　　归　半月内每隔日 1 次就诊于我科，守上方治疗。经治疗，患者自诉脱肛症状较前缓解，咽痒、眼干症状消失。

按　语

梁老认为，脱肛当以益气固摄、升提举陷为主，辅以清热除湿。该患者于外院治疗后，脱肛症状较前缓解，但新见咽痒、眼干等症状，考虑为辨证、治法不当所致。穴取八髎，取调经理气、强腰壮肾以固摄之效，现代研究发现针刺八髎穴可刺激骶神经，通过作用于神经联系的盆腔内器官，起到调节神经、体液的作用，对直肠脱垂患者应用针刺八髎穴具有促进神经传导、调节气血、改善局部血液循环、提高患者的抗病能力、缓解肛门括约肌痉挛、缓解患者疼痛等作用，一定程度上可恢复患者的肛肠动力学。大肠俞为大肠之气转输之处，可调和大肠腑气；上巨虚为大肠之下合穴，具有通调大肠气机之功能；三阴交同调足三阴之气血阴阳，具有健脾、利湿、升提等功效。诸穴配合调气固摄，再配曲池、合谷可清解表里之热，并有调和气血、疏经通络之功，可大大缓解咽痒、眼干等症状。另外，百会为治疗脱肛的常用穴位，艾灸百会有升提收摄之功。但结合患者病史，考虑患者为湿热偏颇体质，只灸百会易引火上炎，导致咽痒、眼干等症状，应根据病情加了艾灸涌泉穴，引火下行。针、灸结合，共奏清热利湿、健脾升提之功。

不孕症（多囊卵巢综合征）

多囊卵巢综合征是育龄妇女中常见的生殖内分泌紊乱性疾病，以高雄激素血症和胰岛素抵抗为主要特征，表现为月经稀发或闭经、不孕、肥胖、痤疮、多毛等，其在无排卵性不孕症患者中约占70%，是导致妇女不孕的主要原因之一。其属中医

“不孕”的范畴，如明代《万氏妇人科》所云：“惟彼肥硕者，膏脂充满，元室之户不开；挟痰者，痰涎壅滞，血海之波不流。有过期而经始行，或数月经一行，及为浊，为带，为经闭，为无子之病。”

林某，女，30岁，2006年1月11日初诊。

主　　诉　同房未孕5年。

初　　诊　患者5年前结婚同房未孕，曾在福州各大医院就诊，诊断为多囊卵巢综合征。行中、西医治疗，至今未孕。辰下：月经不调，经量少，色黯，头晕，嗳酸，膝软，精神疲乏，小便清长，大便通畅。

查　　体　神清，舌淡红，苔薄白，脉沉。心、肺、腹部查体未见明显异常。

中医诊为不孕症，证属肾气虚。治疗宜补益肾气，调理冲任。针灸取任脉，选太阴、少阴经为主。西医诊断为多囊卵巢综合征。

处　　方　气海、关元、中极、归来、三阴交、太溪、次髎、肾俞。

治疗经过　两组腧穴轮换治疗，一组处方取气海、关元、中极、三阴交、归来，另一组腧穴处方取肾俞、次髎、太溪。针刺留针约1h，每隔10min行针一次。取生姜行艾灸，生姜厚约0.8cm，生姜大小约5cm×5cm，中间用三棱针穿刺数孔艾绒约5g，捏成圆锥状，后将艾炷叠放至生姜片上并置关元（或中极）或次髎处，点燃艾炷，燃尽后，再换上一炷，予烧3炷为度。患者感觉灼热明显再垫薄姜片，以免烫伤皮肤。如皮肤潮红明显，可以抹上湿润烧伤膏。

配合梅花针治疗。叩刺脐以下任脉、阳明经和背部第4腰椎以下督脉。每条经叩刺3遍，刺激强度为轻刺，以皮肤潮红为度。每周治疗 3 次，经治疗 4 个月，喜得贵子，随访其子身体健康。

按 语

本案患者肾气不足，冲脉虚弱，胞宫实冷，气血不充，不能摄精助孕。冲任失调，血海失司，故月经不调，经量减少，腰出肾之府，腰以下为肾所主，肾虚则出现腰膝酸软乏力，神疲，舌淡，脉沉。组穴以肾、脾两经为主。气海为气会，针之通调下焦气机；关元为足三阴与任脉之交会穴，为藏精蓄血之穴，针之可培补元气、温肾暖宫；中极为足三阴与冲、任二脉交会，针之可温煦冲任，疏调下焦。三穴共奏调理冲任、通调下焦、温煦胞宫之效。搭配三阴交、归来，增强疏通三阴经气，调理腹气作用。配合肾俞、次髎温肾助阳。诸穴并用，以达益肾暖宫、调养冲任之功。

五迟、五软（脑发育不良）

脑发育不良是儿科常见的病症，对幼儿的智力发育与运动功能均有负面影响，若未得到及时有效的干预，有可能导致患儿终身残疾，对将来的正常生活造成严重影响。

陈某，男，3岁，2011年8月29日初诊。

主　　诉　发现智力、语言、运动功能发育迟缓2年余。

初　　诊　（家属代诉）2年余前家属发现患儿智力、语言、运动功能发育迟缓，能发极少数的几个单音，无法完全独立行走，且伴有严重的足外翻现象，无法独立下蹲，难以区分10以内的数字。曾就诊于多家医院诊断为脑发育不良，经药物治疗并于儿童康复中心进行感统和语言的康复训练，效果不佳（具体不详）。今就诊于我科，辰下：言语迟缓，发音不清，仅能发极少数的几个单音，无法完全独立行走，足外翻，不能下蹲，难以区分10以内的数字，纳寐可，二便常。

查　　体　神情呆滞，舌质淡，边有齿印，苔白，脉沉迟、无力，面色无华，足外翻，肌力尚可。

中医诊为五迟、五软，证属肾精不足。治宜补肾养元、健脑益聪、填精益髓。针刺以任、督二脉及足少阳、足少阴经穴为主。手法施以平补平泻。

处　　方　①针刺取百会、四神聪、颞三针、人中、承浆、合谷、太冲、足三里、三阴交、太溪、照海、肾俞。②火罐以膀胱经及督脉经为主，先行走罐，局部潮红为度，而后留罐3~5min。③梅花针取头部穴位及任脉经循经叩刺，以潮红为度。

治疗经过　以针刺为主，电子针疗仪通电，TDP照射，30min后取针，背部膀胱经及督脉走罐，头部穴位及任脉用梅花针叩刺，以潮红为度。治疗1个月后，患儿反应较前灵敏。此后继续巩固治疗，半年后患儿词量渐增加，纳食可，情绪平稳。

按语

本案患儿，考虑由先天禀赋不足，髓海失于濡养，出现言语迟缓，智力不聪；肝肾脾不足，则筋骨肌肉失养，可出现肌肉软弱松弛无力，立迟、行迟等运动功能发育迟缓。《东医宝鉴》有云：“心为声音之主，肺为声音之门，肾为声音之根。”督脉入络脑，刺激相应经穴、头局部腧穴可刺激大脑皮层，促进脑代谢与脑发育，故梁老针刺多以任、督二脉及足少阳、足少阴经穴为主。《景岳全书》中记载：“五脏六腑之精气，皆上升于头。”百会又名“三阳五会”，五脏六腑经气汇聚之处，相伍四神聪可疏调百脉、充养脑髓；现代研究表明针刺颞三针可刺激大脑颞叶的投射区，促进相应脑功能发育；故针刺百会、四神聪、颞三针可健脑益聪，填精益髓。针刺人中、承浆以疏通任、督二脉，调节机体阴阳平衡，“阴平阳秘，精神乃治”。针刺太溪、照海、肾俞以补肾养元，针刺足三里、三阴交健运脾胃，调补气血；诸穴相配以充先天而养后天，补后天以资先天;《保婴撮要·卷三·五软》记载：“夫心主血，肝主筋，脾主肉，肺主气，肾主骨，此五者皆因禀五脏之气，虚弱不能滋养充达，故骨脉不强，肢体痿弱。”故针刺合谷、太冲开四关以疏通周身气血，使气血运行通畅调达。诸穴合用起到调节身体阴阳平衡，共奏补肾养元、填精益髓之功。同时，施以火罐及梅花针，并辅以中药汤剂以加强治疗作用，嘱患者家属重视患儿功能锻炼，加强智力训练教育，加强营养，科学调养，诸法并施方能取得好的治疗效果。

中医学对本病的认识：早在隋代著名医家巢元方的《诸病源候论·小儿杂病诸候》中即有“齿不生”“数岁不能行”“头发不生”“四五岁不能语”诸候。清代《医宗金鉴·幼科心法要诀》将“五迟”列为一门，叙证论方，即今之谓五迟、五软。五软证，在宋以前述证未详，也有与五迟证并论者。至明代著名儿科专家鲁伯嗣在《婴童百问·五软》始明确立名“五软”，其云：“五软者，头软、项软、手软、脚软、肌肉软是也。”明代著名医家薛己在《保婴撮要·五软》中将口软直接归入五软范围，云：“五软者，头项、手、足、肉、口是也。”五迟五软的病因主要为先天禀赋不足，后天失于调养。

现代医学认为小儿脑发育不良是由某种原因致脑组织减少、脑神经细胞发育不健全或受损而出现以智力低下和生长发育迟缓为特征的一种病症。患儿经常张口、伸舌、流涎、磨牙，经常出现无意识的表情、动作、尖叫或哭闹，双眼无神，不能有意识地注视事物，注意力不集中，对周围事物反应差，语言明显落后于同龄儿，还有运动、视力、听力障碍。常见的病因主要有胚胎期脑发育异常或其母亲妊娠期染疾、营养不良、难产、产伤、出生时窒息、新生儿颅内出血、高热惊厥、一氧化碳中毒、脑炎、脑膜炎、头颅外伤及遗传因素等。

筋伤案一（痉挛性斜颈）

筋伤是因外伤引起筋脉损伤，经脉运行受阻，壅滞颈部导致头部不自主旋转，局部活动受限等，常伴有局部疼痛或压痛。起病缓慢，可因情绪激动而加重，睡眠中完全消失。频繁发作严重影响患者的日常生活和情绪。

陈某，女，36岁，2013年4月12日初诊。

主　诉　头部不自主地向左侧旋转半年。

初　诊　半年前因一次车祸外伤后出现头部不自主地向左侧旋转，将头转向健侧明显受限，呈进行性加重，不论走路或站立。不易入睡，睡眠中完全消失。无疼痛，无皮肤红肿等，按之左侧胸锁乳突肌、斜方肌较健侧松软，双侧无明显压痛点，经骨伤科体检，X线检查无异常发现。求诊北京、福州等地多家三甲医院，3个月前在北京某医院注射肉毒素治疗，症状均无好转，经人介绍，今求诊于梁老门诊，纳可，二便自调。

查　体　神清，舌苔薄白，脉缓。

中医诊为筋伤，证属经络瘀滞。治疗宜疏经活络，行气活血。督脉经、局部取穴为主。西医诊断为痉挛性斜颈。

处　方　①取穴：风池、颈夹脊、外关、合谷。②电针：以连续波为主，输出电流宜小。③TDP：局部照射。④梅花针以循经叩刺与局部叩刺相结合，轻叩刺为主，以皮肤潮红为度。

诊疗经过　仰卧位，轻手法，平补平泻，隔日1次，留针30min，起针后，用梅花针，循经叩刺督脉经、膀胱经、颈项重点叩刺，叩3遍，隔天叩刺1次，以皮肤潮红为度，不宜出血。经1个多月治疗，头部不随意旋转症状明显改善，睡眠如常。治疗前期因家事繁忙，没有严格按时就诊，后期感觉症状改善明显，放下手头事务，按时前来就诊，持续治疗 3 个月左右。2 年后回访，患者症状基本消失，颈部活动如常。

按 语

本案痉挛性斜颈属于中医学的“筋伤”范畴。该证系膀胱之脉，挟脊抵腰络肾，足太阳经脉受损，瘀血阻滞，枢机不利。治疗当以疏经活络，行气活血为法。针刺风池有通络活血之功效，“经脉所过，主治所及”督脉经与各阳经穴交会，其循行贯脊颈中，故循经叩刺督脉经。本案由外力引起外伤，针刺颈夹脊为局部治疗达到舒筋通络，活血行气。现代研究认为夹脊穴能调节自主神经的功能，故采用该穴治疗与自主神经功能相关的病症效果较好，其机理是通过对自主神经功能的调节，改善了血管功能和血液循环。“治痿独取阳明”，患者左侧胸锁乳突肌、斜方肌较健侧松软，故取阳明经之合谷疏经通络。

痉挛性斜颈分为先天性与后天性，此案明显后天外伤伤筋所致，是成人起病的局限性肌张力障碍疾病中常见的一种，流行病学调查显示，其发病率为 9 / 10 万人。其症状以副神经支配区的肌群肌张力障碍为重点，临床表现为颈肌阵发性或持续性地痉挛性或强直性不自主收缩引起头颈向一侧扭转或阵挛性倾斜的强制性动作。颈部向另一侧屈曲，或后仰，或前屈，或侧偏，导致特殊的头颈及肩部畸形，常伴有局部疼痛或压痛。起病缓慢，可因情绪激动而加重，睡眠中完全消失。频繁发作严重影响患者的日常生活和情绪。

针灸治疗痉挛性斜颈的现代报道，始于 20 世纪 70 年代，用针刺配合梅花针局部叩刺，治愈 2 例。有关主要临床资料，则基本上都见于20世纪80年代之后，除少量个案治验之外，均为多例观察。穴位刺激方法，则用针刺、电针及感应电穴位刺激等。特别是后者，不但观察的例数较多，而且效果也十分明显。鉴于本病临床上少见，针灸治疗又是近年的事，故其临床治疗规律，尚有待进一步探索。西医治疗主要是注射肉毒素，但不一定见效，如本案就曾接受此法治疗未见效。

筋伤案二

（踝关节软组织损伤）

踝关节扭伤属于中医“筋伤”范畴，是户外活动中常见的一种损伤。踝关节扭伤的临床表现为踝部发红、灼热、肿胀、疼痛、局部压痛，并伴有皮肤瘀斑、活动受限等。急性期症状比较明显，慢性期一般只有轻微疼痛和活动障碍。踝关节扭伤轻者有自愈的可能，重者常有肿痛、功能障碍、跛行，治疗不当会形成久治不愈的陈旧性损伤或继发性关节炎。针刺疗法是临床上治疗关节扭伤较常用的方法，并且有显著的疗效，尤其是治疗单纯韧带扭伤或撕裂伤。

郭某，女，26岁，2005年1月13日初诊。

主　诉　右踝关节肿痛3天。

初　诊　患者3天前因下阶梯不慎，右踝关节挫伤，肿胀作痛，拄拐就诊。就诊于福州市某医院行X线拍片示：未发现骨折。经理疗后，自述症状稍减轻，今为进一步治疗就诊于我科。

查　体　神清，舌红，苔白，脉弦滑。右足外踝皮肤青紫，肿胀高耸，按之作痛，关节活动受限制，行走困难。

中医诊为筋伤，证属络脉受损。治疗宜舒筋通络，活血止痛。针灸以近部取穴“以痛为输”。西医诊断为踝关节软组织损伤。

处　方　踝关节围刺，以斜刺法，取“通则不痛”之义。

诊疗经过　围刺右踝关节，间隔2~3cm刺1针，加用电针疏密波，留针30min。配合青白粉敷患部关节。1周后肿退，疼痛锐减可自然走路。

按　语

梁老认为踝关节软组织经筋络脉挫伤，导致经络气血运行阻滞，气血壅遏，局部组织肿胀疼痛，关节活动屈伸不利，行走困难。《灵枢·厥病》说：“若肉伤，痛未已，可则刺，不可远取也。”《灵枢》又言：“欲以微针通其经脉，调其血气，营其逆顺出入之会。”采用局部取穴以围刺法为宜，以行气化瘀，通络合营，改善局部血液循环，以消肿止痛。配合电针，用疏密波，不同频率的电针刺激可产生内源性阿片肽，以起到镇痛作用。综上以达到通经活络，祛瘀止痛的功效。

腰痛病

（腰肌劳损）

腰肌劳损，又称功能性腰痛、慢性下腰损伤、腰臀肌筋膜炎等，实为腰部肌肉及其附着点筋膜或骨膜的慢性损伤性炎症，是腰痛的常见原因之一，主要症状是腰或腰骶部胀痛、酸痛，反复发作，疼痛可随气候变化或劳累程度而变化，如日间劳累加重，休息后可减轻，时轻时重，为临床常见病、多发病，发病因素较多。其日积月累，可使肌纤维变性，甚而少量撕裂，形成瘢痕、纤维索条或粘连，遗留长期慢性腰背痛。临床发现由于长期反复从事弯腰活动或工作、久坐等，使腰背肌肉处于牵伸状态而发生疲劳性损害，劳伤后失治或治疗不当，使损伤的软组织未得到充分修复，局部无菌性炎症刺激腰部神经，从而引起腰痛症状。拍X线片显示腰椎有程度不同的骨质增生或骨质疏松等。

林某，男，48岁，2015年7月13日初诊。

主　诉　反复腰背部疼痛6年。

初　诊　患者6年前因久站、弯腰工作，出现腰背部疼痛，坐时弯腰受限，不能转动，在我院治疗过两次，诊断为腰肌劳损，给予针灸等治疗（具体不详），症状好转。现疼痛加重，不能久立、久卧，不能弯腰，腰硬如板，伸腰或叩击腰部后疼痛缓解。遂就诊于我科。自发病以来，睡眠、饮食尚可，大便正常。

个人史 从事厨师行业，长期站立和弯腰工作。

查　体 神清，舌质淡，苔白腻，脉濡。腰肌僵硬，腰部前屈、旋转活动受限。L2 至 L5 腰椎棘突两侧肌肉压痛明显。直腿抬高试验（–）。

中医诊为腰痛病，证属气滞血瘀。治疗宜行气活血，温经散寒。西医诊断为腰肌劳损。

处　方 穴位以足太阳膀胱经、夹脊穴、局部取穴为主，手法施以平补平泻。①针刺组穴：夹脊穴、肾俞、气海俞、大肠俞、关元俞、小肠俞、膀胱俞、局部取穴。②拔火罐：背部足太阳膀胱经、督脉行拔火罐及走罐，以潮红为度。

诊疗经过 治疗以针刺为主，配合电针、TDP，留针 30min，拔罐 3min，以潮红为度。经 4~5 次治疗，腰部酸痛感明显减轻，嘱患者腰部得暖、劳逸结合。

按　语

本案患者由于长期从事厨师工作，久站、常弯腰，造成腰部的腰背肌纤维、筋膜等软组织的慢性损伤，以致腰部气血失于濡养，局部经络受阻而产生腰部疼痛。病属中医“腰筋劳伤”范畴，《丹溪心法》：“腰痛主湿热、肾虚、瘀血、挫闪、有痰积。”瘀血腰痛并非一定要有明显的外伤史，长期姿势不当或过度用力亦可导致。梁老认为患者因劳逸不当，造成气血、筋骨活动失调，腰背部经络筋膜劳损，脉络受阻，瘀血凝滞，遏阻太阳筋膜，不通则痛。局部取膀胱经腧穴、夹脊穴、腰部阿是穴可以疏调局部经气，功在疏通经络，调理气机。配合拔罐活血通络以止痛。

腰腿痛

（腰椎间盘突出症）

腰椎间盘突出症属中医“腰腿痛”范畴，是临床常见病、多发病，临床主要表现为腰痛及沿坐骨神经走行的下肢放射性疼痛，甚则会造成马尾神经损害导致大小便功能障碍、截瘫等。

周某，男，59岁，2021年1月4日初诊。

主　诉　腰部疼痛1天。

初　诊　患者1天前因弯腰穿裤，用力不慎，致腰部疼痛，当即卧床休息，疼痛未见明显减轻，遂就诊于我院针灸科。辰下：右侧腰部疼痛，伴右下肢麻木，腰腿部冷痛重着，转侧不利，痛有定处，静卧疼痛不减，日轻夜重，遇寒痛增，得热则减，纳可，寐差，二便调。

既往史　腰椎间盘突出病史15年余。

查　体　舌质胖淡，苔白腻，脉弦紧。腰椎生理曲度变直，腰背肌紧张，L4至L5棘突压痛，右下肢放射痛。右侧梨状肌紧张试验（+），左侧（-）；右侧股神经牵拉试验（+），右侧直腿抬高试验60（+），加强试验（+），左侧（-）；仰卧挺腹试验（–），四肢肌力、肌张力正常，余病理征未引出，腰椎活动度向前 30°，向后 30°，左右旋转 20°~30°。

中医诊为腰腿痛，证属寒湿痹阻。治疗宜温经通络，散寒止痛。取穴以足太阳、督脉、肾经为主。西医诊断为腰椎间盘突出症。

处　　方　①普通针刺取肾俞、关元俞、腰阳关、命门、L3 至 S1 夹脊穴、阿是穴。下肢疼痛、麻木取秩边、环跳、殷门、风市、委中、阳陵泉、承山、阿是穴。②小针刀、艾灸、药物罐：取腰背部阿是穴。

二诊（2021 年 1 月 5 日）：腰痛大致同前，服用塞来西布止痛，腰部活动度较前稍改善，选用上述处方穴位 3~5 个。常规消毒后，用毫针采用平补平泻手法进行针刺，留针 30min 后取针，1 次 / 天，10 天为一个疗程。选取腰椎二侧，或在阿是穴拔罐治疗，每次 10min，1 次 / 天，或者隔日 1 次，5~7 次为一个疗程。艾绒灸肾俞、关元俞、腰阳关、命门、L3 至 S1 夹脊穴、阿是穴中 1~3 个穴位。

三诊（2021 年 1 月 6 日）：腰痛大致同前，已服用塞来西布止痛腰部活动度较前稍改善，续予二诊方案治疗。

四诊（2021 年 1 月 7 日）：患者腰痛较前改善，嘱咐患者暂停口服止痛药，继续当前治疗方案。

五诊（2021 年 1 月 8 日）：患者诉腰部仍有疼痛，但疼痛较前缓解且未口服止痛药，予当前方案治疗。

六诊（2021 年 1 月 10 日）：患者诉腰部疼痛在未口服止痛药的情况下明显缓解，继续当前治疗方案。

按语

腰椎间盘突出症属中医学“腰腿痛”范畴，是指腰部一侧或双侧疼痛连脊椎，甚至放射到下肢的一种症状，男女均有发生，女性居多。其发病机制为肝肾不足、肾虚、气血亏损及风寒湿邪侵袭或跌仆劳损而致气血瘀滞、经络受阻，导致腰腿疼痛。针刺经穴可以疏通经络；拔火罐起到活血化瘀、止痛作用；再通过艾绒灸的温和热力，起到温经散寒、祛风胜湿、活血化瘀的作用，从而缓解或消除腰腿痛的症状。其病因复杂多样，主要与风、寒、湿、痰浊、素体本虚、肾虚、跌扑损伤、闪挫、情志等因素有关。《诸病源候论》云：“凡腰痛有五：一曰少阴，少阴肾也。十月万物阳气伤，是以腰痛。二曰风痹，风寒著腰，是以痛。三曰肾虚，役用伤肾，是以痛。四曰暨腰，坠堕伤腰，是以痛。五曰取寒眠地，为地气所伤，是以腰痛。”此文是古人对腰腿痛病因病机认知较全面的一篇记载，主要认为该病是由于肾气虚衰、感受风寒外邪、跌扑损伤及久劳等所致腰痛病因以肾虚为主，风、寒、湿、热邪均可引起气机不畅、经络不通。

《丹溪心法·腰痛》：“腰痛主湿热、肾虚、瘀血、挫闪、有痰积。”本案患者因扭伤致局部组织损伤以后瘀血病变引起的疼痛，且腰为肾之府，乃肾之精气所溉之域，肾与膀胱相表里，足太阳经脉主之。正如《素问·脉要精微论》所说“腰者肾之府”，《灵枢·经脉》记载“膀胱足太阳之脉……夹脊抵腰中”，《素问·骨空论》认为“督脉者……贯脊属腰”，《灵枢·经脉》认为“足少阴之别……虚则腰痛”，故本案取穴以取为足太阳、督脉、肾经主，以疏通腰部经络气血，通经止痛。

上胞下垂（左动眼神经麻痹）

陈某，男，45 岁，2015 年 3 月 11 日初诊。

主　　诉　左眼睑下垂一个半月。

初　　诊　患者一个半月前无明显诱因出现左侧眼睑下垂，睁眼困难，眼位外斜，瞳孔扩张，向右注视时视物成双，向左减轻，两眼协调性不佳等症状，无视物模糊，无头晕、头痛，无发热、咽痛，无肢体活动障碍，无恶心呕吐，无意识障碍，二便异常，于 2015 年 1 月 28 日就诊于福州某三甲医院行颅脑 MRI 示未见明显异常，经治疗后症状如故（具体不详）。今为求进一步诊疗，就诊于我科，辰下：左侧眼睑下垂，睁眼困难，眼位外斜，视物成双，疲倦，纳可，寐欠安，二便调。

查　　体　神清，舌暗红，苔白，脉弦。言语清楚，查体合作，记忆力、计算力、定向力、判断力、理解力正常。左侧上眼睑下垂，遮住眼球上 2/3，向上运动稍受限，余神经系统检查无异常。双肺呼吸音清，心、腹部未见明显异常。

辅助检查 2015年1月28日于外院行颅脑MRI示未见明显异常。

中医诊为上胞下垂，证属气虚血瘀。治宜益气、补阳、化瘀。针刺以手足太阳、手足阳明、手足少阳为主，手法施以平补平泻。

处 方 ①针刺攒竹、鱼腰、丝竹空、阳白、四白、瞳子髎、太冲、合谷。②梅花针取眼周局部叩刺，以潮红为度。③手法以针刺为主，电子针疗仪通电，TDP照射，30min后取针，以梅花针叩刺眼周局部皮肤，以潮红为度。

二诊（2015年3月16日）：仍睁眼困难，左侧眼睑下垂，眼位外斜，视物成双，疲倦，寐欠安，予上法，增灸足三里、脾胃俞。

三诊（2015年3月28日）：仍有左眼睑下垂，睁眼较前改善，露出角膜的1/5，眼位外斜，视物成双，疲倦，纳寐可，治疗守上法，嘱患者行眼球运动锻炼。

四诊（2015年4月11日）：左眼睑下垂，睁眼较前改善，露出角膜的1/3，眼位外斜，视物成双，偶感疲倦，治疗守上法。

五诊（2015年4月30日）：左眼睑下垂，睁眼改善，露出角膜的1/2，眼位外斜幅度减小，向内运动较前幅度增大，视物成双较前缓解，无疲倦感，治疗守上法。

六诊（2015年5月13日）：左眼睑下垂，睁眼改善，露出角膜的2/3，眼位稍外斜，向内运动较前幅度增大，向内可过中线，视物成双明显减轻，治疗守上法。

七诊（2015年5月27日）：睁眼明显改善，左眼睑稍下垂，双侧眼裂基本对称，眼位外斜同前，向内运动可过中线，视物成双减轻，治疗守上法。

八诊（2015年6月8日）：左眼睑无明显下垂，双侧眼裂对称，眼位稍外斜，向内运动基本到边，偶有视物成双，治疗守上法。

九诊（2015年6月17日）：双眼对称，眼位大致居中，向内运动到边，无视物成双。

按语

本案患者素体亏虚，气虚无力升提肌肉，无力推动血行，日久血行不畅而致血瘀，筋脉失养，肌肉迟缓不收则眼睑下垂、睁眼困难。眼部为经脉汇聚之处，手足太阳、手足阳明、手足少阳均有经脉分布到眼周，所以临床上眼部疾病多取太阳、少阳和阳明经穴位治疗。睛明在眶内缘目内眦处睑内侧韧带中，深部为眼内直肌，并有眼神经分支；鱼腰在眼轮匝肌中，深部为眼肌，深层有眼神经；承泣在眼轮匝肌中，深层眶内有下直肌、下斜肌。动眼神经支配上直肌、提上睑肌、内直肌、下直肌、下斜肌。针刺上述穴位，可直接促进眼部血液循环，利于病变组织恢复正常，起到疏风清热明目的作用。同时根据不同病因，分别配穴。阳白、攒竹、鱼腰、丝竹空等穴均属于局部取穴，可通经络，调气血，荣经筋，充养上睑提肌；肝开窍于目，故远端取合谷、太冲，四关齐用，疏通面部经络，补益肝肾，濡养目窍，以达气血、阴阳、脏腑同调。

动眼神经麻痹，中医属“目偏视”“上胞下垂”“睑废”“睢目”范畴，多因脾胃虚弱，水谷精微运化乏源，气血亏虚，肌肉筋脉失养，肌肉痿废不用，而致眼睑下垂；且眼睑属脾，脾虚则眼睑无力下垂，开合失常。《灵枢·邪气脏腑病形》

篇曰："十二经脉三百六十五络，其气血皆上于面而走空窍，其精阳之气上走于目而为睛，其别气走于耳为听。"该病病因为：①禀赋不足、风邪中络。②外伤脉络、肌肉受损。③脏腑功能失调、痰湿内生、风痰阻络。④肝肾亏虚、肝风内动。治疗以祛风散邪、健脾化痰、活血化瘀、补养肝肾、舒筋通络为基本法则。

现代医学认为动眼神经（Ⅲ）与滑车神经（Ⅳ）、外展神经（Ⅵ）共同支配眼球运动。眼肌麻痹的病因多种多样，根据不同的解剖部位各自临床表现不一样，由各种原因所致的脑和神经病变可引起全部或者部分动眼神经麻痹。其病因依次为颅内动脉瘤、糖尿病、血管性疾病。单纯外展神经麻痹多见于炎症，多颅神经损害也以炎症、肿瘤和痛性眼肌麻痹多见。但就大体而言，其病因主要以动脉瘤、脑血管病、糖尿病等为主。动眼神经麻痹的治疗主要是改善血液循环。活血化瘀，扩血管，营养神经及大剂量B族维生素治疗，配合以针灸治疗。

跟诊心得：颅神经共有12对，其中嗅神经、视神经与大脑相连，其他10对颅神经都在脑干的位置，"一端二间三四中，五六七八桥脑行，剩余两组在延髓，只能十一到高颈"。动眼神经、滑车神经在中脑；三叉神经、外展神经、面神经、前庭蜗神经在脑桥；舌咽神经、迷走神经、副神经、舌下神经在延髓。梁老强调当临床上出现多颅神经损伤时的症状，必须行相关检查确定损伤层面，排除潜在危险；对于"眼睑下垂"治疗秉持关注局部以"治筋守筋"，兼顾整体以"调补正气"。

上胞下垂

（右动眼神经麻痹）

张某，女，63岁，2017年9月6日初诊。

主　　诉　右眼睁眼困难半月余。

初　　诊　患者半月余前突发右眼睁眼困难，右前额及颜面部麻木感，稍有疼痛，双眼视物模糊，无发热、头晕、头痛，无半身肢体无力，无恶心呕吐，无腹痛、腹泻等不适，遂就诊于福州东南眼科医院，诊断为“右眼动眼神经麻痹，双眼糖尿病视网膜病变，双眼白内障”，经治疗后症状未见明显改善（具体不详），遂就诊于我科。辰下：右眼睁眼困难，双眼视物模糊，复视，右前额及颜面部麻木感，稍有疼痛，易感疲乏，纳尚可，寐尚安，二便调。

既　　往　发现“糖尿病”20余年，平素未规律监测血糖，未规律服用降糖药。

查　　体　神清，舌淡，苔薄，脉细弱。右眼上睑下垂，可露白 3mm，右眼球向内向上运动受限，双侧瞳孔等大等圆，对光反射未见异常，双侧鼻唇沟对称，伸舌居中，四肢肌力及肌张力未见异常，病理征未引出。

中医诊为上胞下垂，证属脾弱气虚。治宜健脾益气。针刺以足阳明经、足太阴经、手少阳经为主。手法施以补法。

处　　方　针刺阳白、鱼腰、攒竹、足三里、四白、百会、阴陵泉。局部行梅花针叩刺，以潮红为度。

二诊（2017 年 9 月 6 日）：上述穴位配合电针，以断续波为主，强度以患者能耐受为度，留针 30min。嘱患者注意休息，用温毛巾热敷局部，按摩眼眶周围穴位。

三诊（2017 年 9 月 9 日）：患者诉症状同前，续予原方案治疗。

四诊（2017 年 9 月 13 日）：症状大致同前，考虑患者为老年女性，脏腑功能较为虚弱，予隔姜灸神阙、气海及关元，余治疗同前。

五诊（2017 年 9 月 19 日）：右前额及颜面部麻木感减轻，无疼痛，余症同前，治疗守上法，嘱患者自行眼球运动锻炼。

六诊（2017 年 9 月 30 日）：偶感右前额及颜面部麻木感，右眼睁眼困难，右眼上睑下垂，可露白 4~5mm，双眼视物模糊，右眼球向内向上运动稍受限，偶有复视，近期无疲乏感。治疗同前，配合局部穴位自行按揉。

七诊（2017 年 10 月 23 日）：无右前额及颜面部麻木感，右眼睁眼困难，右眼上睑下垂，可露白 4~5mm，双眼视物模糊，右眼球向内向上运动大致正常，无复视。治疗守上法。

八诊（2017 年 11 月 10 日）：右眼睁眼困难，右眼上睑下垂，露白 7~8mm，约为正常眼裂 2/3，双眼视物模糊，治疗同前。

九诊（2017 年 12 月 4 日）：双侧眼裂基本对称，右眼睁眼自如，仍双眼视物模糊，建议眼科治疗。

按　语

本案患者系“消渴”日久所引起的“眼废”“睢目”等并发症范畴，患者消渴日久气阴两虚，久病失养导致脾气虚弱，水谷精微运化乏源，气血亏虚，肌肉筋脉失养，肌肉痿废不用，眼失所养而致眼睑下垂；且眼睑属脾，脾虚则眼睑无力下垂，开合失常。故取足三里可大补脾气，升清举陷；阳白、攒竹、鱼腰、四白通经络，调气血，荣经筋，充养上睑提肌；督脉百会升提阳气，濡养胞睑筋肉；阴陵泉健脾益气。气血充，筋肉盛，脉络和，开合有力。

糖尿病性动眼神经麻痹是糖尿病后期累及眼部神经而出现的一种并发症，是糖尿病引起的脑神经损害中的常见症状，对于此病的发病机制，主要考虑与长时间的糖代谢紊乱有关，神经、血管在糖代谢紊乱的影响下，极易缺血、缺氧受到损伤，同时还可发生微小血管病变，使大量的葡萄糖代谢产物山梨醇果糖沉积于神经组织内，而引起神经节轴索变性的变化，影响神经传导。

糖尿病性动眼神经麻痹归属于中医学“筋痿”范畴。《灵枢·经筋》曰：“足太阳之筋……其支者……为目上纲。”“足阳明之筋……阳明为目下纲；其病……急者目不合，热则筋纵，目不开。”“足少阳之筋……结于目眦为外维……从左之右，右目不开。”肝主筋，人体之经筋分布于外周，其中足三阳之筋结聚于眼及其周围，共同支配眼睑开阖与眼球转动。肝藏血，开窍于目，肝血虚弱或经脉不通，筋失所养，则筋伤络阻、目失濡润，故见上眼睑下垂、视物重影、眼球转动不灵活。《灵枢·大惑论》曰：“五脏六腑之精气，皆上注于目而为之精……肌肉之精为约束，裹撷筋骨血气之精而与脉并为系。”《诸病源候论》曰：“目是五脏六腑之精华，人脏腑虚而风邪入于目。”《灵枢·经筋》云：“经筋之病……热则筋弛纵不收，阴痿不用。”由此可见，糖尿病性动眼神经麻痹的主要病机是正气亏虚，外邪乘虚而袭，营卫失衡，阴阳失调。

治疗上应注意刺、灸结合。任脉起于胞中，诸阴经交会于任脉，上颐循面入目，可溢蓄、调节气血。气海、关元、神阙生发元气，调通任脉，温固下元。任、督相辅，调节一身阴阳，阴阳共济，正气充实，邪去病安。

跟诊心得：上3则都是讲述“上睑下垂”，但病因各异，症状不尽相同。眼球运动受动眼神经、滑车神经、外展神经共同主导，动眼神经支配的眼外肌有上睑提肌、上直肌、内直肌、下直肌、下斜肌，支配的眼内肌是瞳孔括约肌。眼外肌主要功能为眼睑上抬、眼球内收、眼球下视，眼内肌的功能是参与瞳孔的对光反射和调节反射。滑车神经是唯一发自脑干背面的神经，也是最细的脑神经，支配上斜肌。损伤后眼球不能向外下方注视，受累眼采取外斜视位，导致复视。外展神经支配眼外直肌运动，受损时会出现眼向内斜视，不能外展运动。

上胞下垂

（术后动眼神经损伤）

动眼神经损伤是一种眼科常见病症，主要表现为上睑下垂，睑裂变窄，眼球不能向上、下、内三个方向运动，眼球位置向外下方偏斜、复视、瞳孔散大、对光反射消失。

吴某，女，55岁，2020年12月14日初诊。

主　　诉　脑动脉瘤夹闭术后致左眼睁眼不能1月余。

初　　诊　患者入院1月余前因“多发性脑动脉瘤破裂、蛛网膜下出血”于福建医科大学附属第一医院行“电生理监测下右翼点锁孔开颅脑动脉瘤夹闭术（右侧大脑中+双侧后交通）”，术顺。术后第2天出现左眼上睑下垂，睁眼不能，视物成双，无头晕、头痛，无恶心、呕吐，无胸闷、胸痛，遂请福州市第一医院眼科会诊，考虑“脑动脉瘤夹闭术后左侧动眼神经损伤”，予甲钴胺营养神经配合针灸等治疗后，效果不明显。今为求进一步系统治疗，就诊于我科。辰下：左眼上睑下垂，睁眼不能，视物成双，紧张，入睡困难，夜间可醒2~3次，纳少，神疲肢倦，二便正常。

查　　体　神清，舌质红，苔薄白，脉沉，心、肺、腹部查体未见异常。左眼上眼睑下垂，不能睁眼，平视前方时，眼裂为0，无角膜漏出，左眼瞳孔扩大，直径约6mm，对光反射及调节反射均消失，右眼未发现异常。

中医诊为上胞下垂，证属脾虚气弱（气血亏虚）。治宜健脾补中，益气养血。针刺以局部阿是穴、足太阴脾经为主。手法施以补法。

二诊（2020年12月14日）：睛明浅刺，不提插捻转，拔针时按压针孔3~5min，防止出血；印堂斜刺入骨膜；百会、神庭平刺；阳白、丝竹空、四白、颧髎诸穴均以针尖朝向眼部浅刺。针刺耳穴神门、心，以针尖刚刚刺破软骨层为度，患者有酸麻胀等得气感。

三诊（2020年12月16日）：患者诉经治疗后，入睡较前好转，左眼症状同前，治疗同前，增予足三里、中脘、百会、印堂、神庭灸疗。

四诊（2020年12月19日）：患者左眼能睁开露出角膜的1/4，眼球能轻微向上、下、内运动，瞳孔直径约为5.5mm，视物成双症状减轻，入睡尚可，夜间醒1~2次，治疗同前。

五诊（2020年12月31日）：患者左眼能睁开露出角膜的1/3，眼球向上、下、内运动幅度增加，瞳孔直径约为5mm，视物成双症状减轻，对光反射及调节反射微弱，入睡可，夜间偶醒1次，治疗同前。

六诊（2021年1月6日）：患者左眼能睁开露出角膜的2/3，眼球向上、下、内运动幅度增加，瞳孔直径大小约4mm，视物成双症状较前减轻，光反射迟钝，调节反射消失，睡眠可达6个小时，治疗同前。

七诊（2021年1月14日）：患者左眼无明显上睑下垂，向前平视双眼眼裂大致对称，眼球向下、上、内方向运动与右眼球基本相同，瞳孔直径大小与左眼球基本相同，约为3.5mm，无视物成双，光反射及调节反射正常，夜寐安。

按语

本案例为术后气血亏虚，导致经筋失养，肌肉纵缓不收，筋脉弛缓，故见上睑下垂；黑睛属肝，肝藏血，目受血而能视，肝血不足，目失于濡养，则视物成双、眼球活动受限；瞳仁属肾，肾之精血不能上注，则瞳孔散大。盖因眼睑为肉轮属脾，脾虚气血生化无源，主肌功能失司，则上睑抬举无力，遂致眼睑下垂，不能睁眼。故本病病位在上眼睑，与肝脾肾密切相关，病证在气血。

动眼神经损伤中医病名为“上胞下垂”“睑废”，应属痿证范围，《圣济总录》记录为“眼睑垂缓”，《银海精微》中称之为“胞垂”。此类病病因先天在于禀赋不足，命门火衰，心脾阳虚，主肌无力；后天因素在于脾。眼睑属筋肉，“治筋守筋”以局部取穴为主；《铜人》曰：“精明，治攀睛，翳膜覆瞳子。”且该穴乃手太阳、足太阳、足阳明、阴跷、阳跷五脉之汇，针刺该穴，可通调局部血络，促进目精气血运行，使睛目得养；阳白、丝竹空、四白、颧髎通经活络，行气活血。督脉为阳脉之海，阳气主升，针刺督脉经穴，可使垂睑上抬；百会、印堂、神庭居于人身之高处，故能开提升阳，取之益气升阳，兼可安神。《灵枢·口问》记载：“耳者，宗脉之所聚也。”故针刺耳穴神门、心可宁心定志，养血通脉。根据“治痿独取阳明”的法则，足三里健脾益气，促进气血生化，以补其不足；

中脘为胃之募穴、脏会，取之健脾胃，充气血。诸穴合用相辅相成，以达提胞明精之效，因此用以治疗气血亏虚型动眼神经损伤可获良效。

跟诊心得：本案例给人印象深刻，该患者就诊过程中不愿与人交流，治疗过程要求家属全程陪同不离视线；发病后因眼睑下垂自觉影响面容，蜗居家中，长期精神紧张，夜寐欠安。梁老认为该类病证应尤重“治神”，灸可温补阳气，《黄帝内经》曰：“阳气者，精则养神，柔则养筋。”故灸疗可调神、养筋；百会、印堂、神庭归属督脉，其入络脑，灸其穴，升阳气，调其神，3 穴合用，具有良好的清心镇静、调整情绪功效，不得不感叹梁老选穴之精炼。

高风雀目病（夜盲症）

夜盲症是指日间视力尚可，而暗处视力下降、暗适应时间延长的临床症状，由视杆细胞功能异常导致，现代医家多认为夜盲症病机以虚为本，补益为中医临床治疗该病的核心处方思路。

薛某，女，60岁，2015年6月8日初诊。

主　诉　发现夜盲40余年，双眼视物范围变小18年。

初　诊　患者入院40余年前无明显诱因出现夜盲，夜间无法看清地上水迹，无明显视物模糊及视物范围缩小，无眼红痛、畏光流泪，未予重视，未行诊治。此后夜盲症状呈渐进性发展，夜间行走自觉不平衡，仍未诊治。18年前无明显诱因觉双眼视物范围明显减小，夜盲症状同前，视物较前稍模糊，无眼红痛、畏光流泪，无视物变形变色及眼前黑影飘动，就诊当地社区医院，考虑为“双眼视网膜色素变性”，予“复合维生素、烟酸、间断双眼球后注射扩血管药（具体不详）”，自觉效果不佳。9年前于北京海淀区京明医院行“双眼自体血管移植术”，术后自觉双眼视物明显清晰，视物范围较前明显变大。4年前自觉双眼视物较前模糊，视物范围明显缩小，多次入住我院眼科及我科，予营养神经、改善循环，中成药益气通络等治疗后症状好转出院，双眼视物较前稍清晰。今为继续治疗，就诊于我科。辰下：双眼视物模糊，视物范围缩小，时有头晕，无视物旋转、恶心呕吐，双膝酸痛，上、下楼梯时痛甚，双髋部疼痛，纳可，喜热食，寐安，二便调。

查　体　神清，舌红，苔薄黄稍腻，脉沉细。眼睑无水肿，结膜无充血，巩膜无黄染，瞳孔等大等圆，双侧对光反射灵敏。双眼视力粗测减退，视野缩小，四肢肌力、肌张力正常，腱反射对称存在，病理征未引出。

中医诊断为高风雀目病，证属肝郁脾虚证。治宜疏肝明目，健脾解郁。针灸选取足厥阴肝、足太阴脾经穴为主，手法平补平泻。西医诊断为夜盲症。

处　　方　肝俞、脾俞、太冲、太溪、足三里、光明、三阴交、睛明、攒竹、鱼腰、丝竹空、阳白、承泣。

治疗经过　上述穴位配合电针，用连续波，强度以患者能耐受为度，时间30min。辅以温和灸、梅花针循经及局部叩刺，以皮肤潮红为度。头皮针取枕上正中线通络明目。

按　语

本案证属肝郁脾虚，治疗重在健脾解郁、疏肝明目。肝俞、脾俞调肝脾脏腑之气；太冲、太溪共用，调节肝肾、滋水涵木；取胆经络穴光明，取之可调节肝胆之精上注于目；取三阴交，三阴同调，配合足三里调补脾胃，是气血足、神气旺，目以明；以上诸穴配合眼周穴位，疏导眼目经气，畅通眼周气血，使眼光目明，视物清晰。

“雀目”首次出现在《诸病源候论》，该书提到：“人有昼而睛明，致暝则不见物，世谓之雀目。言其如鸟雀，暝便无所见也。”中医认为其病机与肝、肾有关。《银海精微·黄昏不见》有云：“此乃肾之虚也，眼虽属于窍门，乃归肾而为主，肾虚则眼目昏。”《沈氏尊生书》中认为：“雀目者，日落即不见物也，此由肝虚血少，由父母遗体，日落即不见物，不必治，治亦无效。”强调先天性雀目的治疗难度。《秘传眼科七十二症全书· 高风雀目内障》中提到：“高风雀目者，乃肝中积热，肾水衰不能制伏肝火。”“肝开窍于目”“目受血而能视”，都说明了肝经对治疗目疾的重要性。

白涩症（干眼症）

干眼症是一种多因素影响的泪膜和眼表的慢性病，临床上主要表现为眼部干涩、刺激、异物感，甚则烧灼、瘙痒、畏光，影响患者日常生活和学习、工作。

郑某，女，47岁，2017年3月10日初诊。

主　　诉　双目干涩、畏光2个月。

初　　诊　患者2个月前无明显原因出现双目畏光、干涩、轻微痒，难以睁开，强行睁开则立刻流泪，无异物感、痛灼感，无红肿、充血，眼睛及其周围无分泌物黏附。曾就诊于福建省医科大学附属第一医院眼科，予眼药水滴注2个月（具体不详），症状无明显好转。后至本院眼科就诊，予中药、西药（具体不详）治疗数日，症状无明显改善。今为求进一步诊疗，特至我科就诊。辰下：患者面色苍白，纳食尚可，寐可，二便正常。

查　　体　神清，舌偏暗，苔薄，脉虚。

中医诊断为白涩症，证属肝肾不足证。治疗宜补益肝肾。西医诊断为干眼症。

中　　药　熟地黄18g　山药24g　山茱萸18g　茯苓15g　泽泻15g　牡丹皮10g　党参15g　白术10g　黄芪18g　丹参15g　赤芍15g　千里光15g

谷精珠 15g　北山楂 24g

×7 剂，水煎服，餐后内服，每日 2 次。

外 治 法　①普通针刺取睛明、丝竹空、鱼腰、阳白、四白、太溪、三阴交、四关。②上述穴位配合电针以疏密波为主，强度以患者耐受为度，时间 30min。③梅花针轻叩眼周皮肤，注意避开眼睛。

按　语

由于肝与目在生理、病理上关系密切，临床上凡目疾主要以治肝为主。肝藏血，肾藏精，患者肝肾不足则面色苍白，舌偏暗，苔薄，脉虚，故梁老在治疗上主要以补肝肾为主。太冲、太溪分别为肝经、肾经之原穴，刺之可调理两经气血；三阴交为肝、脾、肾三经交会穴，刺之可补益肝肾；睛明、丝竹空、鱼腰、阳白、四白均为局部取穴，均可治目疾。辅以补肝肾、明目之中药，加强疗效。针药同用，坚持治疗，假以时日，患者肝肾之气充足，则目自明，畏光、干涩等症自消。

干眼症以眼睛干涩为主要表现，属中医“内燥证”范畴。肝在窍为目，在液为泪。《素问·五藏生成》云：“肝受血而能视。”《灵枢·经脉》曰：“肝足厥阴之脉……连目系。”又如《灵枢·脉度》云：“肝气通于目，肝和则目能辨无色矣。”肝之精血充足，肝气调和，目才能正常发挥其视物、辨色的功能。若肝精、肝血不足，泪液分泌减少则会导致两目干涩、视物不清等症。目的视觉功能的发挥，还依赖于五脏六腑之精的濡养。五脏六腑之精气，上注于眼窠部位，分别滋养眼的各个组织。《灵枢·大惑论》曰：“五脏六腑之精气，皆上注于目而为之精，精之窠为眼，骨之精为瞳子，筋之精为黑眼，血之精为络，其窠气之精为白眼。”而肾藏精，肾为“先天之本”“五脏阴阳之本”，若肾不足，则五脏失养，五脏六腑之精难以濡养目系，则目不能发挥其正常功能。

暴聋案一
（突发性耳聋）

突发性耳聋属中医学“暴聋”，其病机多由外感风邪闭耳，或脏腑失调，痰瘀闭耳，临床上以短时间内迅速导致感音神经性聋为主要特点。

张某，女，60 岁，2017 年 3 月 8 日初诊。

主　诉　突发性耳聋 2 个月。

初　诊　患者 2 个月前用冷风吹头发，次日出现耳鸣、耳聋。1 月 24 日至福州总医院诊治，予丹参注射液挂瓶 10 来次后，耳鸣耳聋明显改善。今为求进一步治疗，特至我院梁栋富名老中医针灸工作室就诊。

中医诊断为暴聋，证属气滞血瘀证。治宜理气活血化瘀。西医诊断为突发性耳聋。

处　方　耳门、听宫、听会、翳风、中渚、外关。中药处方：通窍散加减。

治疗经过 上诉穴位配合电针，疏密波为主，强度以患者能耐受为度，时间30分钟。取针后，在上述穴位施与浅针。梅花针轻叩耳周经络。

暴聋案二

黄某，女，42岁，2016年6月7日初诊。

主　　诉 右耳听力下降1月余。

初　　诊 患者1月余前疲劳后出现右耳听力下降，接听电话感声音模糊，伴持续性右耳鸣，呈“嗡嗡”“沙沙”声，伴头晕，视物顺时针旋转，持续约数秒后未再视物旋转，无明显耳堵塞感，无耳痛，无耳道流液，无头痛，无咳嗽、咳痰，无恶寒、发热等不适。就诊于福建省立医院南院，查纯音听阈示“右耳感音神经性聋，高频下降为主，平均气导听阈81dB，气导2000Hz、8000Hz未引出，骨导500~4000Hz均未引出，左耳听力大致正常。”耳鸣检查示“未检出。”声导抗示“双侧‘A’型鼓室图，左耳镫骨肌反射可引出，右耳镫骨肌反射均未引出。”后为进一步诊疗就诊于我院耳鼻喉科，诊断为“右耳突发性聋、椎基底动脉供血不足、腔隙性脑梗死”，经“改善循环、营养神经、减轻神经水肿、保护胃黏膜并配合声信息、普通针刺、电针、耳穴埋豆”等治疗10余天后上述症状有所减轻。近2周来右耳听力下降未见进一步改善，今为进一步康复治疗就诊于我科。辰下：右耳耳鸣、听力下降，偶感头晕，伴视物旋转，症状持续数分钟，记忆力减退，纳寐可，二便调。

查　　体　神清，舌暗红，苔白，脉涩。言语清晰，反应良好，双侧瞳孔等大等圆，直径约3mm，瞳孔对光反射存在，双侧额纹对称存在。颈软，布鲁津斯基征、克尼格征阴性。双侧鼻唇沟对称，伸舌居中。四肢肌力、肌张力正常，腱反射对称存在。感觉无异常，巴宾斯基征、查多克征等病理征未引出。指鼻试验、跟膝胫试验正常，闭目难立征（+），睁眼可纠正。

中医诊断为耳聋、耳鸣，证属气滞血瘀证。治宜行气活血，疏通经络。

处　　方　穴位以肝、胆、肾经穴位为主。耳门、听宫、听会、血海、阳陵泉、足窍阴、合谷、太冲、太溪、足三里、阴陵泉、风池。上述穴位常用平补平泻法。配合头皮针取晕听区。梅花针循经叩刺，以局部皮肤潮红为度。

二诊：患者诉症状同前，未见明显好转，续予原方案治疗，加艾灸神阙、气海及关元。

三诊：患者诉耳鸣及听力稍有改善，偶有头晕，无视物旋转及恶心呕吐，治疗上同前。

按 语

《灵枢·口问》记载“耳者，宗脉之所聚也”，表明耳为十二经脉气血汇聚之处。肾开窍于耳，耳聋病位在肾，与肝、胆、脾相关。耳聋实证多由肝胆之火上炎所致，虚证多由肾精不足，耳失所养，治疗上通过“泻其有余，补其不足，阴阳平复”，则耳聋之症得消。突发性耳聋多属实证，故梁老认为该病治疗针刺主取少阳经脉，调其经气，外关、中渚为三焦经穴，可通调三焦气血、清热开窍。《针灸大成》认为“翳风……主耳鸣耳聋”，是手足少阳经交会穴，手足少阳经皆入耳中，具有疏风通络、清宣耳窍之功效。听宫为小肠经穴，听为耳之主司，宫为五音之首。本穴为治耳疾之主穴，具有聪耳开窍作用。“通窍散”可活血化瘀，针药配合，共同调理疏通三焦气机，调达气机上、下平衡，宣通内外，运行气血之功。

突发性耳聋患者听力损失可在数分钟或数小时、数日内达到高峰，可伴有耳鸣及眩晕。《医林改错》中明确记载了瘀血导致耳聋的论述，如“耳孔内小管通脑，管外有瘀血，靠挤管闭，故耳聋。”而暴聋的发病原因有：“两耳通脑，所听之声归于脑……耳窍通脑之道路中，若有阻滞，故耳突聋。”《证治准绳》：“暴聋之病，多因经脉运行而未通。”《针灸甲乙经》：“聋而不痛，取足少阳。”耳乃宗脉所聚，赖五脏六腑之气熏，十二经络上络于耳，其中手足少阳之经皆绕耳部循行，气机失调，精血亏耗，水不涵木，肝风旋动而发。暴聋多实，与少阳经邪气实，肝胆火旺，或肝胆湿热及气机郁结有关。

第六章 优势病种诊疗

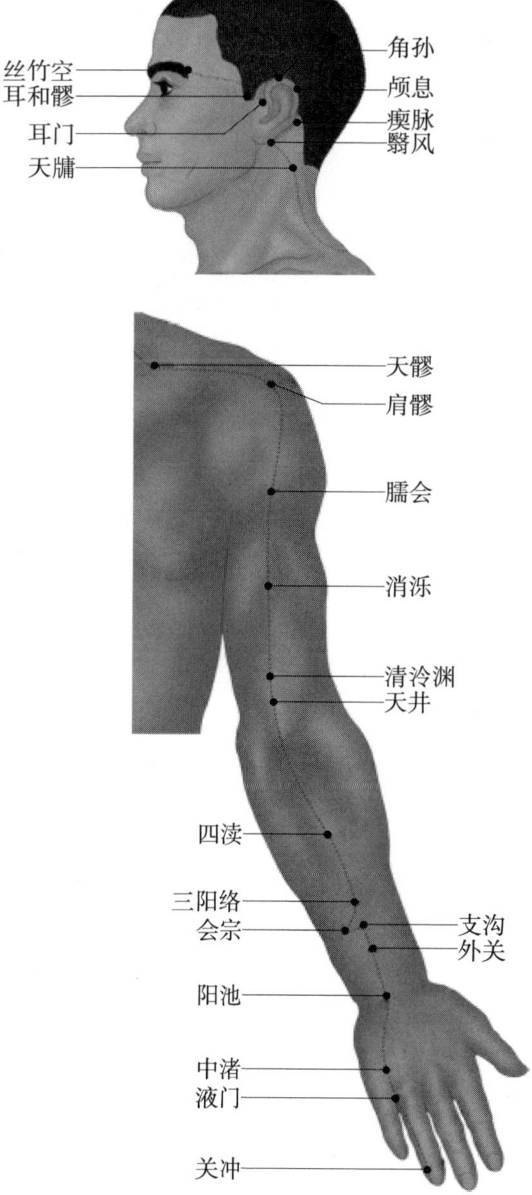

丝竹空
耳和髎
耳门
天牖
角孙
颅息
瘈脉
翳风
天髎
肩髎
臑会
消泺
清冷渊
天井
四渎
三阳络
会宗
支沟
外关
阳池
中渚
液门
关冲

第一节　盆底疾病诊疗

一、脱垂类病证

脱垂类病证表现形式有子宫脱垂、阴道壁膨出、直肠脱垂、尿道膀胱脱垂等，根据其临床表现，传统医学将其归属于“阴挺”“脱肛”等病证范畴。目前，对于盆底相关脏器脱垂类病证的治疗策略多以手术治疗为主，但近年来传统中医治疗在防治盆底相关疾病的作用越来越突出。

（一）阴挺

1. 疾病诊断

（1）中医诊断标准：参考全国中医药行业高等教育“十三五”规划教材及全国高等中医药院校规划教材（第十版）《中医妇科学》。

中医认为本病多因气虚下陷、肾虚不固而致胞络受损，带脉提摄无力，导致子宫脱出。

1）病史：多有分娩多产史，产后过早操劳，长期咳嗽、便秘等慢性病史。

2）症状：有物自阴道下坠，甚至脱出阴道口外，卧床休息后可变小或回纳，久站或劳累后症状明显。伴腰部酸痛，小腹下坠，排尿困难、尿频或癃闭、失禁，便秘。若摩擦日久，可致宫颈和阴道壁溃疡，带下量多，黄水淋漓。

（2）西医诊断标准：参考全国高等医药教材建设研究会“十二五”规划教材（第8版）《妇产科学》。

1）症状：轻症患者一般无不适。重症患者可有不同程度的腰骶部酸痛或下坠感，久站或劳累后症状加重，卧床休息后可缓解，可伴有排便、排尿困难，便秘，残余尿增加，压力性尿失禁等。暴露在外的宫颈和阴道黏膜长期与裤子摩擦可发生溃疡、出血。

2）体征：无法回纳的子宫脱垂常伴有阴道前后壁膨出、阴道黏膜增厚角化、宫颈肥大并延长。

2. 证候诊断

（1）气虚证：伴小腹下坠，少气懒言，四肢乏力，面色少华，小便频数，或带下量多，色白质稀。舌淡，苔薄，脉虚细。

（2）肾虚证：伴小腹下坠，腰膝酸软，头晕，耳鸣，小便频数，入夜尤甚。舌淡，苔薄，脉沉弱。

3. 治疗方案

（1）中医治疗原则：根据“虚者补之，陷者举之，脱者固之”的治疗原则，以益气升提、补肾固脱为治法，兼湿热者，佐以清热利湿。

（2）中医治疗方案包括针刺治疗、电针治疗、艾灸治疗、穴位贴敷和中药汤剂。

1）针刺治疗：①取子宫、气海、大赫、维道、百会；中气下陷配足三里、脾俞；肾虚失固配肾俞、太溪。②百会沿前后方向平刺，先针后灸或针灸同施；维道向会阴方向针刺；余穴常规针刺。

2）电针治疗：①取子宫、气海、大赫、维道、关元。②选用断续或疏密波，频率为 20~30 次 /min，电流强度以患者有节律性收缩感为度，留针 30min。

3）艾灸治疗：①取百会、关元。②暴露施灸部位，点燃艾条，在距皮肤 3cm 处施温和灸法，以患者局部有温热感而无灼痛为宜，至皮肤红晕为度。每次 30min，每日 1 次，2 个月为一疗程。

4）穴位贴敷：①取百会、神阙。②用蓖麻籽 10~20 粒，捣烂成泥膏状，贴敷于穴位上。

5）中药汤剂：①气虚证治以补中益气，升阳举陷，代表方如补中益气汤加金樱子、杜仲、续断。②肾虚证治以补肾固脱，益气提升，代表方如大补元煎加黄芪。

（二）脱肛

1. 疾病诊断

（1）中医诊断标准：参照 2012 年中华中医药学会肛肠分会发布的《中医肛肠科常见病诊疗指南》中脱肛病诊断标准。

脱肛（直肠脱垂）是指肛管、直肠黏膜、直肠全层和部分乙状结肠向下移位，脱出肛门外的一种慢性疾患。根据脱出组织分为 2 型。

1）不完全性直肠脱垂：即直肠黏膜脱垂。其表现为直肠黏膜层脱出肛外，脱出物为半球形，表面可见以直肠腔为中心的环状的黏膜沟。

2）完全性直肠脱垂：即直肠全层脱垂。脱垂的直肠呈圆锥形，脱出部分可以直肠腔为中心，呈同心圆排列的黏膜环形沟。

完全性直肠脱垂根据脱垂程度分为三度：①Ⅰ度，直肠壶腹内的肠套叠，即隐性直肠脱垂。排粪造影呈伞状阴影。②Ⅱ度，直肠全层脱垂于肛门外，肛管位置正常，肛门括约肌功能正常，不伴有肛门失禁。③Ⅲ度，直肠和部分乙状结肠及肛管脱出于肛门外，肛门括约肌功能受损，伴有肛门不全性或完全性失禁。

（2）西医诊断标准：参照 2012 年美国结直肠外科医师协会标准化工作委员会发布的《直肠脱垂诊治指南》。

直肠脱垂表现为直肠壁部分或全层脱出等解剖结构异常，

并伴有盆底功能障碍。通过完整的病史、体格检查及排粪造影等辅助检查可以诊断。

2. 证候诊断

（1）气虚下陷证：肛管、直肠甚或部分乙状结肠全层向下移位或脱出肛门外，甚则劳累后加重，伴有脘腹重坠，纳少，神疲体倦，气短声低，头晕心悸。舌质淡、体胖，边有齿痕，脉弱。

（2）肾气不固证：肛管、直肠甚或部分乙状结肠全层向下移位或脱出肛门外，伴有面白神疲，听力减退，腰膝酸软，小便频数或夜尿多，久泻久痢。舌淡，苔白，脉细弱。

（3）气血两虚证：肛管、直肠甚或部分乙状结肠全层向下移位或脱出肛门外，伴有面白或萎黄，少气懒言，头晕眼花，心悸健忘或失眠。舌质淡白，脉细弱。

（4）湿热下注证：肛管、直肠甚或部分乙状结肠全层向下移位或脱出肛门外，嵌顿不能还纳，脱垂的直肠黏膜有糜烂、溃疡，伴有肛门肿痛，面赤身热，口干口臭，腹胀便结，小便短赤。舌红，苔黄腻，脉滑数。

3. 治疗方案

（1）针刺治疗。

治法：补益中气，升提固脱。

适应证：Ⅰ度完全性直肠脱垂。

选穴：百会、长强、提肛、气海、足三里、天枢；实证可加刺曲池、阳陵泉。

操作：长强沿尾骶骨内壁进针 1~1.5 寸，百会可用灸法。余穴位毫针刺，以补法为宜。

（2）中药保留灌肠。

适应证：直肠黏膜下层注射术后。

方法：选用活血化瘀、消肿止痛中药（如石榴皮、五倍子、乌梅各25g，大黄、牡丹皮、地榆、黄柏、红花各20g，明矾10g）煎煮后取50~100mL，温度36~37℃，保留灌肠。

（3）艾灸治疗。

选穴：百会、神阙、长强。

操作：采用温和灸，施灸时将艾条的一端点燃，对准应灸的腧穴部位或患处，距皮肤2~3cm，进行艾灸，以患者局部有温热感而无灼痛为宜，至皮肤红晕为度。

（4）耳针治疗。

取穴：直肠、大肠、皮质下、神门。

操作：毫针刺法，或埋针法、压丸法。

（5）中药汤剂。

1）气虚下陷证：治以补中益气固脱，代表方如补中益气汤加减。

2）肾气不固证：治以温补肾阳固脱，代表方如金匮肾气丸加减。

3）气血两虚证：治以益气养血固脱，代表方如八珍汤加减。

4）湿热下注证：治以清热利湿，代表方如葛根芩连汤加减。

二、失禁类病证

（一）尿失禁

2017年《女性压力性尿失禁诊断和治疗指南》中明确建议对尿失禁患者首先应进行非手术治疗，中医作为祖国医学，具有绿色安全、简便廉效等特点，已被广泛应用于尿失禁的治疗中，其疗效在临床亦得到证实。

1. 疾病诊断

（1）中医诊断标准：中医尚无统一诊断标准，主要以症状进行中医诊断，表现为在喷嚏、咳嗽或大笑、运动等一系列使腹压增高的活动后出现尿液不自主地从尿道口漏出。中医认为尿失禁多因久病、产后耗伤肾气，不能固摄膀胱所致，病机多为心脾两虚或肺肾两虚。

（2）西医诊断标准：参考 2017 年中华医学会妇产科学分会妇科盆底学组发布的《女性压力性尿失禁诊断和治疗指南》。压力性尿失禁的诊断主要依据主观症状和客观检查，并需除外其他类型的尿失禁及膀胱疾病。

1）病史：压力性尿失禁的症状、漏尿次数及严重程度，包括泌尿系统的其他症状，或其他病史。

2）查体：了解外生殖器有无盆腔器官脱垂及程度；外阴部有无长期感染所引起的异味、皮疹；双合诊了解子宫位置、大小和盆底肌收缩力等；肛门指诊检查肛门括约肌肌力及有无直肠膨出；神经系统检查包括会阴感觉、球海绵体肌反射及肛门括约肌肌力的检查。

3）评估：包括压力试验、指压试验、尿常规检查、工作和休息状态的 3 天排尿日记（每次排尿的时间、排尿量、漏尿时间和类型）及测量残余尿，有条件者可进行棉签试验和尿垫试验。

2. 证候诊断

（1）肾气不固证：小便不禁，尿液清长，神疲怯寒，腰膝酸软，两足无力。舌淡，苔薄，脉沉细无力。

（2）脾肺气虚证：尿意频急，时有尿自遗，甚则在咳嗽、谈笑时出现小便自遗，小腹时有坠胀，面白气短，乏力纳呆。舌淡红，脉虚无力。

（3）湿热下注证：小便频数，排尿灼热，时有尿自遗，溲赤而臭。舌偏红，苔黄腻，脉细滑数。

（4）下焦瘀滞证：小便不禁，小腹坠满隐痛，或可触及肿块。舌暗或有紫斑，苔薄，脉涩。

3. 治疗方案

（1）针刺治疗。

治法：益肾固脬。取膀胱的背俞穴，募穴为主。

主穴：中极、膀胱俞、肾俞、三阴交。

配穴：肾气不固配关元、命门；脾肺气虚配肺俞、脾俞；湿热下注配秩边透水道、阴陵泉；下焦瘀滞配次髎、蠡沟。

操作：毫针常规刺。刺中极时针尖朝向会阴部；肺俞、脾俞不可直刺、深刺。肾气不固、脾肺气虚可灸。

（2）电针疗法。

取穴：中髎、会阳。

操作：会阳处针尖向耻骨联合方向斜刺 50~60mm，施以提插捻转等手法，以针感向小腹及会阴部扩散为度，中髎处针尖斜向内下刺入第 3 骶后孔中 50~60mm，要求触电样针感放射至前阴，然后略提出针少许，最后电针连接同侧的会阳和中髎，采用连续波，频率 50 次 /min，强度以患者能耐受为度，每次通电 30min。

（3）头针。

取穴：顶中线。

操作：常规针刺。

（4）耳针。

取穴：膀胱、尿道、肾、肺、脾。

操作：可采用毫针刺，或埋针法，或王不留行籽贴压。

（5）穴位贴敷。

取穴：神阙。

操作：根据“遗则补之”“治遗尿恒涩”的原则，多选取补涩类药物为主配合随证加减，共研细末备用。每次用3~6g，用醋调成膏状贴敷。适用于虚证。

（6）热罨包。

取穴：八髎。

操作：选择补涩类药物为主，将其以布袋装好备用，放入微波炉转动2~3min后，摆放于八髎穴处，根据患者耐受度可做适当调整。

（二）大便失禁

大便失禁是临床常见症状，但古文献中关于本病的治疗记载并不丰富，考虑除了当时医疗条件的限制外，最主要原因应是许多患者讳疾忌医，常常隐瞒而致本病被忽略。现有临床报道显示，本病常在西医康复手段治疗的同时多联合应用中医疗法。

1. 疾病诊断

（1）中医诊断标准：大便失禁在古籍中称为“大便滑脱”“遗矢”，尚无相关的中医诊断标准，目前临床诊断以西医诊断标准为主。中医病机主要为“脾肾亏虚”“气虚下陷”，多因年老体弱，久病耗伤脾肾，脾气亏虚，气虚下陷，固摄功能失司，肾气不足，藏泻失调，而致大便失禁。

（2）西医诊断标准：参考《美国结直肠外科医师协会临

床实践指南：大便失禁的治疗》中关于大便失禁的定义。大便失禁指患者年龄＞4岁，不能控制大便和（或）气体，病程＞1个月。

2. 治疗方案

（1）针刺治疗。

取穴：次髎、长强、天枢、气海。

配穴：脾虚不固加脾俞；肾虚不固加肾俞、命门。

操作：刺次髎时针尖向脊柱方向呈60° ~75° 角斜刺，进针50 mm左右；刺长强针尖向肛门方向斜刺45° ，进针30mm左右，次髎与长强均以患者有向肛门及直肠等部位扩散的得气感为度，余穴按常规针刺。

（2）电针疗法。

取穴：八髎穴、足三里。

操作：刺八髎穴时针尖向内，以刺入相应骶后孔，使针感放射至阴部为度。电针采用连续波，频率50次/min，强度以患者能耐受为度，每次通电30min。

（3）贴敷治疗。

取穴：神阙。

操作：中药以补涩药为主并配合随证加减，将其研磨成粉状，以醋调成膏状贴敷。

（4）龙骨灸。

取穴：督脉。

操作：将生姜搅碎平铺于龙骨灸盒内，厚度约1cm，再将适量艾绒捏紧摆放于生姜上，点燃艾绒，将龙骨灸盒放置于患者督脉，施灸过程中注意防烫伤。

虽然目前关于本病报道相对短缺，但相信随着我国医疗水平的提升及国民健康需求的增加，大便失禁的诊治一定会得到越来越多学者的关注，进而推动相关临床研究。

三、慢性便秘

1. 疾病诊断

（1）中医诊断标准：参照中华中医药学会脾胃病分会制订的《肠易激综合征中医诊疗共识意见》中慢性便秘的诊断，以排便困难、粪便干结为主症者，属于中医“便秘”的范畴。

（2）西医诊断标准：参考2013年中华医学会消化病学分会胃肠动力学组编写《中国慢性便秘诊治指南》中的诊断标准。

1）慢性便秘的诊断主要基于症状，可借鉴罗马Ⅲ标准中功能性便秘诊断标准所述的症状和病程。

2）常表现为便意减少或缺乏便意、想排便而排不出（空排）、排便费时、每日排便量少，可伴有腹痛、腹胀、肛门直肠疼痛等不适。

3）便秘型肠易激综合征患者的腹痛、腹部不适常在排便后获改善。

2. 证候诊断

（1）肠道气滞证：大便干结，腹痛腹胀，每于情志不畅时便秘加重，胸闷不舒，喜、善叹息，嗳气频作，心情不畅，脉弦。

（2）肠道热结证：大便硬结难下，少腹疼痛，按之胀痛，口干口臭。舌红，苔黄燥，少津，脉数。

（3）肺脾气虚证：大便并不干硬，虽有便意，但排便困难，用力努挣则汗出短气，便后乏力，神疲懒言。舌淡，苔白，脉弱。

（4）脾肾阳虚证：大便干或不干，排出困难，腹中冷痛，得热则减，小便清长，四肢不温。舌淡，苔白，脉沉迟。

（5）津亏血少证：

大便干结，便如羊粪，口干少津，眩晕耳鸣，腰膝酸软，心悸怔忡，两颧红、舌红少苔或舌淡苔白，脉弱。

3. 治疗方案

（1）针灸治疗。

治法：调肠通便。取大肠的背俞穴、募穴及下合穴为主。

取穴：天枢、大肠俞、上巨虚、支沟、照海；热秘配合谷、腹结；气秘配中脘、太冲；冷秘配关元、神阙；虚秘配关元、脾俞。

操作：毫针常规针刺。

（2）电针治疗。

取穴：八髎穴或大肠俞、肾俞。

操作：选用5/10Hz疏密波，电流强度以患者耐受度为限，留针30min。每日1次，每周治疗5次，10次为一疗程。

（3）穴位敷贴。

取穴：实证便秘可选膈俞、脾俞、胃俞、三焦俞、大肠俞等；虚证便秘可选肺俞、膈俞、脾俞、肾俞、关元俞等。

操作：实证中药组方可包含大黄、芒硝、甘遂、冰片等。虚证便秘的中药处方可包含肉桂、大黄、丁香、木香、黄芪、当归等。每日1次，每次6~8h，3~5天为1个疗程。

（4）穴位埋线。

取穴：天枢、大肠俞、气海、足三里。

操作：以特制埋线针将羊肠线埋入穴位内，每15日1次。

（5）中药灌肠。

常用药物：实证者，可选大黄、芒硝；虚证者，可选用当归、桃仁、火麻仁等；也可在辨证基础上选用中药复方煎剂灌肠。

操作方法：将药物加沸水 150~200mL，浸泡 10min（含芒硝者搅拌至完全溶解）去渣，药液温度控制在 40℃，灌肠。患者取左侧卧位，暴露臀部，将肛管插入 10~15cm 后徐徐注入药液，保留 30min 后，排出大便，如无效，间隔 3~4h 重复灌肠。

（6）中药汤剂。

1）肠道气滞证：治以顺气导滞，代表方如六磨汤加减。

2）肠道热结证：治以清热润肠，代表方如麻子仁丸加减。

3）肺脾气虚证：治以益气润肠，代表方如黄芪汤加减。

4）脾肾阳虚证：治以温润通便，代表方如济川煎加减。

5）津亏血少证：治以养血通便，代表方如润肠丸加减。

四、慢性盆腔痛

慢性盆腔痛是一组症候群，可涉及较多系统，但从整体上而言当是祖国医学“痛证”范畴，病机不外乎“不通则痛”与“不荣则痛”，故总属以“通”为大法。

（一）盆腔炎症性疾病后遗症

1. 疾病诊断

（1）中医诊断标准：参照中华中医药学会编著《中医妇科常见病诊疗指南》及“十二五”普通高等教育本科国家级规划教材（第 3 版）《中医妇科学》相关内容。

本病临床症状包括下腹疼痛，腰骶部酸胀疼痛，常在劳累、性交、经期加重，可伴月经不调，白带增多，低热，疲乏，或不孕。根据盆腔慢性炎症体征，结合 B 超检查、阴道分泌物常规检查即可诊断。

（2）西医诊断标准：参照卫生部“十二五”规划教材（第

8版）《妇产科学》相关内容。

1）症状：下腹疼痛，腰骶部酸胀疼痛，常在劳累、性交、经期加重，可伴月经不调，白带增多，低热，疲乏，或不孕。

2）体征：子宫常呈后位，活动受限或粘连固定。子宫肌炎时，子宫可有压痛；若为输卵管炎，则在子宫一侧或两侧触及条索状增粗输卵管，并有压痛；若为输卵管积水或输卵管卵巢囊肿，则在盆腔一侧或两侧触及囊性肿物，活动多受限，可有压痛；若为盆腔结缔组织炎时，子宫一侧或两侧有片状增厚、压痛，或有子宫骶韧带增粗、变硬、触痛。

上述体征至少需同时具备下列2项：子宫活动受限（粘连固定）或压痛；附件区压痛。

3）实验室检查：①妇科超声检查可探及附件炎性包块、输卵管积液或增粗，或子宫直肠凹陷积液。②血常规、血沉检查可有白细胞总数增高，或中性粒细胞增高，或血沉加快。③白带常规、BV检查可有阴道清洁度异常，并排除特异性阴道炎。④宫颈管分泌物检测可发现衣原体、支原体、淋球菌等病原菌。

2. 证候诊断

（1）湿热瘀结证：下腹胀痛或刺痛，痛处固定，腰骶胀痛，带下量多，色黄质稠或气臭；经期下腹痛加重，经期延长或月经量多，口腻或纳呆，小便黄，大便溏而不爽或大便干结；舌质红或暗红，或见边尖瘀点或瘀斑，苔黄腻或白腻，脉弦滑或弦数。

（2）气滞血瘀证：下腹胀痛或刺痛，情志抑郁或烦躁，带下量多，色黄或白质稠；月经不调，经色紫暗有块或排出不畅，经前乳房胀痛，情志不畅则下腹痛加重，脘腹胀满；舌质暗红，或有瘀斑瘀点，苔白或黄，脉弦。

（3）寒湿瘀滞证：下腹冷痛或刺痛，腰骶冷痛，带下量多，色白质稀；经期腹痛加重，得温则减，月经量少或月经错后，经色暗或夹血块，大便溏泻，形寒肢冷；舌质淡黯或有瘀点，苔白腻，脉沉迟或沉涩。

（4）肾虚血瘀证：下腹绵绵作痛或刺痛，腰骶酸痛，带下量多，色白，质清稀；遇劳累下腹或腰骶酸痛加重，头晕耳鸣，经量多或少，经血色暗夹块，夜尿频多；舌质淡黯或有瘀点瘀斑，苔白或腻，脉沉涩。

（5）气虚血瘀证：

下腹疼痛或坠痛，缠绵日久，痛连腰骶，经行加重，带下量多，色白，质稀；经期延长或月经量多，经血淡暗或有块，精神萎靡，体倦乏力，食少纳呆；舌淡黯，或有瘀点瘀斑，苔白，脉弦细或沉涩无力。

3. 治疗方案

（1）艾灸治疗。

取穴：关元、气海、神阙、中极。

操作：可选用艾条灸或温盒灸或热敏灸，每日或隔日 1 次，每次 15~20min。寒湿瘀滞证与气虚血瘀证较为适用。

（2）中药灌肠。

常用药物：选用化瘀止痛类药物并配合随证加减。

操作：将药物浓煎备用，每次取药液 50~100mL，温度 38~40℃保留灌肠。每晚 1 次，每个月经周期连续治疗 14 天，经期停用。

（3）中药汤剂。

1）湿热瘀结证：治以清热除湿，化瘀止痛，代表方如银甲丸加减。

2）气滞血瘀证：治以疏肝行气，化瘀止痛，代表方如血府逐瘀汤加减。

3）寒湿瘀滞证：治以祛寒除湿，化瘀止痛，代表方如少腹逐瘀汤合桂枝茯苓丸加减。

4）肾虚血瘀证：治以补肾活血，化瘀止痛，代表方如温胞饮合失笑散加减。

5）气虚血瘀证：治以益气健脾，化瘀止痛，代表方如理冲汤加减。

（二）功能性直肠肛门痛

1. 疾病诊断

（1）中医诊断标准：参考国家中医药管理局发布的《24个专业105个病种中医诊疗方案（试行版）》中关于本病的中医诊断。临床症状表现为肛门直肠坠胀或刺痛，时作时止，夜间尤甚，甚则拘及少腹、前阴及骶部，并排除器质性疾病。

（2）西医诊断标准：参考《罗马Ⅲ：功能性胃肠疾病》中功能性肛门直肠痛诊断标准。

1）慢性或反复发作的肛门直肠痛。

2）疼痛持续至少30min。

3）从后部牵拉耻骨直肠肌时不会引起触痛。

4）排除其他引起肛门直肠痛的原因，如隐窝炎、肌间脓肿、肛裂等。

以上症状至少出现6个月，持续至少3个月。

2. 治疗方案

（1）针刺治疗。

取穴：第1组取气海、关元、足三里、蠡沟、三阴交、百会；

第 2 组取中髎、下髎、大肠俞、肾俞、脾俞、腰阳关、大椎。

配穴：气滞血瘀加太冲、血海、次髎；肝脾不调加支沟、合谷、太冲、肝俞；湿热下注加曲池、阴陵泉；中气下陷加灸百会、气海、关元；阴虚火旺加太溪、复溜。精神心理状态异常可加风府、神道、灵台等穴；失眠可加印堂、神庭、内关、神门。

操作：两组穴位隔日交替使用。气海、关元、肾俞直刺 1.5 寸，脾俞直刺 0.5~1 寸，得气后施补法；足三里、阴陵泉、三阴交直刺 1~1.5 寸，得气后平补平泻；蠡沟平刺。中髎、下髎 3 寸针入骶后孔 2.5 寸，使针感放射至肛门部。百会、大椎、印堂低频率、小幅度均匀提插捻转，操作 0.5~1min。中髎、下髎配合电针，选用疏密波，电针频率 2/15Hz，刺激以患者舒适为度。每日 1 次，留针 30min，10 次为一个疗程，治疗 2 个疗程。

（2）穴位注射。

取穴：长强。

操作：用 2% 利多卡因注射液 2mL、0.75% 布比卡因注射液 2mL 和高乌甲素注射液 1mL 共 5mL，长强刺入，针尖向上与骶尾骨平行刺入 1 寸，得气后另一手指肛内指引，回抽无血，扇形注射分布于肛管后半部的盆底肌。

（3）穴位埋线。

取穴：长强。

操作：取 1cm “4–0” 可吸收外科缝合线自长强缓慢推进 2~3cm。

（4）中药熏洗。

代表方：苦参汤加减。

操作：药物煎水，加入熏蒸治疗仪中，先熏 5min 后坐浴 10min，水温 40℃。每日 1 次，10 次为一疗程。

五、瘘类疾病

盆底相关瘘类病证主要与肛肠及妇科相关疾病有关，其中肛管直肠瘘、直肠阴道瘘是临床常见类型。目前，盆底相关瘘类疾病的治疗方案主要为手术治疗，传统中医治疗对该类疾病的防治也具有一定作用。

（一）肛瘘

中医治疗上以外治法引流消痈为主，再辅以内服方剂清热祛湿，养阴脱毒。其中挂线疗法作为特色中医外治法，至今仍有良好的临床价值，《古今医统》曰，“药线日下，肠肌随长，僻处即补，水逐线流，鹅管内消”，以去除病灶，保证引流通畅，减少肛门括约肌损伤。此外，对于肛瘘术后疮面的恢复及排便障碍等术后不良反应的调护，中医传统康复技术更具优势。

1. 疾病诊断

（1）中医诊断标准：参照中华中医药学会2012年发布《中医肛肠科常见病诊疗指南》。

1）肛旁溃口，反复流脓水，局部红肿疼痛或可及条索状硬结通向肛内。

2）常因外感湿热之邪、饮食醇酒厚味、劳伤忧思、便秘等因素诱发。

（2）西医诊断标准：参照卫生部“十二五”规划教材（第8版）《外科学》。

1）症状：局部反复流脓、疼痛、肛门硬结、瘙痒。

2）局部检查：视诊可见外口形态、位置和分泌物。浅部肛瘘在肛门周围可触及索状物及其行径。直肠指诊可触及内口、凹陷及结节。有且只有一条管道，穿越肛管直肠环或位于其上；

3）辅助检查：探针检查、肛门直肠镜检查、瘘管造影、直肠腔内超声、CT 检查或磁共振检查。

2. 证候诊断

（1）湿热下注证：肛周有溃口，按之有索状物通向肛内，经常溢脓，质稠厚，色白或黄，局部红、肿、热、痛明显，形体困重，纳呆，大便不爽，小便短赤。舌红，苔黄腻，脉滑数。

（2）正虚邪恋证：肛周瘘口经常流脓，脓质稀薄，肛门隐隐作痛，外口皮色暗淡，时溃时愈，按之较硬，多有索状物通向肛内，可伴有神疲乏力，面色无华，气短懒言。舌淡，苔薄，脉濡。

（3）阴液亏虚证：瘘管外口凹陷，周围皮肤颜色晦暗，按之有索状物通向肛内，脓水清稀，可伴有潮热盗汗，心烦不寐，口渴。舌红少津、少苔或无苔，脉细数无力。

3. 治疗方案

（1）基本治疗：中药熏洗联合中药外敷以清热祛湿、消肿止痛为治疗原则，在辨证论治的基础上，中药煎煮后熏洗患处，25~30℃，5~10min/次，先熏后洗（坐浴），便后或睡前使用，每日 1~2 次。根据辨证要点选用中药药膏外敷患处，每日 2~3 次，每次 3~5g。

（2）针对肛瘘术后不良反应的治疗。

1）术后尿潴留取中极、水道、关元、三阴交、足三里、膀胱俞、阴陵泉，用 28 号 2 寸毫针直刺，平补平泻，得气后留针 30min，针刺期间行针 1~2 次。联合艾灸关元、中极、足三里等穴 15min。

2）术后疮面疼痛：①针刺治疗取次髎及顶旁 1 线的头

穴。双手挟持 28 号 2 寸毫针斜刺 1.5 寸（达帽状腱膜下），得气后行捻转（100~200 次 /min），以中强度手法刺激 2min，以出现胀痛不适感为度。次髎留针 30min，顶旁 1 线留针 1h，每 10~15min 按上述手法行针，以疾闭针孔的方式出针。②埋线治疗取长强。将长 1.5cm 的 2-0 羊肠线放入埋线针的前端，常规消毒肛周皮肤后用 2% 利多卡因局麻，左手示指插入肛门起引导作用，以防刺破肠壁，右手从长强垂直进针快速刺入皮下，同时左手示指导引针尖沿肌肉层向尾骨尖方向缓慢进针 3cm，埋线针回抽无血后注入羊肠线。

3）术后腹胀可行雷火灸，取神阙、中脘、天枢。将雷火灸固定在距穴位 2~3cm 处后，点燃艾炷顶部，以局部皮肤发红、深部组织感到发热为度，注意避免烫伤皮肤，15~30 分钟 / 次，1 次 / 天，连续 3 天。

上述各类疗法虽临床疗效较著，但具体治疗机制仍未被详实地研究，同时中医辨证及针刺、艾灸等技术缺乏统一的标准，同质性较差，也在一定程度上限制了其规范化的发展。此外，在疗效的基础上还需开展大规模样本研究，进一步获得循证医学证据，产出高质量的文献及成果，助于科学化地应用、推广中医传统康复技术。

（二）直肠阴道瘘

目前对于直肠阴道瘘的防治以手术治疗为首选，早期瘘口新鲜、直径小、炎症较轻的情况尚可选择脓肿引流、肠外营养等非手术治疗。传统中医对该疾病的防治以调护为主，可通过内服补中益气汤类等补益方剂升清阳、实大便，从而改善症状，降低复发率。此外，针对该直肠阴道瘘术后的不良反应，也可采用燥湿止痒类中药进行局部熏洗，在一定程度上缓解膀胱或尿道的炎性刺激症状，提高患者术后生活质量。

1. 疾病诊断

（1）主要症状：阴道内粪便排出或阵发性排气。

（2）其他症状：化脓、恶臭的阴道分泌物，性交困难，肛周疼痛，阴道刺激感和泌尿生殖道反复感染；大便失禁提示肛门外括约肌损伤的可能。

2. 治疗方案

（1）中药灌洗：取苦参、蛇床子、白鲜皮、土茯苓、黄柏各 15g，花椒 6g 等，煎煮 30min 后成 300mL，在术前 5 天及术后行阴道灌洗，1 次 / 天。

（2）中药膏剂：多选择具有燥湿收脓、祛腐生肌、酸涩收口之功效的膏剂。方可选生肌玉红膏、金黄膏、黄连膏、回阳玉龙膏。

综上所述，盆底相关瘘类疾病的治疗方案均以手术治疗为主，传统中医康复治疗可在该类疾病的早期防治、术后调护等方面发挥一定的作用，有待临床进一步的挖掘和应用。

六、性功能障碍

性功能功障碍表现形式男女各有不同，目前西医治疗策略多以口服药物及行为指导等，但近年来中医在性功能障碍方面疗效越来越突出。

（一）女性性功能障碍

1. 疾病诊断

参考 2019 年美国妇产科医师学会发布的《女性性功能障碍管理指南》中 5 类女性性功能障碍的诊断。

（1）性兴趣和性唤起障碍：存在以下至少3项缺乏或显著减少：①对性生活感兴趣。②有性或情色的想法或幻想。③发起性行为或对伴侣的性行为做出回应。④性生活全程或近全程感到兴奋愉悦。⑤对内部或外部的情色诱因作出感兴趣或性兴奋回应。⑥在几乎所有性接触行为过程中有生殖器官或非生殖器官感觉。

（2）性高潮障碍：在几乎所有性活动场合，性高潮显著延迟，性高潮频率显著减少，或没有性高潮，或性高潮的强度显著降低。

（3）生殖器－盆腔疼痛或插入障碍：持续存在或反复出现以下1种或多种症状：①性交困难。②在性交过程中出现明显的外阴阴道或盆腔疼痛。③在阴道插入过程中存在对外阴阴道或盆腔疼痛的显著恐惧或焦虑。④在试图阴道插入过程中骨盆底肌肉显著紧张或痉挛。

（4）药物引起的性功能障碍：与药物开始、剂量增加或药物中断有短时间关系的性功能紊乱，并导致个体临床上显著的痛苦。

上述症状至少持续6个月，并导致个体临床上显著的痛苦。

2. 证候诊断

女性性功能障碍在中医中属于“阴冷”范畴，本病病因比较复杂，主要为先天禀赋虚弱、早婚、房事不节、手淫过度等，其病位在胞宫，与五脏均有密切关系，尤以肝、脾、肾为著。病性以脾肾亏虚为本，外邪侵袭、情志不舒、痰瘀蕴阻为标实，临床根据其病性虚实及具体辨证予以诊治。

（1）肾阳虚证：头晕，耳鸣，腰膝酸软，阴冷阴痛，小便频数，夜尿频多，面色晦暗。舌质淡，苔薄白，脉沉细，两尺尤弱。

（2）肾阴虚证：阴道干涩，性交时涩痛，头晕眼花，腰酸腿软，手足心热，面色不华。舌质嫩红，少苔或无苔，脉细数、无力。

（3）肝郁气滞证：胸胁、乳房胀痛，抑郁不乐或心烦易怒，善叹息。舌质紫暗，脉弦细。

（4）心脾两虚证：心悸失眠，气短乏力，精神不易集中，健忘，面色苍白。舌质淡，苔薄白，脉细弱。

（5）相火妄动证：性欲亢奋，不能自制，房事过频，带下色黄或夹赤，量多如崩，阴道灼热或拘急不适，口干咽燥，头胀头痛，形体消瘦，倦怠乏力，两颧浮红。舌质淡红，少苔或无苔，脉细数、无力。

（6）肝经湿热证：性欲亢进，头痛耳鸣，目赤昏花，口苦咽干，烦躁易怒，胸脘满闷，乳房、小腹胀痛，带下量多色黄，质黏稠，味秽臭，阴道瘙痒。舌红，苔黄，脉滑数。

3. 治疗方案

（1）针刺治疗。

取经：脾、肾经穴及任脉、督脉穴。

主穴：关元、三阴交、太溪、中极、子宫。

配穴：肾阳虚配命门、肾俞；肾阴虚配太溪、肾俞；肝郁气滞配太冲、蠡沟；心脾两虚配心俞、脾俞；相火妄动配命门、太溪；肝经湿热配大敦、行间。

操作：毫针常规针刺，阳虚可配合艾灸关元。

（2）耳针。

取穴：肾、外生殖器、内生殖器、内分泌。

操作：毫针刺法，或埋针法、压丸法。

（3）电针。

取穴：同针刺治疗用穴。

操作：每次选 1~2 组，波形取疏密波，给予中等刺激、中慢频率，留针 20~30min。

（4）穴位贴敷。

取穴：神阙。

操作：取中药研为细末，以热醋调和为糊状备用。消毒皮肤后，将其敷于患者神阙穴，再以 3cm×3cm 止血贴贴敷其上，每日 1 次，每次贴敷 6h 后取下。

（5）中药灌肠熏洗。

操作：辨证论治后取中药汤剂 200mL 于晚上睡前灌肠，药渣熬汁 1000mL，以热蒸汽熏洗外阴，药凉后坐浴 15min。月经干净 3 天后进行，连续治疗 15 天为 1 疗程。

（6）龙骨灸。

取穴：督脉。

操作：针对辨证论治为肾阳虚证、心脾两虚证的患者，可行龙骨灸治疗，每周 1~2 次。

受到传统意识的影响，学者对本病的研究甚少，大多集中于对产后所致性功能障碍的研究，这部分患者又因哺乳的限制，常在西医盆底康复的基础上联合中医外治法促进功能恢复。临床针刺取穴以脾、肾及任、督二脉为主，如关元、三阴交、中极、子宫等补脾益肾、调和冲任。阳虚患者还可配合艾灸关元，研究显示艾灸关元穴对下丘脑－垂体－卵巢轴具有良性调节作用，有效改善性激素水平。此外，中药也能以穴位贴敷或灌洗等外用方式应用于本病，使药物直达病所，利于药物吸收，发挥更好的药效。随着社会观念及性教育的普及，大众改变了对性行为的错误观念，缓解了患者对性行为的恐惧，进一步带动女性医学的发展。

（二）勃起功能障碍

1. 疾病诊断

（1）西医诊断：参考《男子勃起功能障碍诊治指南》及《男科学》（人民卫生出版社）中关于本病的诊断。

勃起功能障碍是指阴茎持续（至少 6 个月）不能达到或不能维持足够的硬度以获得满意的性生活。

1）病史：收集完整的病史，包括内外科疾病史、服药史、社交史、婚姻史及性生活史等，并采用国际勃起功能指数 -5（IIEF-5）表等评估病情，初步判断勃起功能障碍的程度、类型、病因等。

2）体格检查：包括第二性征发育、外周血管检查、生殖系统检查、神经系统检查等。

3）实验室检查：包括血常规、尿常规、空腹血糖、胆固醇、高密度脂蛋白、低密度脂蛋白及肝、肾功能检查。对怀疑有其他问题的患者需进行性激素、甲状腺素、儿茶酚胺及其代谢物测定。

4）特殊检查：包括夜间阴茎勃起试验（NPT）、阴茎硬度测定、阴茎海绵体注射血管活性药物试验（ICI）、阴茎海绵体彩色多普勒超声检查（CDU）、阴茎海绵体造影、勃起功能障碍的神经检查等。

（2）中医诊断：参照《中国中西医结合男科学》（中国医药科技出版社）中关于本病的中医诊断。

1）成年男性，在性生活时阴茎不能勃起，或勃而不坚，不能进行正常性生活。

2）排除性器官发育不全，或药物引起的阳痿。

2. 证候诊断

（1）命门火衰证：腰膝酸软，畏寒肢冷，少腹、外阴有凉感，面色无华，精神萎靡，性欲淡漠，精冷滑泄，小便频数清长。舌质淡胖，苔白，脉沉弱。

（2）心脾两虚证：心悸头晕，食少便溏，失眠多梦，纳差腹胀，神疲健忘，面色少华。舌质淡，苔白，脉细无力。

（3）惊恐伤肾证：神怯易惊，焦虑紧张，夜寐不安，胸闷。舌质红，苔薄白，脉弦细。

（4）湿热下注证：阴茎痿软，阴囊潮湿，伴瘙痒臊臭，下肢沉重，小便黄赤。舌质红，苔黄腻，脉滑数。

（5）肝郁气滞证：精神抑郁，胸胁、少腹胀满不适，多疑善虑，心情急躁，善叹息，病情轻重与情绪变化关系密切。舌质黯红，苔薄白，脉弦细。

3. 治疗方案

（1）针刺治疗。

主穴：关元、三阴交、肾俞。

配穴：命门火衰配命门、太溪；心脾两虚配加心俞、脾俞；惊恐伤肾配百会、神门；湿热下注配中极、阴陵泉；肝郁气滞配太冲、蠡沟；失眠多梦配内关、神门、心俞；食欲不振配中脘、足三里；腰膝酸软配命门、阳陵泉。

操作：穴位局部常规消毒，关元针尖向下斜刺，力求针感传向前阴，其他穴位常规针刺，得气后平补平泻。隔 3~5min 行针 1 次。每日针刺 1 次，单侧取穴，次日交换，7 天为 1 疗程，2 个疗程之间间隔 7 天，需连续治疗 3~5 个疗程。虚证可加用灸法。

（2）耳针。

取穴：内生殖器、外生殖器、内分泌、肾、神门、皮质下。

操作：毫针刺法，或埋针法、压丸法。

（3）穴位注射。

取穴：关元、中极、肾俞。

操作：选用胎盘注射液或黄芪注射液、当归注射液、维生素 B_1 或维生素 B_{12} 注射液。每次取 2 穴，常规穴位注射，要求针感向前阴传导。

（4）穴位埋线。

取穴：关元、中极、肾俞、三阴交、次髎。

操作：每次选 2~3 穴，埋入羊肠线。

（5）电针。

取穴：关元、曲骨、肾俞、三阴交。

操作：波形取疏密波，给予中等刺激、中慢频率，留针 20~30min。

（6）推拿。

取穴：督脉及背部膀胱经背俞穴、关元、中极、归来。

操作：背部穴位以快速掌根推至发热直透督脉及向髂腹部发散为度，对关元、中极、归来行刮推，如有胸腰段错位或骶髂关节后或前错位则使用胸腰椎旋转复位法。

（7）龙骨灸。

取穴：督脉。

操作：针对辨证论治为命门火衰证、心脾两虚证、惊恐伤肾证的患者，可行龙骨灸治疗，每周 1~2 次。

（三）早泄

1. 疾病诊断

（1)西医诊断；参照2015年欧洲泌尿外科学会颁布的《EAU早泄诊治指南》，其诊断主要基于患者的治疗史及性接触史，早泄诊断工具量表（PEDT）总分≥ 11 分可诊断为早泄，9 或 10 分可能诊断为早泄，≤ 8 分患早泄的可能性比较低。

（2）中医诊断：参照《中国中西医结合男科学》中关于本病的中医诊断。性交时，阴茎尚未插入阴道，双方尚未接触或刚接触，或插入后不足 1min 即行射精，以致不能进行正常性交，持续 1 个月以上者，可诊断为本病。

2. 证候诊断

（1）湿热下注证：尿频尿急，会阴不适，小腹胀痛，肢体困重，口苦口干，阴部湿痒，大便黏滞。舌质红，苔黄腻，脉滑数。

（2）阴虚火旺证：易举易泄，性欲亢进，遗精滑精，五心烦热，潮热盗汗，头晕耳鸣，腰膝酸软。舌质红，少苔，脉细数。

（3）肾气不固证：滑精，射精无力，阳举不坚，性欲淡漠，腰膝酸软，面色无华，小便清长。舌质淡，苔薄白，脉沉细。

（4）心脾两虚证：神疲乏力，夜寐不安，心悸怔忡，面色无华，头晕健忘，食少纳呆，腹胀便溏，或形体肥胖。舌质淡，舌体胖大或边有齿痕，苔薄白，脉细弱。

（5）肝郁化火证

性欲亢进，伴见情志抑郁，胸胁闷胀，善叹息，或急躁易怒，少寐多梦，面红目赤，口苦咽干，尿黄便结。舌质红，苔黄，脉弦数。

（6）脾肾两虚证：射精无力，性欲低下，伴见腰膝冷痛，气短懒言，口涎外溢，食少便溏，小便清长，或四肢不温，腹痛喜按。舌质淡白，舌体胖大，苔薄白，脉沉细弱。

3. 治疗方案

（1）针刺治疗。

主穴：关元、肾俞、太溪、志室、三阴交。

配穴：湿热下注配蠡沟、中极；阴虚火旺配然谷、照海；肾气不固配复溜；心脾两虚配心俞、脾俞；肝郁化火配蠡沟、太冲。

操作：毫针常规刺。虚证可加用灸法。

（2）耳针。

取穴：内生殖器、外生殖器、神门、内分泌、肝、肾、脾、心。

操作：毫针刺，或埋针法、压丸法。

（3）穴位注射。

取穴：关元、三阴交、肾俞、志室、命门、心俞、肝俞。

操作：选用胎盘注射液或黄芪注射液、当归注射液等。每次取 2~3 穴，常规穴位注射。

（4）穴位贴敷。

取穴：神阙。

操作：取中药研为细末，以热醋调和为糊状备用。消毒皮肤后，将其敷于患者神阙穴，再以 3 cm × 3 cm 止血贴贴敷其上，每日 1 次，每次贴敷 6 h 后取下。

（5）电针。

取穴：关元、气海、肾俞、志室、三阴交。

操作：每次选 2~4 穴，波形取疏密波，给予中等刺激、中慢频率，留针 20~30min。

（6）推拿。

取穴：关元、气海、三阴交、肾俞、命门、足三里、八髎。

操作：以轻点穴、轻振法、重揉法交替进行，每次30min，15次为1个疗程。

七、盆底肿瘤

盆底肿瘤主要的病变部位在肠道、泌尿和生殖等系统、脏器，临床中膀胱癌、子宫肌瘤、大肠癌的发病率较高，传统医学将这一类疾病统称为“癌病”。主要治疗手段为手术治疗，中医传统康复技术在防治术后副反应上有其独特的功效。

（一）膀胱癌

目前以手术治疗为主，但因术后易复发，常需加以放化疗，配合中医药治疗可降低放化疗的毒副作用，补虚扶正，提高患者生存质量。此外，中医特色康复治疗亦可改善膀胱癌术后的不良反应及并发症，达到事半功倍的效果。

1. 辨证要点

（1）膀胱湿热证：尿血，尿急，尿频，排尿时疼痛灼热，伴口渴、心烦、夜寐不安、纳呆。舌红，苔黄腻，脉滑数或弦数。

（2）瘀血内阻证：血尿，或尿中带血块，排尿困难，下腹疼痛伴坠胀感，可触及肿块。舌暗红有瘀点，脉沉细。

（3）瘀毒蕴结证：血尿，尿中夹血块、腐肉，尿有恶臭味，排尿困难，小腹坠胀疼痛，可触及肿块。舌暗红有瘀斑，苔黄或黄腻，脉沉细或细数。

（4）脾肾亏虚证：间歇性无痛尿血，伴双下肢浮肿、腰背酸痛、神疲乏力、畏寒肢冷、纳呆、腹胀、便溏。舌淡红，苔薄白，脉沉细无力或沉缓。

（5）肝肾阴虚证：无痛性肉眼血尿，口干口渴，五心烦热，头晕耳鸣，腰膝酸软。舌红少苔，脉细数。

（6）阴虚火旺证：持续性肉眼血尿，色鲜红量多，口干欲饮，午后潮热，有时高热不退，头晕耳鸣，腰膝酸软，便干。舌质光红，无苔，脉细数。

2. 治疗方案

针对膀胱癌症状及术后不良反应。

（1）膀胱癌无痛性尿血：针刺治疗时，实证取小肠俞、太冲、中极、膀胱俞，虚证取肾俞、三阴交、气海、大钟。实证用泻法，强力捻转，不留针；虚证用补法，得气后留针。

（2）膀胱癌术后胃肠功能障碍，予中药外敷配合推拿治疗，取中脘、内关、足三里。术后 6h，用按法和揉法推拿上述穴位，以局部有酸胀感为宜，5min/ 次，3 次 / 天。术后第 2 天，吴茱萸和粗盐各 250g，混合均匀后微波炉中火加热 3min，放凉至 80~90℃后放入布袋中并外敷于腹部，30min/ 次，2 次 / 天。第 2 次使用时中火加热 2min，持续到术后第 1 次排便。

（3）膀胱癌术后放疗引起膀胱刺激征：①热敏灸取中极、气海、关元。化疗结束且患者排尿后，对上述穴位进行回旋灸 2min，再用雀啄灸加强敏化 2min，续以往返灸 2min，最后温和灸 2min，每次治疗 30~60min，在化疗后进行，与化疗疗程同步。②中药封包治疗可取肾俞、关元、气海。将茯苓 30g、菟丝子 30g、泽泻 20g、丹参 20g、黄芪 20g、车前子 20g、牛膝 20g、山药 15g、山茱萸 15g、熟地黄 10g 制成粉末后分别装在 2 个 25cm × 25cm 的封包内，连接治疗仪后将封包放在穴位上，30min/ 次，2 次 / 天。

（二）子宫肌瘤

《子宫肌瘤的诊治中国专家共识》中提出桂枝茯苓胶囊或宫瘤清配伍米非司酮治疗子宫肌瘤可获得更明显的疗效。有研究发现针灸可影响雌二醇、雌激素受体-α的分泌，调节下丘脑-垂体-卵巢轴，为治疗子宫肌瘤提供了一定的客观依据。此外，火针具有温热刺激效应，可以推动血液流动，达到活血化瘀的功效，降低全血黏度及血球压积等血液流变学指标，减小瘤体体积，减轻临床症状。

1. 辨证要点

（1）气滞血瘀证：下腹部结块，触之有形，按之痛或不痛，小腹胀，月经先后不定期，量多色黯有血块，情志不畅，面色晦暗。舌紫黯，有瘀点，脉沉涩或沉弦。

（2）痰湿瘀结证：小腹有包块，按之不坚，时有疼痛，带下量多，质白黏稠，胸闷欲呕，月经推迟或闭经。舌胖大，苔白腻，脉弦滑。

（3）湿热瘀阻证：腹部包块疼痛拒按，痛连腰骶，带下量多色黄，伴腥臭味，时有子宫异常出血，发热口渴，易怒，便秘，尿少色黄。舌暗红，有瘀斑，苔黄腻，脉弦滑数。

（4）肾虚血瘀证：下腹部结块，经量时多时少，经行腹痛较重，经色黯有血块，不孕或反复堕胎史，腰膝酸软，头晕耳鸣。舌暗，脉弦细。

2. 治疗方案

（1）针刺治疗。

取穴：子宫穴（双）、曲骨、足三里（双）、三阴交（双）、地机（双）、阴陵泉（双）。

操作：嘱患者针刺前排空膀胱，子宫穴斜刺0.8~1寸，曲骨直刺0.6~0.8寸，足三里、三阴交、地机、阴陵泉直刺1~1.5寸。留针20~30min，隔日1次，1疗程10次。

（2）贺氏火针。

取穴：①主穴取中极、关元、水道、归来、痞根。②配穴：气滞血瘀型配曲池、合谷、照海；气虚血瘀型配曲池、照海、足三里、肾俞；痰瘀互结型配曲池、合谷、足三里。

操作：选用钨锰合金材料制成的长2寸、粗0.8mm的火针，将针尖在火焰上1cm处燃烧约5s，以针体前3cm处鲜红为宜，后迅速地刺入穴位及出针，在1s内操作完毕。腹部穴位可针刺3cm，痞根、肾俞针刺1.5cm。除肾俞外的配穴均毫针针刺，照海、足三里用补法，余泻法，留针15~20min，腹部穴位加用艾盒灸15min。3次/周，1个疗程12次，共3个疗程。

（3）温针灸。

取穴：①主穴取子宫穴（双）。②配穴取关元、中极、气海、三阴交（双）、阴陵泉（双）。

操作：子宫穴进行温针灸，配穴施以平补平泻法，留针30min，5次/周，15次/1疗程。

（4）埋线疗法。

取穴：三阴交（双侧）、子宫（双侧）、关元。

操作：将长约1cm的可吸收性外科缝线装入8号注射器的针头，操作时注射针头内的毫针需稍向后退，使线头与针尖内缘齐平，穴位消毒后快速刺入，将针芯内的毫针向内用力，同时缓慢将针头退出，确定无线头外露，可吸收性外科缝线留于穴位内。每月月经结束后3天内埋线1次，连续治疗3个月。

（5）隔药灸脐法。

取穴：神阙穴。

操作：将桂枝、茯苓、赤芍、牡丹皮、桃仁等活血化瘀的中药粉碎成药粉；用温水调和面粉，捏成与患者脐直径相同的面圈，高约 1.5cm；用艾绒搓成直径及高度均约 1.5cm 的艾炷。常规消毒患者神阙后，将面圈中央对准神阙平稳放置，面圈内均匀撒满药粉，填满脐部，将艾炷放于药末上后点燃尖端，连续艾灸 3 壮，共 90min。结束后用穴位贴固封脐内的药粉，24h 后撕下。隔 2~3 天行一次治疗，每周 2 次，经期不行治疗，一个月经周期为一疗程，共行 3 个疗程。

（6）督脉灸（针对阳虚血瘀型）。

取穴：大椎至腰俞的督脉端。

操作：将姜汁、督脉粉（由肉桂 10g、丁香 10g、附子 6g、桂枝 10 g、干姜 10g、鸡血藤 15g、牛膝 10g 等组成）均匀地呈线状涂抹在上述位置，铺上桑皮纸后将姜泥压实铺在纸中央，泥底宽 5cm、高 2cm、顶宽 4cm，最后放上艾炷或平铺艾绒。第一次点燃其上、中、下三部；换第二炷时点燃上、中、下及四分之一处；第三炷点法同第一次，共灸 3 壮。在经期结束后第一天进行治疗，每次灸 40~60 分钟，2 次 / 周，连续治疗 3 个月。

基于患者年龄及生育需求，中药及针灸疗法等保守治疗可广泛应用于非必须手术的子宫肌瘤患者，尤其是育龄期及迫切保留子宫完整性的女性。妇科疾病的疗效依赖于系统及周期性的治疗，故在临床实际中应规范治疗量及治疗周期，以求发挥最大的治疗效果。

（三）直肠癌

本病病因主要为饮食不节、外邪侵袭、内伤七情等，其病位在大肠，与脾、胃关系最为密切。发病病机是在正气内虚的前提下，感受邪毒、七情郁结、饮食损伤或宿有旧疾等因素造成脏腑功能失调、痰瘀酿毒久羁。病理性质属本虚标实或虚实夹杂，一般表现为全身为虚、局部为实的状态，临床治疗根据其病性虚实及具体辨证予以诊治。

1. 辨证要点

（1）湿热蕴盛证：腹痛腹胀，便下黏液臭秽或夹脓血，里急后重，肛门灼热，口干口苦，或伴发热、恶心。舌质红，苔黄腻，脉滑数。

（2）脾肾亏虚证：腹痛隐隐，腹部肿物渐大，久泻久痢，便下腥臭脓血，形体消瘦，面色苍白，声低气怯，纳呆，腰膝酸软，畏寒肢冷。舌质淡胖、晦暗，苔白，脉沉细。

（3）瘀毒内阻证：下腹疼痛，痛有定处，大便质溏，便下黏液脓血，或有里急后重。舌质暗红或有瘀斑，苔薄黄，脉弦数。

2. 治疗方案

（1）针刺治疗。

取穴：①主穴取天枢、大肠俞、上巨虚、足三里。②配穴：湿热蕴盛配曲池、下巨虚；脾肾亏虚配脾俞、肾俞；瘀毒内阻配血海、太冲；疼痛明显者配夹脊、合谷、太冲；延长生存期可搭配关元、足三里、三阴交等强壮保健穴。

操作：毫针常规刺，平补平泻。虚证者可加灸法。

（2）耳针。

取穴：大肠、小肠、腹、胃、脾、神门。

操作：毫针刺法，或埋针法、压丸法。

（3）穴位贴敷。

取穴：神阙。

操作：取中药研为细末，以热醋调和为糊状备用。消毒皮肤后，将其敷于患者神阙穴，再以 3 cm× 3 cm 止血贴贴敷其上，每日 1 次，每次贴敷 6 h 后取下。

（4）穴位注射。

取穴：天枢、上巨虚。

操作：选用维生素 B_1 或维生素 B_{12} 注射液，常规穴位注射。

第二节 中风病康复诊疗

一、定义

中风，又称卒中，是以半身不遂、肌肤不仁、口舌歪斜、言语不利，甚则突然昏仆、不省人事为主要表现的病证。因其发病骤然，变化迅速，有“风性善行而数变”的特点，故名中风。中风发病率高、病死率高、致残率高，严重危害着中老年人的健康。西医学中的急性脑卒中属本病范畴，包括缺血性中风和出血性中风。

二、临床诊断

1. 疾病诊断

（1）中医诊断标准：参考 2008 年中华中医药学会发布的《中医内科常见病诊疗指南》，临床表现为神志昏蒙，半身不遂，口舌歪斜，言语謇涩或语不达意，甚或不语，偏身麻木；或出现头痛，眩晕，瞳神变化，饮水发呛，目偏不瞬，步履不稳等。

急性起病，渐进加重，或骤然起病。一般出血性中风多动态起病，迅速达到症状的高峰，而缺血性中风往往安静状态起病，渐进加重，或有反复出现类似症状的病史。少部分缺血性中风患者可起病突然，病情发展迅速，伴有神志昏蒙。

发病前多有诱因，常有先兆症状。可见眩晕，头痛，耳鸣，突然出现一过性言语不利或肢体麻木，视物昏花，1 日内发作数次，或几日内多次复发。发病年龄多在 40 岁以上。

具备以上临床表现，结合起病形式、诱因、先兆症状、年龄即可诊断中风病。结合影像学检查（头颅 CT 或 MRI）可明确诊断。

（2）西医诊断标准：参照中华医学会神经病学分会和中华医学会神经病学分会脑血管病学组共同发布的《中国各类主要脑血管病诊断要点》（2019 年）中有关脑卒中（脑出血、脑梗死）的诊断标准。

脑出血诊断要点：突发局灶性神经功能缺失或头痛、呕吐、不同程度意识障碍；头颅 CT 或 MRI 显示脑内出血病灶；排除其他病因导致的继发性或外伤性脑出血。

缺血性脑卒中（脑梗死）诊断要点：急性发病的局灶性神经功能缺失，少数可为全面性神经功能缺失；头颅 CT 或 MRI 证实脑部相应梗死灶，或症状体征持续 24h 以上，或在 24h 内导致死亡，排除非缺血性病因。

2. 疾病分期

急性期：发病 2 周以内（中脏腑可至 1 个月）。

恢复期：发病 2 周至 6 个月。

后遗症期：发病 6 个月以后。

3. 病类诊断

中经络：中风病无意识障碍者。

中脏腑：中风病有意识障碍者。

4. 证候诊断

a. 中经络

（1）风阳上扰证：半身不遂，肌肤不仁，口舌歪斜，言语謇涩，或舌强不语，急躁易怒，头痛，眩晕，面红目赤，口苦咽干，尿赤，便干。舌红，少苔或苔黄，脉弦数。

（2）风痰阻络证：肌肤不仁，甚则半身不遂，口舌歪斜，言语不利，或謇涩或不语，头晕目眩。舌质暗淡，舌苔白腻，脉弦滑。

（3）痰热腑实证：半身不遂，肌肤不仁，口舌歪斜，言语不利，或言语謇涩，头晕目眩，吐痰或痰多，腹胀、便干或便秘。舌质暗红或暗淡，苔黄或黄腻，脉弦滑或兼数。

（4）气虚血瘀证：半身不遂，肌肤不仁，口舌歪斜，言语不利，或謇涩或不语，面色无华，气短乏力；口角流涎，自汗，心悸，便溏，手足或偏身肿胀。舌质暗淡或瘀斑，舌苔薄白或腻，脉沉细、细缓或细弦。

（5）阴虚风动证：半身不遂，一侧手足沉重麻木，口舌歪斜，舌强语謇，平素头晕头痛，耳鸣目眩，双目干涩，腰酸腿软，急躁易怒，少眠多梦，舌质红绛或暗红，少苔或无苔，脉细弦或细弦数。

b. 中脏腑

（1）阳闭：突然昏仆，不省人事，牙关紧闭，口噤不开，两手握固，大小便闭，肢体强痉，兼有面赤身热，气粗口臭，躁扰不宁。舌苔黄腻，脉弦滑而数。

（2）阴闭：突然昏倒，不省人事，牙关紧闭，口噤不开，两手握固，大小便闭，肢体强痉，面白唇暗，四肢不温，静卧不烦。舌苔白腻，脉沉滑。

（3）脱证：突然昏仆，不省人事，目合口张，鼻鼾息微，手撒遗尿，汗多不止，四肢冰冷。舌痿，脉微欲绝。

三、鉴别诊断

（一）中医鉴别诊断

（1）口僻：以口眼歪斜、口角流涎、言语不清为主症，常伴外感表证或耳背疼痛，并无半身不遂、口舌歪斜等症。不同年龄均可患病。

（2）厥证：昏仆不省人事时间一般较短，多伴有面色苍白、四肢逆冷，一般移时苏醒，醒后无半身不遂、口舌歪斜、言语不利等症。

（3）痉证：以四肢抽搐、颈项强直，甚至角弓反张为特征，甚至昏迷，但无半身不遂、口舌歪斜、言语不利等症状。

（4）痿证：一般起病缓慢，多表现为双下肢痿躄不用，或四肢肌肉萎缩，痿软无力，与中风之半身不遂不同。

（二）西医鉴别诊断

癫痫：多种原因导致的脑部神经元高度同步化异常放电所致的临床综合征，临床表现具有发作性、短暂性、重复性、刻板性的特点。异常放电神经元的位置不同及异常放电波的范围差异，导致患者的发作形式不一，可表现为感觉、运动、意识、精神、行为、自主神经功能障碍或兼而有之。

四、康复评价

（一）脑损害严重程度评价

（1）格拉斯哥昏迷量表（Glasgow coma scale，GCS）：由英国神经外科专家在 1974 年提出，目前被国际广泛应用，其主要通过对患者睁眼反应、语言反应和肢体活动情况制订了昏迷评分指数，三者反应得分相加表示患者意识障碍的程度。

（2）脑卒中临床神经功能缺损程度评分：该量表是我国学者在参考爱丁堡－斯堪的纳维亚评分量表的基础上编制而成，其总分为 45 分，1~15 分为轻度神经功能缺损，16~30 分为中度神经功能缺损，31~45 分为重度神经功能缺损。

（3）美国国立卫生研究院卒中量表（NIH stroke scale，NIHSS）：该量表是目前国际上公认的、应用最为广泛的量表之一，主要包括了意识与定向力、凝视功能、视野、面瘫、上肢运动、下肢运动、肢体共济失调、感觉、忽视、语言、构音障碍等 11 项检测内容，得分值越低代表神经功能损害程度越重，相反则越轻。

（二）运动功能评价

（1）Brunnstrom 运动功能评定法：20 世纪 50 年代末 Brunnstrom 对偏瘫患者进行观察，发现偏瘫的恢复几乎是定型的连续过程，故提出著名的 6 阶段理论，该理论主要根据患者上肢、手、下肢肌张力与运动模式的变化来评定其运动功能恢复情况。

（2）Fugl-Meyer 评定法：本表是基于 Brunnstrom 的六阶段分级理论进一步量化形成，已是目前国内外最权威、运用最广泛的运动功能障碍评估方式之一，其评分结果可以很好地反映脑卒中患者的功能水平。该表主要包括肢体运动、平衡、感觉，以及关节被动活动度 4 部分，其中运动占 100 分，感觉占 24 分，平衡占 14 分，关节活动度和疼痛占 88 分，总分共计 226 分。

（3）改良 Ashworth 分级法：学者于 1964 年出版的 Ashworth 量表基础上进行重新修订的，一是增加了“1+ 级”减少了评级过程中的集束效应，二是增加了“卡顿”点的关节角度及限制了完成时间，使评估更加量化，故现在使用的改良 Ashworth 量表主要以 1s 内检查者徒手进行被动牵伸关节活动时阻力的大小及出现的角度为标准。该表凭借其无创、简便等优势，目前已普遍运用于临床与科研的脑卒中后肢体痉挛程度的评估。

（三）言语功能障碍评价

（1）中国康复研究所汉语失语症检查法（CRRCAE）：其是由中国康复中心结合中国汉语特点，参照日本构音障碍检查法按照汉语普通话发音特点所编制，从 1992 年开始用于临床。其特点是通过检查，能够对各类型构音障碍进行诊断，判断构音障碍的类型，找出错误的构音及错误构音的特点，对构音障碍的训练有明确的指导作用，此检查法包括构音器官运动功能检查和构音检查。

（2）BDAE 失语症严重程度分级：BDAE 分级为 4~5 级为临床完全恢复或基本完全恢复，临床结局良好；BDAE 分级 2~3 级为相对独立，临床结局不良；BDAE 分级 0~1 级为明显残疾或预后不良。

（3）改良的 Frenchary 构音障碍评价法：该评价方法是以构音器官功能性评价为主判断构音障碍严重程度，从咳嗽反射、吞咽反射、呼吸、唇、腭、喉、舌等方面评价构音器官运动障碍的严重程度，检查内容分为 8 大项，每项又分 2~6 细项，共 28 项，每细项按损伤严重程度分为 A~E 级，其目的是通过构音器官的形态及粗大运动检查来确定构音器官是否存在器质性异常和运动障碍。

（四）吞咽障碍评价

（1）触摸吞咽动作：患者取坐位或放松体位下，检查者将手指分开，示指放在下颌位置，中指放在舌骨上，环指放在甲状软骨上缘，小指放在甲状软骨下缘，嘱患者行吞咽动作，通过甲状软骨上缘能否接触到中指来判断上抬能力。正常人吞咽时，甲状软骨能触及中指（2cm）。

（2）反复唾液吞咽试验：该试验是由吞咽反射诱发吞咽功能的方法，当患者坐位时，检查者将手指放在患者的喉结及舌骨处，观察 30s 内患者吞咽的次数和活动度。

（3）洼田氏饮水试验：由日本学者洼田俊夫提出的，分级明确，操作简单，利于选择有治疗适应症的患者，并要求患者意识清楚并能够按照指令完成试验。该试验主要观察患者喝下 30mL 温开水所需时间及呛咳情况，若为 1 级且时间在 5s 内则表示正常；1 级但超过 5s，或者 2 级则表示可疑；3~5 级则表示异常。

（4）摄食－吞咽过程评定：通过意识程度，进食情况唇，舌、咀嚼运动，食团运送情况，吞咽后有无食物吸入、残留等相关内容来观察和评定在摄食吞咽的过程中，各个阶段出现的问题情况。

（5）电视透视下吞咽能力检查（Videofluoroscopic swallowing study，VFSS）：主要采用电视透视 X 线检查动态评估口、咽和食管上部吞咽功能的方法，可以对吞咽功能行全面评估，明确患者是否发生误吸及其原因，是目前公认的吞咽障碍评估的金标准。但也存在辐射等缺点，不适合短期内反复检查，且有认知障碍的患者不能配合检查，不能完全模拟日常进食状态等。

（6）纤维光学内镜吞咽评估（Fiberoptic endoscopic exa 分钟 ation of swollowing，FEES）：该法具有价格便宜、便于携带、结果可靠等优势，在检测渗透、误吸和滞留等方面与 VFSS 同样有效，且在渗透、误吸方面的敏感性、特异性最好。但其仍存在不足，即该法不能评估吞咽的口腔预备期、口腔其异常及吞咽过程中食团的运动情况。

（五）认知功能障碍评价

（1）简易精神状态量表（mini-Mental State Examination，MMSE）：1975 年由 Folstein 等人编制，其方法简单，应用广泛。该表包括了定向力、记忆力、注意及计算力、回忆、语言等 5 方面。总分 30 分，＞ 27 分可为正常， 21~26 分即评轻度，10~20 分评中度，＜ 10 分可视为重度。按照教育程度设定不同的痴呆界定值：文盲＜ 17 分；小学＜ 20 分；中学或以上＜ 23 分，即提示有认知功能缺损。

（2）蒙特利尔认知评估量表（Montreal Cognition Assessment，MoCA）：2004 年由加拿大学者 Nasreddine 制订，主要用于轻度认知障碍的筛查，具有灵敏度高、涵盖广等优点。总分 30 分，包括视空间及其执行功能、命名以及定向力、言语、抽象思维以及注意力，其中≥ 26 分为正常，受教育年限≤ 12 年者，在所得分基础上加 1 分以便修正受教育程度引起的偏倚。

（3）韦氏成人智力量表（Wechsler Adult Intelligence Scale，WAIS）：1955 年由韦克斯勒所编制，主要用于 16~75 岁成人智力的测量。内容包括了言语量表和操作量表两部分，其中言语量表分尝试、数字广度、词汇、算数、理解、类同等六方面，操作量表分填图、图片排列、积木图案、物体拼凑、数字符号等 5 方面。

（六）情绪障碍评价

（1）汉密尔顿焦虑量表（Hamilton anxiety scale，HAMA）：1959 年由 Hamilton 所编制，其侧重于测试受试者主观体验与行为表现，包括了 14 个项目，主要涉及焦虑心境、紧张、恐怖、睡眠障碍、认知障碍、抑郁心境、躯体症状、自主神经功能障碍、交谈行为等，每项采用 0~4 分的五级评分法，其中＞ 29 分为严重焦虑，＞ 21 分肯定有明显焦虑，＞ 14 分肯定有焦虑，＞ 7 分可能有焦虑，＜ 6 分没有焦虑症状。

（2）抑郁量表（Hamilton depression scale，HAMD）：1960 年由 Hamilton 所编制，有 24 项、21 项、17 项三种版本，临床常用 24 项版本，其内容有抑郁心境、罪恶感、自杀、睡眠障碍、工作和活动、迟钝、焦虑、躯体症状、疑病、体重减轻、自知力、妄想、强迫、孤立无援、失望、无价值等项目。总分＞ 35 分可能为严重抑郁，＞ 20 分可能是轻或中度抑郁，＜ 8 分无抑郁症状。

（七）日常生活能力评价

（1）改良 Barthel 指数（MBI）：1989 年由加拿大学者在 BI 评定基础上进行加权而成，用来评估日常生活活动能力最常用的方法之一，它包括了进食、洗澡、修饰、穿衣、大便控制、小便控制、用厕、床椅转移、平地行走、上下楼梯等 10 项内容，得分≥ 60 表示有轻度功能障碍，59~41 分表示有中度功能障碍，≤ 40 分表示有重度功能障碍。

（2）功能独立性测量（Functional Independence Measurement，FIM）：1984 年由美国康续写医学 11 个部门联合回顾研究既往评估方法后所制订，评定内容包括了自理活动、括约肌控制、转移、行进、交流、社会认知 6 个方面。

五、中医诊疗

中风急性期，当急则治其标，以祛邪为主，常用平肝息风、化痰通腑、活血通络等治法。中脏腑者，当以醒神开窍为治则，闭证宜清热开窍或化痰开窍，脱证则回阳固脱，如内闭外脱并存，则醒神开窍与扶正固本兼用。

多数患者经过积极治疗后，病情可逐渐恢复或缓解。但也有部分患者留有半身不遂、肌肤不仁、言语不利、吞咽困难等后遗症，辨证多见虚实夹杂，治宜攻补兼施。

（一）针灸治疗

1. 醒脑开窍针法

（1）中经络：①主穴Ⅰ取内关、水沟、三阴交。②主穴Ⅱ取内关、印堂、上星、百会、三阴交。③辅穴取极泉、尺泽、委中。

主穴Ⅰ先刺双侧内关，直刺0.5~1寸，施捻转提插的复式手法，施术1min；水沟在鼻中隔下向上斜刺0.3寸，施雀啄手法，以眼球湿润或流泪为度；三阴交沿胫骨内侧后缘进针1~1.5寸，针尖向后斜刺与皮肤呈45°角，施提插补法，至患侧下肢抽动3次为度。主穴Ⅱ先刺双侧内关，直刺0.5~1寸，施捻转提插的复式手法，施术1min；再刺印堂穴，向鼻根斜刺，进针0.3~0.5寸，采用轻雀啄手法；继刺上星，选3寸毫针沿皮平刺透向百会，施用小幅度高频率捻转补法，捻转频率为120~160转/min，行手法1min；三阴交沿胫骨内侧后缘进针1~1.5寸，针尖向后斜刺与皮肤呈45°角，施提插补法，至患侧下肢抽动3次为度。

主穴Ⅱ主要作为主穴Ⅰ的替换穴位施用，多用于中风恢复期。

（2）中脏腑（痰热内闭证、痰蒙清窍证）：穴位取内关、水沟、十二井穴。内关、水沟刺法同前；十二井穴以三棱针点刺出血。

（3）中脏腑（元气败脱证）：穴位取内关、水沟、气海、关元、神阙、太冲、内庭。

操作：针灸结合，气海、关元、神阙可用灸法。

（4）针对不同的兼症配以不同的穴位。

1）椎基底动脉供血不足。

选穴：风池、完骨、天柱、颈椎夹脊刺。

操作：双侧风池，向对侧眼角直刺 1~1.5 寸，双侧完骨、双侧天柱，直刺 1~1.5 寸，均施用小幅度；高频率捻转补法，即捻转幅度小于 90°；捻转频率为 120~160 转 /min，行手法 1min。要求双手操作，留针 15min。颈椎正中线旁开 5 分，直刺 0.5~0.8 寸，施用小幅度；高频率捻转补法，即捻转幅度小于 90°；捻转频率为 120~160 转 /min，行手法 1min。

2）吞咽障碍。

选穴：风池、翳风、完骨、咽后壁。

操作：三穴均向喉结方向斜刺，进针 2~2.5 寸。施用小幅度；高频率捻转补法，即捻转幅度小于 90°；捻转频率为 120~160 转 /min，行手法 1min。要求双手操作同时捻转，留针 15min。再以 3 寸毫针或圆利针于咽后壁点刺。

3）语言謇涩。

选穴：上廉泉、金津、玉液。

操作：上廉泉向舌根部斜刺 2 寸，施用提插泻法，以舌根部麻胀感为度。金津、玉液用舌钳或无菌巾将患者舌体拉起，在舌下可见两支静脉，用三棱针点刺舌下静脉，以出血 1~3mL 为度。

4）手指握固。

选穴：合谷透三间、上八邪。

操作：合谷向三间方向（既第 2 指掌关节基底部）透刺

1~1.5 寸，施用提插泻法 ，以握固的手指自然伸展或示指不自主抽动 3 次为度；再取 1.5 寸毫针 1 支，仍在合谷位置针刺向第 1 指掌关节基底部透刺，进针 1~1.5 寸，施用提插泻法，以拇指不自主抽动 3 次为度，合谷两针均留针 15min 以上。上八邪分别向指掌关节基底部斜刺，进针 1~1.5 寸，施用提插泻法，以各手指分别不自主抽动 3 次为度，留针 15min 以上。

5）足内翻。

选穴：丘墟透照海。

操作：自丘墟进针向照海部位透刺，透刺应缓慢前进，从踝关节的诸骨缝隙间逐渐透过，进针为 2~2.5 寸，以照海部位见针尖蠕动即可，施用作用力方向的捻转泻法，即左侧逆时针；右侧顺时针捻转用力，针体自然退回，行手法 30s，手法结束后，将针体提出 1~1.5 寸，留针 15min。

6）症状性癫痫。

选穴：双侧大陵、鸠尾。

操作：大陵与皮肤呈 75° 角，稍向掌心斜刺 0.3~0.5 寸，施作用力方向的捻转泻法，即左侧逆时针；右侧顺时针捻转用力，针体自然退回，行手法 1min，留针 15min。鸠尾施术前必须认真触诊，患者是否存在剑突下肝大。如果肝大，鸠尾应避免使用。施术时令患者双手抱头，将胸廓提起，吸气时进针，直刺 1 寸，施用捻转平补平泻 30s，不留针。

7）高血压。

选穴：人迎、合谷、太冲、曲池、足三里。

操作：人迎直刺 1.5 寸，视针体随动脉搏动节律而晃动时，施用小幅度；高频率捻转补法，即捻转幅度小于 90° ；捻转频率为 120~160 转 /min，行手法 1min，留针 15min。曲池穴直刺

1~1.5 寸，施用作用力方向的捻转泻法，即左侧逆时针；右侧顺时针捻转用力，针体自然退回，行手法 1min，留针 15min。合谷、太冲分别直刺 0.8~1 寸，施用作用力方向的捻转泻法，即左侧逆时针；右侧顺时针捻转用力，针体自然退回，行手法 1min，留针 15min。足三里直刺，进针 1~1.5 寸，施用作用力方向的捻转补法，即左侧顺时针捻转用力自然退回；右侧逆时针捻转用力自然退回。施手法 1min。

8）便秘。

选穴：双侧丰隆、左侧水道、左侧归来、左外水道、左外归来。

操作：丰隆直刺 1.5~2 寸，施用作用力方向的捻转泻法，即左侧逆时针；右侧顺时针捻转用力，针体自然退回，行手法 1min，留针 15min。余 4 穴均直刺，进针 2.5~3 寸，施用大幅度；低频率捻转泻法，即捻转幅度大于 180°；捻转频率为 40~60 转 /min，行手法 1min，留针 15min。

9）小便失控。

选穴：关元、中极、曲骨。

操作：关元、中极直刺 1.5~2 寸，施用呼吸补法，行手法 1min，针后加温针灸。以 1.5cm 长度艾条插入针柄，点燃至燃尽。曲骨，直刺 1~1.5 寸，施用捻转平补平泻，行手法 1min。留针 15min。

10）肩周炎。

选穴：肩髃、肩髎、肩贞、肩中俞、肩外俞、阿是穴。

操作：肩髃、肩髎、肩贞、肩中俞、肩外俞，针刺均采用捻转提插泻法，每穴行手法 1min。术者为患者做上肢被动运动，认真寻找肩部痛点，在痛点位置上用三棱针点刺 3~5 点，加用闪火罐，视其出血状况。一般出血 5~10mL 即可。拔罐时间不宜超过 5min。

11）血管性痴呆。

选穴：百会、四神聪、四白、太冲。

操作：百会、四神聪均向后斜刺0.3~0.5寸，施用捻转平补平泻，行手法1min，留针15min。四白穴直刺0.8~1寸，施用小幅度、高频率捻转补法，即捻转幅度小于90°；捻转频率为120~160转/min，行手法1min，留针15min。太冲穴直刺0.8~1寸，施用作用力方向的捻转泻法，即左侧逆时针；右侧顺时针捻转用力，针体自然退回，行手法1min，留针15min。

12）复视。

选穴：双侧天柱、患侧睛明、患侧球后。

操作：天柱穴直刺0.3~0.8寸，施用小幅度；高频率捻转补法，即捻转幅度小于90°；捻转频率为120~160转/min，行手法1min。睛明直刺0.2~0.5寸，球后先向下直刺，进针0.5寸后针体向上再进针0.3~0.5寸。两穴手法要轻柔，出针后应按压片刻。

13）听力障碍。

选穴：患侧翳风、耳门、听宫、听会。

操作：翳风直刺0.5~1寸，施用小幅度、高频率捻转补法，即捻转幅度小于90°；捻转频率为120~160转/min，行手法1min。耳门、听宫、听会开口取穴，直刺0.5~0.8寸，施用小幅度、高频率捻转补法，即捻转幅度小于90°；捻转频率为120~160转/min，行手法1min。

14）睡眠倒错。

选穴：上星、百会、四神聪、神门。

操作：上星正中线入发际5分，平刺1~1.5寸，施用小幅度、高频率捻转补法，即捻转幅度小于90°；捻转频率为120~160转/min，行手法1min，留针15min。百会、四神聪均向后斜刺

0.3~0.5 寸，施用捻转平补平泻，行手法 1min，留针 15min。神门直刺 0.2~0.5 寸，施用小幅度；高频率捻转补法，即捻转幅度小于 90° ；捻转频率为 120–160 转 /min，行手法 1min。

2. 传统针刺法

选穴：肩髃、曲池、手三里、外关、合谷、环跳、阳陵泉、足三里、丰隆、解溪、昆仑、太冲、太溪等。

操作：毫针刺，平补平泻。

3. 张力平衡针法治疗中风病痉挛瘫痪

取穴：上肢屈肌侧取极泉、尺泽、大陵；上肢伸肌侧取肩髃、天井、阳池；下肢伸肌侧取血海、梁丘、照海；下肢屈肌侧取髀关、曲泉、解溪、申脉。

操作：每日针刺 1 次，14 天为 1 个疗程。

4. 项针治疗假性延髓麻痹

方法：坐位，取项部双侧风池、翳明、供血，刺入 1~1.5 寸，针尖稍向内下方，施以每 min100 转捻转手法各约 15s，留针 30min，其间行针 3 次后出针。再取颈部廉泉、外金津玉液，长针向舌根方向刺入 1~1.5 寸，吞咽、治呛、发音分别直刺刺入 0.3 寸，快速捻转行针 15s 后出针，不留针。

5. 病灶头皮反射区围针治疗中风失语症

方法：CT 片示病灶同侧头皮的垂直投射区的周边为针刺部位，毫针、围针平刺。配穴哑门、廉泉、通里施以平补平泻手法。

6. “靳三针”针法

头针：颞三针，四神针。

体针：偏瘫侧肩峰下凹陷中及其前后方向各旁开约 2 寸处、

曲池、外关、合谷、足三里、三阴交、太冲。

7.“通督调神”针法

督脉穴位：水沟、神庭、百会、风府、至阳、腰阳关、命门等。

头皮针：顶颞前斜线（运动区）、顶颞后斜线（感觉区）等。

体针：参考传统针刺法。

8.“贺氏三通”针法

强通法：十二井穴、水沟、百会等。

温通法：病势急者多用火针，病势缓者多用艾灸。

微通法：用于中风病恢复期。

9.“头穴透刺法”针法

精神症状：神庭透上星、双曲差透五处、双本神。

失语：风府透哑门。

大小便障碍：四神聪透百会。

感觉障碍：络却透承灵、透悬厘。

10. 腹针与灸法

腹针：取中脘、下脘、气海、关元、滑肉门、外陵及上、下风湿点。

灸法：关元、神阙、气海，每次选1~2穴，每穴灸10~15min。

（二）中药汤剂

1. 中经络

（1）风阳上扰证：治以清肝泻火，息风潜阳，代表方如天麻钩藤饮。

本方由天麻、钩藤、生石决明、川牛膝、益母草、黄芩、栀子、杜仲、桑寄生、朱茯神、首乌藤组成。若头痛较重，减杜仲、桑寄生，加川芎、木贼草、菊花、桑叶；若急躁易怒较重，可加牡丹皮、生白芍、珍珠母；若兼便秘不通，减杜仲、桑寄生，加生大黄、玄参等。

（2）风痰阻络证：治以息风化痰，活血通络，代表方如半夏白术天麻汤。

本方由天麻、半夏、橘红、茯苓、甘草、白术、生姜、大枣组成。若眩晕较甚且痰多者，加胆南星、天竺黄、珍珠粉；若肢体麻木，甚则肢体刺痛，痛处不移，加丹参、桃仁、红花、赤芍；若便干便秘，加大黄、黄芩、栀子。风痰瘀结，日久化热，不宜久服本方，以免过于温燥，助热生火。

（3）痰热腑实证：治以清热化痰，通腑泻浊，代表方如星蒌承气汤。

本方由胆南星、全瓜蒌、生大黄、芒硝组成。若痰涎较多，可合用竹沥汤，即竹沥、生葛汁、生姜汁相合；若头晕较重，加天麻、钩藤、菊花、珍珠母；若舌质红而烦躁不安，彻夜不眠者，加生地黄、麦冬、柏子仁、首乌藤；少数患者服用星蒌承气汤后，仍腑气不通，痰热腑实甚者，可改投大柴胡汤治疗。

（4）气虚血瘀证：治以益气扶正，活血化瘀，代表方如补阳还五汤。

本方由生黄芪、当归尾、赤芍、川芎、桃仁、红花、地龙组成，且重用生黄芪。若心悸、气短、乏力明显，加党参、太子参、红参；若肢体肿胀或麻木、刺痛等血瘀重者，加莪术、水蛭、鬼箭羽、鸡血藤；若肢体拘挛，加穿山甲、水蛭、桑枝；若肢体麻木，加木瓜、伸筋草、防己；上肢偏废者，加桂枝、桑枝；下肢偏废者，加续断、桑寄生、杜仲、牛膝。

（5）阴虚风动证：治以滋养肝肾，潜阳息风，代表方如镇肝息风汤。

本方由生龙骨、生牡蛎、代赭石、白芍、天冬、玄参、龟甲、怀牛膝、川楝子、茵陈、麦芽、甘草组成。若痰盛者，可去龟甲，加胆南星、竹沥；若心中烦热者，加黄芩、生石膏；若心烦失眠者，加黄连、莲子心、栀子、首乌藤；若头痛重者，可加生石决明、珍珠母、夏枯草、川芎，另外还可酌情加入通窍活络的药物，如地龙、全蝎、红花。

2. 中脏腑

（1）阳闭：治以清热化痰，开窍醒神，代表方如羚羊角汤合用安宫牛黄丸。

羚羊角汤由羚羊角粉、菊花、夏枯草、蝉衣、柴胡、薄荷、生石决明、龟甲、白芍、生地黄、丹皮、大枣组成，合用安宫牛黄丸辛凉开窍醒脑。若痰盛神昏者，可合用至宝丹或清宫汤；若热闭神昏兼有抽搐者，可加全蝎、蜈蚣，或合用紫雪丹。临床还可选用清开灵注射液或醒脑静注射液静脉滴注。

（2）阴闭：治以温阳化痰，开窍醒神，代表方如涤痰汤合用苏合香丸。

涤痰汤由制胆南星、制半夏、橘红、枳实、茯苓、石菖蒲、竹茹、人参、甘草、生姜、大枣组成，合用苏合香丸。若四肢厥冷者，加桂枝；若兼风象，加天麻、钩藤；若见戴阳，乃属病情恶化，宜急进参附汤、白通加猪胆汁汤鼻饲，或参附注射液静脉滴注。

（3）脱证：治以回阳固脱，代表方如参附汤。

本方由人参、附子、生姜组成。若汗出不止者，可加炙黄芪、生龙骨、煅牡蛎、山茱萸、醋五味子；阳气恢复后，如又见面赤足冷、虚烦不安、脉极弱或突然脉大无根，是由于真阴亏损，阳无所附而出现虚阳上浮欲脱之证，可用地黄饮子，或参附注射液或生脉注射液静脉滴注。

六、康复治疗

循证医学研究表明，早期康复有助于改善脑卒中患者受损的功能，减轻残疾的程度，提高生存质量。一般主张在病情稳定后由专科进行评估，通过具体情况进行个性化定制和全面的康复治疗。临床上根据相应中枢神经受损的表现，如运动障碍、吞咽障碍、言语障碍、认知障碍等，脑卒中康复主要针对这些功能问题进行相应处理，以便提高患者的日常生活能力，回归家庭和社会。

（一）运动功能障碍治疗

1. 软瘫期（相当于 Brunnstrom 偏瘫功能分期 I 期）

a. 体位与患肢的摆放

患侧卧位：患侧卧位为主要建议体位，患侧肩关节前屈90°，肩胛骨外旋外展，伸肘、伸腕、伸指、掌心向上，下肢伸髋、踝背伸 90°，健侧以患者舒适体位摆放。

仰卧位：患侧肩胛骨、骨盆、膝关节和踝关节下应垫薄枕，患侧上肢肩关节稍外展，伸肘、伸腕、伸指，掌心向上，患侧下肢屈髋、屈膝、足踩在床面上或者伸髋、伸膝、踝背伸90°，健侧以患者舒适体位摆放。

健侧卧位：患侧上肢抱垫枕，肩关节前屈 90°，伸肘、伸腕、伸指，掌心向下，患侧下肢下垫枕，屈髋、屈膝、踝背伸90°，患足不悬空，健侧以患者舒适体位摆放。

b. 运动治疗

尽早指导患者进行床上主动性活动训练和各关节被动活动训练，以防止关节挛缩、肌肉萎缩等。活动顺序一般为近端至远端，活动轻度依据患者具体情况而定，一般每日 2~3 次，每次 5min 以上，动作应当轻柔缓慢，常用方法包括 Bobath 技术、Rood 技术、翻身训练、长坐位训练、桥式运动、双下肢交替屈伸运动等。

c. 作业治疗

配合运动治疗、物理因子治疗等手段提高患者躯干及肢体的肌力和肌张力，使其尽快从卧床期过渡到离床期，提高患者日常生活能力。

d. 推拿治疗

首选叩击法或拍法作用于患侧，叩击或拍打时手掌应尽量放柔软，慢拍快提，顺序从下到上，频率约 100 次 /min，以皮肤发热潮红为度。若伴有患侧上肢肿胀，可选用轻柔的滚法和推法治疗，顺序从下到上，向心性施术。

注意: 各关节特别是肩关节、腕关节不宜使用拔伸法、扳法、抖法，以免造成韧带、肌肉损伤，甚至引起关节脱位。

2. 痉挛期（相当于 Brunnstrom 偏瘫功能分期 II– IV期）

a. 运动治疗

控制肌痉挛：Bobath 技术中反射性抑制手法（RIP）、影响张力性姿势（TIP）手法、控制关键点等手法；Rood 技术感觉刺激，通过相应的感觉刺激抑制痉挛。

促进分离运动的出现：采用神经促通技术、运动再学习等训练进一步促进患侧肢体的分离运动。

治疗性训练：坐位平衡训练、站立位平衡训练、步行训练、上下楼梯训练等。

b. 作业治疗

患侧上肢负重练习降低肌痉挛。

日常生活活动能力训练，提高双上肢协调能力。

c. 麦粒灸

取十二井穴施麦粒灸以降低肌张力。

d. 推拿治疗

采用柔和的滚法、拿揉法、循经推法，缓解优势侧的肌痉挛。

运动关节法：缓慢伸肘、伸腕和伸指关节后，屈肘、屈腕和屈指关节；缓慢屈髋、屈膝和背屈踝关节后伸髋、伸膝和跖屈踝关节，每处1~2min。

3. 相对恢复期（相当于Brunnstrom偏瘫功能分期Ⅴ－Ⅵ期）

a. 功能训练

在继续训练患者肌力、耐力的基础上，以提高身体的协调性和日常生活活动能力为主要原则。训练内容有提高协调性、速度的作业治疗（训练活动与日常生活活动相结合，增加患侧上肢和手的使用量，减少废用对患侧上肢和手的影响）和增强肌力、耐力的运动治疗。

b. 推拿治疗

采用运动关节类手法及按揉法、拿法、搓法等以防止关节挛缩、解除功能锻炼或针灸后的肌疲劳、增强本体感觉的刺激，促进运动模式的改变。

（二）吞咽障碍治疗

吞咽障碍的训练可根据患者具体分期情况，由言语治疗师与康复医生指导完成：口腔期障碍的训练措施有口腔周围的自主及被动运动、舌肌运动、冰块按摩皮肤、冰块按摩咽喉等或湿热刺激发声训练；咽喉期麻痹的训练措施有侧卧吞咽、边低头边吞咽、空气或唾液吞咽训练、小口呼吸、咳嗽、哼唱等。

1. 感官刺激

（1）触觉刺激：用手指、棉签、压舌板等刺激面颊内外、唇周、整个舌部等，增加这些器官的敏感度，也可以用电动牙刷刺激。

1）咽部冷刺激及空吞咽：用棉棒蘸少许冰水，轻轻刺激软腭、舌根及咽后壁，然后嘱患者做空吞咽动作。

2）味觉刺激：用棉棒蘸不同味道果汁或蔬菜汁（酸、甜、苦、辣等），刺激舌面各部味觉，增强味觉敏感性及食欲。

（2）吞咽肌功能训练。

1）面颊肌、颈部运动：患者张口吸气后鼓腮，随后呼气轻轻吐出气体；患者头前伸，使颌下肌伸展，然后在颌下施加向上作用力；患者低头、抬高舌背（即舌向上抵硬腭）。

2）舌肌运动：患者向前伸出舌头，然后左右摆动，再用舌尖舔上、下唇并抵压硬腭部。

3）吞咽反射训练：让患者用力吸棉签上的水，然后马上做吞咽的动作。

（3）呼吸训练：治疗者两手分别放在患者的上腹部和胸部，让患者平稳地以鼻吸气、以口呼气。注意胸廓的向外、向上运动，纠正肩部运动。每次呼吸之间要有停顿，防止过度换气。治疗者数“1”“2”“3”时，患者吸气，然后数“1”“2”“3”憋气，再数“1”“2”“3”患者呼气，以后逐渐增加呼气时间直至10s，并维持这一水平。

（4）物理因子治疗。

1）神经肌肉电刺激：采用VitalStim吞咽治疗仪，对喉部肌肉进行电刺激治疗，波形为双向方波，波宽 700ms，频率为 30~80Hz，刺激强度为 2.5~10mA，每日治疗 2 次，每次 20min，30 天为 1 个疗程。电刺激可通过刺激舌骨上肌群（二腹肌、下颌舌骨肌、茎突舌骨肌、颏舌骨肌）促进喉上抬，喉上抬是环咽肌打开动力，有利于食物通过，喉上抬也是喉口封闭的关键动力，可减少误吸的发生。

2）肌电生物反馈疗法：表面电极置于颈前舌骨与甲状软骨上缘之间，在尝试吞咽的过程中使用肌电生物反馈维持吞咽所需时程，患者可以通过渐进的吞咽来获得即刻声音反馈。

（5）摄食训练：患者具备以下基本条件便可介入摄食－吞咽直接训练：①在治疗师的协助下患者可以搅拌口中食物。②至少能看到吞咽反射（喉部向上向前）。③有适当的咳嗽能力可以清除进入气管的异物。

食物的选择与准备：首先应根据患者吞咽障碍的程度选择食物的形态，原则为先易后难。进食顺序应按照糜状——糊状——固体——液体。此外，还要兼顾食物的色、香、味、热量、温度及患者的饮食习惯等。可应用食物增稠剂对食物的密度和黏稠度进行调节，将食物调制至最适合患者吞咽的黏稠度。其次，应确定患者每次进食的一口量及进食速度，每次喂食量应从少量（1~4mL）开始，逐步增加，并指导患者以较慢的速度进行摄食、咀嚼和吞咽，一般每餐进食的时间控制在 45min 左右为宜。

1）进食时采取的体位：①仰卧位时，躯干呈 30~45°，头前屈，偏健侧卧位。②取坐位时，坐直，身体稍向前倾约 10~15°，颈部稍向前弯曲。

2）进食方法：给患者进食一次 3~4mL，进食时应把食物置于口腔最能感受的位置。原则上应将食物置于侧舌后或健侧颊部，这样有助于食物的吞咽。

食物进入口中后，鼓励患者集中精力，把食物吞咽下去。如果吞咽成功或食物从口中流出，可重复上述步骤，如出现呛咳，气道保持尚好，可再次尝试。

3）饮水的方法：①卧床的患者，头处于水平位，防止头后仰，每次用勺喂进 1~2mL 水。②取坐位的患者，头防止后仰，水要满杯，靠近患者下唇，鼓励患者饮水，如不能小口饮水，可将少量水沿下齿前部倒入口腔。

4）呛咳的处理：一旦出现吞咽呛咳，让患者弯腰，颈前屈，下颌倾向前胸，身体前倾，通过咳嗽来清洁气道，如食物残渣卡在喉部，危及呼吸，患者应再次弯腰低头，治疗师连续快速拍击患者两肩胛骨之间位置，使残渣移出。

5）非经口摄食的补偿措施：对于未经吞咽功能筛查或筛查有（可疑）吞咽障碍的患者应该停止一切经口摄食。如果经过评估认为需要短期非经口摄食（NPO）的患者可以采用鼻饲作为补偿措施，由于置入鼻胃管并不能完全避免肺部感染，鼻胃管会干扰咽喉部的感觉运动功能，不利于吞咽障碍的恢复。因此，鼻饲只能作为短期补偿措施。另一种补偿措施是胃造口术，对于长期需要 NPO 的患者和虽然能经口摄食但不能保证营养和液体摄入的患者，以及置入鼻胃管容易干扰吞咽功能训练的患者最好采用胃造口术作为补偿措施。

（三）言语障碍治疗

1. 听理解训练

训练方法主要包括再建对口语的理解、语音理解训练、语义理解训练、语法篇章的理解训练及听语记忆广度扩展训练。如语音理解训练包括听辨辅音训练、听辨韵母音训练、听辨音调训练，由字逐渐过渡至词的辨别，改善患者对语音的理解能力。语义理解训练包括是（否）反应训练、听词—图匹配、语义辨别训练、标记训练、三步指令执行训练等。

2. 表达训练

（1）表达技能及灵活性训练：通过训练单个音素，过渡至辅音和元音，最后是对元音、辅音和元音的练习，改善构音器官运动的协调性，增加发音的灵活性。

（2）复述训练：嘱患者重复单字、词语、短句、短文等，增强口语表达流畅性，扩展听注意广度。

（3）命名训练：训练内容包括日常实物、人物、地点、动物、食品、身体部位等各个方面。可应用语音、实物、动作的描述、手势等方式进行提示，也可利用完成句子、反义词、成语或歇后语等方式来增加命名的准确性。

（4）动词语义理解及产生训练：利用动作的图片让患者理解动作的意义并要求患者做出动作。根据做出的动作，连接相应的名词成分，形成简单的主—谓句型。

（5）语法缺失改善：对于语法缺失严重的患者，早期可给以复述短句训练。选择复述的句子应大于患者目前自发言语的水平，复述正确率达 80% 以上，复述 10 次或达到 2 个完整的句子出现为止。语句的重新排序、听句子找错误等方法也可改善语法缺失。

（6）扩大词汇训练：利用连词接龙练习、范畴命名、朗读等方法，增加患者的词汇量。

（7）描述性训练：采用情景画、连环画的描述、辩论、小组讨论、演讲等训练方式改善口语表达。如让患者利用提供的词语构成短文并朗读，或根据一段文章或故事的内容通过辩论、演讲等方式，阐述自己的观点。

3. 实用交流能力训练

（1）交流效果促进技术：治疗师与患者采取交替的方式，运用各种方法（如手势、指物、绘画等）将信息传递给对方，促进信息的交流。

（2）小组治疗：由 3~5 名患者及治疗师共同参与，训练方式可采用座谈交流会、角色扮演等形式，改善患者的实际交流技能。

（3）代偿交流策略：对于重度或极重度的患者，经阶段训练仍无任何有意义的表达能力时，可训练其使用交流板或计算机辅助交流系统进行代偿性交流。

4. 物理因子疗法

采用言语治疗仪对患者进行单通道低频脉冲电刺激，辅助电极大小 5cm × 11cm，置于颈后，接阳极；刺激电极为点状电极，置于双侧下颌下三角处，基本频率为 2500Hz。每天 2 次，每次 30min，治疗时间为 28 天。

（四）认知障碍治疗

认知功能训练

根据认知功能康复评定结果，选用合适的训练方法。

（1）注意力的训练：可选用刺激—反应法，即让患者在听觉或视觉刺激环境里训练。

（2）定向力训练：在医院内每天汇报当天时间、地点、家庭地址及家属名字等。在家属陪同下外出，在真实的小区环境或患者的生活小区环境作实地训练。

（3）记忆力训练：训练的方法可分为内在记忆辅助训练、外在记忆辅助工具以及环境适应。①内在记忆辅助训练包括听写电话号码、读短文、听新闻报告或听电话留言后回答具体问题。②外在记忆辅助工具包括记事本和活动日程表。③环境适应需要物品放置要有条理，突出要记住的事物。

（4）计算力训练：根据患者程度由浅入深，可进行数字的认识、大小比较等训练。

（5）单侧忽略训练：提高患者对忽略侧肢体和事物的注意及避免忽略侧肢体受到损伤。

（五）肩手综合征

1. Ⅰ期（急性期）

肩痛，活动受限伴同侧手（包括腕关节、手指）出现红、肿、热、痛、血流增加等血管运动性反应。手指多呈伸展位，屈曲受限，被动屈曲可引起剧痛，手及肩部X线片可见局部骨质脱钙。此期主要减轻患肢疼痛及水肿，维持关节活动度，防止关节粘连。

（1）神经松动术：患者仰卧，通过上肢多关节摆放和运动，以拉紧、放松的方式分别进行正中神经、尺神经和桡神经的神经滑动松动手法，要求治疗时循序渐进，以减轻疼痛与水肿为目的，每天1次，每次5~10min，7天为一疗程。

（2）关节松动术：予肩关节、腕关节、掌指关节、指间关节Ⅰ、Ⅱ级松动手法，即起始范围做小幅度有节奏的振动，以达到减轻疼痛和肿胀的目的，每天1次，每次15~20min，7天为一疗程。

（3）上肢功能训练：通过滚筒训练、推磨沙板训练等上肢的自我辅助训练以维持关节活动度，控球训练、空间定位放置训练等加强上肢运动控制能力，肌腹加压、反射性抑制模式等促进肌张力正常化训练。每天 1 次，每次 15~20min，7 天为一疗程。

（4）缠指法：采用向心性缠绕法，用橡皮筋或弹力带缠绕手指时，缠绕要缓和、轻柔，自指尖开始缠绕手指至肿胀水平以上，再抬起上肢 3~5min，然后放开，每日重复 3~4 次。

（5）合并肩关节半脱位的辅助治疗：可使用肩吊带保护患者肩关节，避免进一步损伤。

2. Ⅱ期（营养障碍期）

肩、手肿胀和自发痛消失，皮肤和手肌群萎缩明显，手指关节活动受限日益加重，有时发生萎缩样掌筋膜肥厚。

（1）关节松动术：予肩关节、腕关节、掌指关节、指间关节Ⅲ级松动手法，在患者关节允许的活动范围内，大范围、节律性来回松动关节，每次均接触到关节活动的终末端，并能感到关节周围软组织的紧张，以达到减轻疼痛和改善关节僵硬的目的。每天 1 次，每次 15~20min，7 天为一疗程。

（2）神经松动术：患者仰卧，通过上肢多关节摆放和运动，以拉紧、放松的方式分别进行正中神经、尺神经和桡神经的二级张力手法，促进神经内血液循环，降低神经机械敏感性。每天 1 次，每次 5~10min，7 天为一疗程。

（3）上肢功能训练：患侧上肢各关节牵伸改善关节活动度，渐进性抗阻肌力训练，关节挤压、上肢负重训练等促进肌张力正常化训练，拾物训练、拧螺丝训练等加强手部精细运动能力。每天 1 次，每次 15~20min，7 天为一疗程。

（4）家庭训练指导：指导患者行上肢关节被动活动、自我牵伸及手部功能锻炼，如捏橡皮泥、捡豆子等；自我训练强度根据个体差异，以次日无不适为原则。

3. Ⅲ期（萎缩期）

手部皮肤干燥、发凉，肌肉萎缩显著，手指关节完全挛缩。X线显示广泛的骨质疏松。

（1）代偿性训练：在Ⅱ期原有的功能训练基础上，重点加强代偿性训练。包括系扣钩、弹簧筷子、改良勺子等辅助支具的应用；单手拧毛巾、非优势手使用筷子等加强健侧上肢ADL方面的训练。

（2）关节松动术：予肩关节、腕关节、掌指关节、指间关节Ⅳ级松动手法，即在患者关节的终末端，小范围、节律性地来回松动关节，每次接触到关节活动的终末端，并能感觉到关节周围软组织的紧张，以达到改善关节挛缩的目的。每天1次，每次15~20min，7天为一疗程。

（3）神经松动术：患者仰卧，通过上肢多关节摆放和运动，以拉紧、放松的方式分别进行正中神经、尺神经和桡神经的二、三级张力手法，促进神经内血液循环，降低神经张力。每次5~10min，每天1次，7天为一疗程。

（4）家庭训练：指导患者独立完成进食、洗漱、穿衣等日常生活活动，并加强健侧上肢的力量、灵活性训练；训练强度根据个体差异，以次日无不适为原则。

（六）情绪障碍治疗

1. 心理护理

护理人员要每天与患者定期交流时间不少于半小时。在护患关系良好、患者充分信任的前提下，充分利用沟通技巧，主动与患者交谈，鼓励患者说出内心感受，消除其紧张恐惧、悲观失望、被动依赖的心理。指导患者乐观对待康复，引导患者正确面对疾病，积极主动配合治疗。

2. 休息和睡眠干预

对失眠患者的睡眠时间进行科学合理的调整：帮助患者恢复正常的睡眠觉醒节律，避免午睡时间过长，睡觉和起床时间均比较定时；建立良好的睡前习惯，就寝前至少保持半小时放松训练；睡前避免刺激性饮食或运动，睡前配合中药用足浴盆泡脚、按摩 30min。

3. 功能锻炼指导

功能锻炼包括肢体与语言等方面的训练。由于肢体活动能加强血液循环及恢复肌力，进而促进神经递质的合成，患者恢复运动功能之后，就可以大大缓解患者的抑郁。因此患者病情稳定后，就要尽早进行功能锻炼。对患者的功能锻炼，可以按照被动和主动相结合、床上和床下相结合、室内和室外相结合的原则，时间安排方面争取做到及早锻炼，运动方式和运动方法做到适度锻炼和正确锻炼。

4. 健康教育

积极倾听并记录患者对其患病过程的叙述，及时把握患者的思想动态。尽量打消患者的患病与治疗方面的心理顾虑，积极争取病患者对治疗和康复工作的配合。

七、出院指导

（1）保持正常心态，有规律的生活，克服不良嗜好，合理饮食。

（2）康复训练循序渐进，持之以恒，做到生活自理。

（3）定期测量血压、门诊复查。

八、护理调摄要点

首先，针对中风的危险因素采取预防性干预措施，如避免内伤积损，减少情志过极，改变不良饮食习惯，控制体重，坚持适当运动等，以减少中风的发生风险。对于已患中风的人群，应当积极采取治疗性干预措施，以预防中风再次发生和中风后痴呆、抑郁、癫痫等继发病证的发生，降低病残率和病死率。

其次，中风急重症患者多“五不能”，如说话、翻身、咳痰、进食、大小便均不能自主，宜采取针对性调护措施。

（1）严密观察，精心护理，积极抢救，以促进病情向愈，减少后遗症。

（2）采取良肢位卧床休息，同时密切观察神志、瞳神、气息、脉象等情况，若体温超过39℃，可物理降温，并警惕抽搐、呃逆、呕血及虚脱等变证发生。

（3）保持呼吸道通畅，防止肺部、口腔、皮肤、会阴等部位感染。

（4）尽早进行康复训练，可采取针灸、推拿及相关功能训练，如语言、运动、平衡等训练，并指导患者自我锻炼，促进受损功能的恢复。

｜第三节｜　面瘫病诊疗

一、定义

面瘫是以口、眼向一侧歪斜为主要表现的病证，多由于机体正气不足，或过度劳累，致脉络空虚，风邪乘虚侵入面部、阳明少阳脉络，致筋脉失养，肌肉纵缓不收而发，属于中医学“口眼㖞斜”“口㖞僻”“口僻”等范畴。西医学中本病多指“特发性面神经麻痹”，或称为“bell麻痹”，是茎乳突孔内面神经非特异性炎症所致的周围性瘫痪，发病率为（11.5~53.3）/10万。该病确切病因未明，可能与病毒感染或炎性反应等有关。

二、临床表现

本病在任何年龄、季节均可见，以20~40岁最为多见。本病为急性起病，发病前多有吹风、受凉史，发病后进展迅速，病情多在3天左右达到高峰。大多数患者预后良好，部分患者后遗有面部联带动作、面肌痉挛和挛缩、鳄鱼泪现象。

（一）常见表现

患侧面部表情肌瘫痪，前额皱纹消失，眼裂扩大，鼻唇沟平坦，口角下垂、面部被牵向健侧。面部肌肉运动时，健侧面部的收缩牵引，使上述体征更为明显。患侧不能做皱眉、蹙眉、闭目、露齿、鼓气和吹口哨等动作。闭目时患侧眼球转向上外方，露出角膜下的白色巩膜（即“Bell征”）；鼓气和吹口哨时，因患侧口唇不能闭合而漏气。进食时，食物常留滞于患侧的齿颊间隙内，并常有口水自该侧淌下。

（二）不同部位面神经损害出现不同临床症状

（1）茎乳孔附近病变：出现上述典型的周围性面瘫症状。

（2）膝状神经节前损害，因鼓索神经受累，出现舌前2/3味觉障碍、口干；镫骨肌分支受累，出现听觉过敏、过度回响。

（3）膝状神经节病变：除表现面神经麻痹、听觉过敏和舌前2/3味觉障碍外，还有耳郭和外耳道感觉迟钝、外耳和耳郭内出现疱疹，称亨特综合征，系带状疱疹病毒感染所致。

（4）膝状神经节以上病变时岩浅大神经受侵：出现亨特综合征，但无耳道内或鼓膜上疱疹，可有患侧泪液分泌减少，面部出汗障碍。

三、辅助检查

（一）定位检查

（1）泪液分泌试验：该检查异常表明膝状神经节以上的损伤，并波及岩大神经。

（2）听觉检查：该检查异常表明损伤部位在镫骨肌处或更高水平。

（3）镫骨肌反射：该反射消失表明损伤部位在镫骨肌处或更高水平。

（4）味觉检查：该检查异常表明损伤在鼓索神经或更高水平。

（二）定性检查

（1）神经兴奋性试验：本试验一般在发病后 7 天内检查，正常情况下两侧面神经的兴奋性阈值差异不大于 2mA，差值在 3~5mA 之间的预后良好，差值大于等于 10mA 的预后差。

（2）面神经电图：本检测在发病后 8~21 天最有价值，患侧面神经复合肌动作电位波幅下降为健侧的 30% 以上，可能在 2 月内恢复；下降为健侧的 10%~30%，在 2~8 个月恢复；下降为健侧的 10% 以下，一般认为是面神经不能完全恢复的临界值，为手术治疗的指征。

四、诊断标准及鉴别诊断

（一）诊断

（1）目前中、西医尚无统一的诊断标准，诊断主要依据病史、临床表现、体征。

（2）需排除其他原因所致的周围性面神经麻痹。

（二）鉴别诊断

1. 中医方面须与中风、面风等相鉴别

（1）中风：中风是以猝然昏仆，不省人事，半身不遂，口眼㖞斜，言语不利为主症的病证。病轻者可无昏仆而仅见半身不遂及口眼㖞斜等症状。与西医学中的急性脑血管疾病相近，该病多伴有半身不遂或神志障碍等症状。

（2）面风：属于中医学“筋惕肉瞤”范畴。主要指西医学中的特发性偏侧面肌痉挛。以阵发性、不规则的一侧面部肌肉不自主抽动为特点，好发于中老年。可因疲倦、情绪激动、精神紧张及自主运动等而加重。

2. 西医方面须与以下疾病相鉴别

（1）中枢神经系统病变：如卒中、脑桥小脑角和脑干占位等。

（2）自身免疫疾病：如吉兰－巴雷综合征、多发性硬化等。

（3）代谢性疾病：如糖尿病周围神经病等。

（4）感染性疾病：如脑炎/脑膜炎、获得性免疫疾病综合征、梅毒、莱姆病等。

（5）其他：如肉芽肿病（如结节病）、腮腺肿瘤、面神经肿瘤、外伤等。

五、分期分型

（一）临床分期

根据病程发展，主要分为急性期（一般为发病7天以内）、亚急性(一般为发病1~3周)、恢复期(一般为发病3周至6个月)、后遗症期（发病6个月）。

（二）证候分型

（1）风寒袭络证：吹风受凉后出现口眼㖞斜，眼睑闭合不全，伴恶风寒，发热，肢体拘紧，肌肉关节酸痛。舌质淡红，苔薄白，脉浮紧或浮缓。

（2）风热袭络证：突然出现口眼㖞斜，眼睑闭合不全，伴口苦，咽干微渴，肢体肌肉酸楚。舌边尖微红，舌苔薄黄，脉浮数或弦数。

（3）风痰阻络证：突然口眼㖞斜，眼睑闭合不全，或面部抽搐，颜面麻木发胀，伴头重如蒙，胸闷或呕吐痰涎。舌胖大，苔白浊或腻，脉弦滑。

（4）肝胆湿热证：发病前多有耳内流分泌物，或耳下红肿热痛，或有外耳道斑疹，痛牵下颌齿龈，继之口眼㖞斜，耳鸣重听，伴发热，头痛，口苦咽干，溲黄。舌红苔黄腻，脉弦滑数。

（5）气虚血瘀证：口眼㖞斜，眼睑闭合不全日久不愈，面肌时有抽搐。舌质淡黯，苔薄白，脉细涩或细弱。

六、治疗方案

（一）中医治疗

面瘫病宜采用分期辨病与辨证相结合、对症治疗。急性期、亚急性期辨证以风寒、风热、风痰为主，治疗以祛风散寒、清热、化痰通络为主，恢复期、后遗症期以气虚血瘀为主，治疗以益气、活血、化痰、通络为主。中医疗法主要包括内服中药、针灸等，其中针灸治疗面瘫具有良好的疗效，是目前治疗本病安全有效的首选方法。

1. 中药治疗

（1）风寒袭络证：治以祛风散寒，温经通络，代表方如麻黄附子细辛汤加减。

主要药物：炙麻黄、熟附子、细辛、桂枝、防风、白芷、白芍、川芎、秦艽、甘草等。

（2）风热袭络证：治以疏风清热，活血通络，代表方如大秦艽汤加减。

主要药物：秦艽、黄芩、连翘、防风、石膏、菊花、牛蒡子、地龙、全蝎、僵蚕等。

（3）风痰阻络证：治以祛风化痰，舒经通络，代表方如牵正散加减。

主要药物：白附子、白僵蚕、全蝎、白芥子、胆南星、防风、白芷、天麻、陈皮等。

（4）肝胆湿热证：治以清肝利胆，解毒通络，代表方如龙胆泻肝汤加减。

主要药物：龙胆草、黄芩、牛蒡子、玄参、山豆根、紫花地丁、板蓝根、生地黄、薄荷等。

（5）气虚血瘀证：治以益气活血，舒经通络，代表方如补阳还五汤加减。

主要药物：黄芪、党参、鸡血藤、当归尾、川芎、桃仁、川红花、赤芍、地龙、全蝎、白僵蚕等。

2. 针灸治疗

针灸治疗采用面部取穴、循经取穴和辨证取穴，以手足阳明经经穴为主。刺灸方法丰富，临床常以针刺配合灸法、电针、皮肤针、闪罐、红外线治疗、浅针、中药热罨包、刺络放血、肌内效贴、穴位敷贴、穴位注射、穴位埋线等治疗，2 种或 2 种以上联合应用疗效多优于单用针刺。在治疗时机上，针灸宜尽早介入面瘫的治疗，可有效控制病情的发展，提高缓解率及缩短临床治疗时间。疗程以中病即止为宜。

a. 急性期

（1）基本治疗。

治法：祛风散邪，通经活络。

主穴：患侧地仓、颊车、四白、阳白、下关，对侧合谷。

配穴：头痛取太阳；皱额、皱眉欠佳取攒竹、丝竹空；眼睑闭合不全取睛明、瞳子髎、鱼腰、球后；鼻唇沟变浅取迎香；人中沟歪斜取水沟；颏唇沟歪斜取承浆；示齿不能取巨髎；耳鸣、耳聋取听会；听觉过敏取阳陵泉；乳突区压痛取翳风、完骨；舌前 2/3 味觉丧失取廉泉；流泪取太冲。

辨证配穴：风寒袭络证取风池、列缺；风热袭络证取曲池、风池、外关、大椎；风痰阻络证取风池、丰隆、廉泉；肝胆湿热证取阳陵泉、太冲。

操作：患者取仰卧位或坐位，选用 1~1.5 寸一次性无菌针灸针，穴位常规消毒，面部穴位浅刺，平补平泻，手法不宜过重；肢体远端腧穴行泻法，手法可重；捻转得气后，留针 30min。留针过程中行针 2 次，行针时间为 10~15s，取针后按压针孔以防出血。建议每日 1 次，5 次为一疗程，每个疗程间隔 2 天，中病即止。

（2）其他常用疗法。

1）灸法：针对风寒型，取针后，每次取3~4穴，可选牵正、地仓、颊车、阳白等，每穴行热敏灸治疗，以皮肤潮红为度。建议每周5次，10次为一疗程。

2）红外线治疗：针刺期间，用红外线治疗仪照射患侧面部、耳部附近，距离约30~40cm，根据患者温热感随时调节照射距离，以患者舒适，局部皮肤呈桃红色均匀红斑为宜。建议每周5次，10次为一疗程。

3）刺络放血：用三棱针或注射器针头点刺患侧乳突后翳风、内颊车穴，放血2~5mL。建议隔日治疗1次。

4）穴位贴敷：方选五虫汤，打磨成粉状，以温开水调成糊状，置于敷贴上，选取患侧面部3~5个穴位进行贴敷。建议每周5次，10次为一疗程。

5）中药热罨包：将加热好的中药药包用干净毛巾包裹后置于患侧额部、面颊部，注意避免过热烫伤皮肤，每次约20min。建议每周5次，10次为一疗程。

6）肌内效贴：在额部（枕额肌额腹），首先用两条“Y”形贴布，“锚”（贴扎起端）分别从前发际下1cm向下，施20%~30%的拉力，“尾端”靠近眉毛进行贴扎。用两条“Y”形贴布，锚位于上耳屏前及颧骨下，沿颧大肌、颧小肌、笑肌的方向，施20%~30%的拉力，“尾端”靠近鼻旁、口周进行贴扎。咬肌肌腹（颊车穴）处采用肌肉促进的“Ⅰ”形贴扎方法（即“锚”靠近肌肉起点端，“尾”靠近肌肉止点端）。建议每周5次，10次为一疗程。

注意事项：①此期进针宜浅，手法宜轻，避免强刺激。②此期不推荐使用电针，且不建议使用连续波，以免刺激过强影响预后。

b. 亚急性期

（1）基本治疗。

治法：祛风通络，疏调经筋。

主穴：患侧地仓、颊车、阳白、下关、翳风、牵正、对侧合谷。

配穴及辨证选穴同急性期。

操作：患者取仰卧位或坐位，选用1~1.5寸一次性无菌针灸针，穴位常规消毒，捻转得气后，留针30min。留针过程中行针2次，行针时间为10~15秒/次，取针后按压针孔以防出血。建议每日1次，5次为一疗程，每个疗程间隔2天，中病即止。

（2）其他常用疗法。

1）灸法：针对风寒型，取针后，每次取3~4穴，可选牵正、地仓、颊车、阳白等，每穴行热敏灸治疗，以皮肤潮红为度。建议每周5次，10次为一疗程。

2）红外线治疗：针刺期间，用红外线治疗仪照射患侧面部、耳部附近，距离约30~40cm，根据患者温热感随时调节照射距离，以患者舒适，局部皮肤呈桃红色均匀红斑为宜。建议每周5次，10次为一疗程。

3）闪罐：取针后，选择中、小罐，在患侧额部、面颊部等皮肤相对平滑的地方进行闪罐。火球不宜大，火罐负压适中，刺激宜轻，以皮肤潮红为度，每次时间3~5min。

4）电针：针刺得气后，取2~3组穴，交替进行，按照面神经支配面肌特点和经脉循行特点取穴，采用疏密波或断续波，强度以电针下可活动患侧表情肌为度，为免疲劳可间歇进行，每次共30min。建议每周5次，10次为一疗程。

5）穴位贴敷：方选五虫汤，打磨成粉状，以温开水调成糊状，置于敷贴上，选取患侧面部3~5个穴位进行贴敷。建议每周5次，10次为一疗程。

6）中药热罨包：将加热好的中药药包用干净毛巾包裹后置于患侧额部、面颊部，注意避免过热烫伤皮肤，每次约20min。建议每周5次，10次为一疗程。

7）肌内效贴：在额部（枕额肌额腹），首先用两条“Y”形贴布，“锚”（贴扎起端）分别从前发际下1cm向下，施20%~30%的拉力，“尾端”靠近眉毛进行贴扎。用2条“Y”形贴布，锚位于上耳屏前及颧骨下，沿颧大肌、颧小肌、笑肌的方向，施20%~30%的拉力，“尾端”靠近鼻旁、口周进行贴扎。咬肌肌腹（颊车穴）处采用肌肉促进的“Ⅰ”形贴扎方法（即“锚”靠近肌肉起点端，“尾”靠近肌肉止点端）。建议每周5次，10次为一疗程。

注意事项：此期不宜重刺激。

c. 恢复期

（1）基本治疗。

治法：扶正祛邪，通经活络。

主穴：患侧地仓、颊车、阳白、鱼腰、牵正、下关，对侧合谷。

配穴及辨证选穴同急性期。

操作：患者取仰卧位或坐位，选用1~1.5寸一次性无菌针灸针，穴位常规消毒，快速进针，斜刺或平刺0.5~1寸，平补平泻，地仓透颊车、阳白透鱼腰，其余常规针刺，捻转得气后，留针30min。留针过程中行针2次，行针时间为10~15s/次，取针时注意按压针孔以防出血。建议每日1次，5次为一疗程，每个疗程间隔2天，中病即止。

（2）其他常用疗法。

1）灸法：针对风寒型，取针后，每次取3~4穴，可选牵正、地仓、颊车、阳白等，每穴行热敏灸治疗，以皮肤潮红为度。建议每周5次，10次为一疗程。

2）红外线治疗：针刺期间，用红外线治疗仪照射患侧面部、耳部附近，距离30~40cm，根据患者温热感随时调节照射距离，以患者舒适，局部皮肤呈桃红色均匀红斑为宜。建议每周5次，10次为一疗程。

3）闪罐：取针后，选择中、小罐，在患侧额部、面颊部等皮肤相对平滑的地方进行闪罐。火球不宜大，火罐负压适中，刺激宜轻，以皮肤潮红为度，每次时间3~5min。

4）电针：针刺得气后，取2~3组穴，交替进行，按照面神经支配面肌特点和经脉循行特点取穴，采用疏密波或断续波，中等量刺激，以患者耐受为度。建议每周5次，10次为一疗程。

5）穴位贴敷：方选五虫汤，打磨成粉状，以温开水调成糊状，置于敷贴上，选取患侧面部3~5个穴位进行贴敷。建议每周5次，10次为一疗程。

6）皮肤针：取阳白、颧髎、地仓、颊车、翳风等穴，叩刺以皮肤潮红为度。建议每周5次，10次为一疗程。

7）中药热罨包：将加热好的中药药包用干净毛巾包裹后置于患侧额部、面颊部，注意避免过热烫伤皮肤，每次约20min。建议每周5次，10次为一疗程。

8）肌内效贴：在额部（枕额肌额腹），首先用2条“Y”形贴布，“锚”（贴扎起端）分别从前发际下1cm向下，施20%~30%的拉力，“尾端”靠近眉毛进行贴扎。用2条“Y”形贴布，“锚”位于上耳屏前及颧骨下，沿颧大肌、颧小肌、笑肌的方向，施 20%~30% 的拉力，“尾端”靠近鼻旁、口周进行贴扎。咬肌肌腹（颊车穴）处采用肌肉促进的“Ⅰ”形贴扎方法（即“锚”靠近肌肉起点端，“尾”靠近肌肉止点端）。建议每周 5 次，10 次为一疗程。

9）穴位注射：发病 1 个月后，症状好转不明显者，可给予甲钴胺注射液 1mL 进行面部穴位注射治疗，每次选择 2 个穴位，隔日 1 次。

10）穴位埋线：主穴取双侧合谷，患侧太阳、攒竹、牵正、下关、阳白、鱼腰、颊车、地仓。配穴取人中沟歪斜取水沟；颏唇沟歪斜取承浆。患者取仰卧位，将 3–0 号可吸收性外科缝线剪成 0.5cm、1cm、2cm 各数条浸泡于维生素 B_1 及弥可保混合液中 1h 备用。使用注入式埋线法。患者仰卧体位，交替选取主穴、配穴 3~5 个，用碘伏消毒埋线穴位，铺洞巾，操作者戴一次性无菌帽子、口罩以及乳胶手套，将缝线置于针管内，右手持针，快速斜刺入穴位皮下，提插至有针感时埋线后退针。出针后用无菌棉球按压针孔后创可贴外敷针眼，3 天内禁沾水，保持针眼清洁卫生。

d. 后遗症期

（1）基本治疗。

治法：培补肝肾（补益气血）、活血化瘀、舒筋养肌、息风止痉。

主穴：患侧地仓、颊车、阳白、鱼腰、牵正、下关、太阳、颧髎、百会、神道、双侧太溪、太冲、合谷、足三里。

若出现倒错或联动，可加刺对侧取对应穴位（即在针刺患侧的同时配合刺对侧），根据倒错或联动部位选用太阳、下关、阳白、鱼腰、承泣、四白、巨髎、地仓、颊车等穴，还可配合艾灸或温针灸治疗。

辨证配穴：风痰阻络证取风池、丰隆，气虚血瘀证取足三里、血海。

操作：患者取仰卧位或坐位，选用1~1.5寸一次性无菌针灸针，穴位常规消毒，快速进针，斜刺或平刺0.5~1寸，以补法为主，地仓透颊车、阳白透鱼腰，粗针平刺神道穴，其余常规针刺，捻转得气后，留针30min。留针过程中行针2次，行针时间为10~15s，取针时注意按压针孔以防出血。建议每周5次，10次为一疗程。

（2）其他常用疗法。

1）红外线治疗：针刺期间，用红外线治疗仪照射患侧面部、耳部附近，距离30~40cm，根据患者温热感随时调节照射距离，以患者舒适，局部皮肤呈桃红色均匀红斑为宜。建议每周5次，10次为一疗程。

2）穴位注射：可给予甲钴胺注射液1mL和维生素B_1 0.5mL进行面部穴位注射治疗，每次选择2个穴位，隔日1次。

3）中药热罨包：将加热好的中药药包用干净毛巾包裹后置于患侧额部、面颊部，注意避免过热烫伤皮肤，每次约20min。建议每周5次，10次为一疗程。

4）皮肤针：取阳白、颧髎、地仓、颊车、翳风等穴，叩刺以皮肤潮红为度。建议每周5次，10次为一疗程。

5）浅针治疗：选取面部3~5个穴位，行浅针补法。建议每周5次，10次为一疗程。

6）肌内效贴：在额部（枕额肌额腹），首先用2条“Y”形贴布，“锚”（贴扎起端）分别从前发际下1cm向下，施20%~30%的拉力，“尾端”靠近眉毛进行贴扎。用2条“Y”

形贴布，锚位于上耳屏前及颧骨下，沿颧大肌、颧小肌、笑肌的方向，施20%~30%的拉力，“尾端”靠近鼻旁、口周进行贴扎。咬肌肌腹（颊车穴）处采用肌肉促进的“Ⅰ”形贴扎方法（即“锚”靠近肌肉起点端，“尾”靠近肌肉止点端）。建议每周5次，10次为一疗程。

7）穴位埋线针刀：融合穴位埋线、针刀松解、穴位注射多种作用的新型技术，具有即刻松解与长效针刺疗效。对于发病水平较高，面神经功能恢复差的难治性及顽固性面瘫并发症具有较强的临床指导意义。可选择面部穴位或某些神经节点，持针刺入后进一步松解、埋线或者注射。其中以星状神经节点针刀埋线、蝶腭神经节点针刀埋线运用于治疗面瘫病最为常见。

星状神经节点针刀埋线（手卡指压式星状神经节埋线术）。

体位：仰卧位。

定位：星状神经节体表投影位置，大致在胸锁关节上2cm，正中线旁开1.5cm，胸锁乳突肌内侧缘。

定点：操作者左手拇指在“定位”处接触皮肤，轻轻按压，以患者可耐受为度，当触及颈动脉搏动时，把颈动脉控制在指腹下，将胸锁乳突肌、颈总动脉、颈内静脉推向外侧，使之与气管、食管分开，再继续轻柔地向下按压，可触及明显的抵抗感，此为C6横突前结节，此处为“进针点”，标记之。

操作：仰卧位，使枕部与背部处于同一高度或将一薄枕置于双肩下，使头尽量后仰，以充分暴露颈部。面向上方，颏部抬向前。口微张开以减小颈前肌张力，且易触及C6横突。操作者应位于患者的右侧。术区常规消毒，戴无菌手套。采用线体对折旋转埋线术，即埋线针刀去掉针芯，并取一段可吸收性外科缝线，放入针的前端，线在孔内孔外的长度基本保持相同。

手卡：操作者左手四指与拇指分开，四指抵于薄枕或者紧靠于患者颈部，做卡颈状动作，以确保操作时押手的相对稳定。指压：拇指在“定位”处再次做“定点”时的动作，以确保“进针点”的准确性，然后松开拇指，使拇指轻轻触及皮肤；右手持针，针斜口面对拇指，针尖触及“进针点”皮肤，拇指与针尖同时向下移动，拇指将胸锁乳突肌、颈总动脉、颈内静脉推向外侧，触及颈动脉波动，确认已经把颈动脉控制在指腹下。穿刺：继续向下移动，刺入时，线在针尖处被压形成对折，当到达C6横突前结节时有明显的抵抗感，稍作停顿后，左手拇指固定，右手向下快速突破，针尖所到之处即为C6横突前结节。退针0.2cm，右手持针固定不动，左手拇指轻轻抬起，以颈部皮肤随之而起为度，此时标志穿刺获得成功，在确保针孔外的线体进入皮肤并获得针感后，旋转针体360°后，退出针体。

蝶腭神经节点针刀埋线（三点一线式蝶腭神经节埋线术）。

体位：仰卧位或侧卧位或端坐位。

定点：颧弓下缘与下颌骨冠突后缘交界处的体表投影点。拇指按在下颌骨乙状切迹内，指尖处即为进针点。相当于“下关”前下方处。

操作：常规消毒，并戴无菌手套。埋线针刀去掉针芯，并取一段可吸收性外科缝线，放入针的前端，线在孔内孔外的长度基本保持相同。刺手持针，针刺方向与额状15°，与矢状面呈75°，与水平面呈15°，总的进针方向为前内上。触摸同时，让患者头向对侧适当倾斜，并稍许向后仰，将神经节、进针点、操作者视线三点连成一线，即可使进针点抬高至与蝶腭神经节位置等高，只需向前平行刺进，更易命中。缓慢提插，探索进针，刺入时，线在针尖处被压形成对折，当到达蝶腭神经节时，可获得明显的针感：同侧目内眦下至口角有麻木、胀、重感；齿痛或放电样酸胀感；同侧面部产生剧烈电击感；鼻内有喷水样感；鼻腔紧缩感；鼻内吹风样感，上述针感可单独出现，亦可同时出现。在确保针孔外的线体进入皮肤并获得针感后，旋转针体360° 后，退出针体。

（二）西医治疗

1. 药物治疗

（1）糖皮质激素：年龄在 16 岁以上、无禁忌证者，72h 内使用泼尼松，30~60mg/ 天，顿服，5 天后每日减 10mg 至停用，儿童及发病 72h 后使用是否获益无证据。激素使用的同时应注意维持电解质平衡，补钾、补钙及保护胃黏膜。

（2）抗病毒治疗：在急性期可考虑联合使用抗病毒药物，如阿昔洛韦（0.2~0.4g，每日 3~5 次）或伐昔洛韦（0.5~1g，每日 2~3 次），口服，疗程 7~10 天。特别是严重或完全性面瘫者，联合使用或有获益，但不建议单用抗病毒治疗。轻到中度则不推荐联合用药。

（3）神经营养剂：临床上通常给予 B 族维生素及甲钴胺等，如甲钴胺 500ug，tid，维生素 B_1 10mg，tid 等。

（4）改善循环：地巴唑 10mg，tid。

2. 眼部保护

对于出现眼睑闭合不全症状患者应注意保护角膜免于损伤或感染，可根据情况选择滴眼液或膏剂防止眼部干燥，合理使用眼罩保护，特别是在睡眠中眼睑闭合不拢时尤为重要。

3. 神经康复治疗

可以尽快开展面部肌肉康复治疗，如抬眉训练、闭眼训练、耸鼻训练、示齿训练、努嘴训练、鼓腮训练等。

（1）抬眉训练：抬眉动作的完成主要依靠枕额肌额腹的运动。在失用型、轻、中度病变型面瘫中，枕额肌额腹的运动功能最容易恢复。嘱患者上提健侧与患侧的眉目，有助于抬眉运动功能的恢复。

（2）闭眼训练：闭眼的功能主要依靠眼轮匝肌的运动收缩完成。训练闭眼时，嘱患者开始时轻轻地闭眼，两眼同时闭合 10~20 次，如不能完全闭合眼睑，露白时可用示指的指腹沿着眶下缘轻轻地按摩一下，然后再用力闭眼 10 次，有助于眼睑闭合功能的恢复。

（3）耸鼻训练：耸鼻运动主要靠提上唇肌及压鼻肌的运动收缩来完成。耸鼻训练可促进压鼻肌、提上唇肌的运动功能恢复。有少数患者不会耸鼻运动，在训练时应注意往鼻子方向用力。

（4）示齿训练：示齿动作主要靠颧大、小肌、提口角肌及笑肌的收缩来完成。而这 4 块肌肉的运动功能障碍是引起口角歪斜的主要原因。嘱患者口角向两侧同时运动，避免只向一侧用力练成一种习惯性的口角偏斜运动。

（5）努嘴训练：努嘴主要靠口轮匝肌收缩来完成。进行努嘴训练时，用力收缩口唇并向前努嘴，努嘴时要用力。口轮匝肌恢复后，患者能够鼓腮，刷牙漏水或进食流口水的症状随之消失。训练努嘴时同时训练了提上唇肌、下唇方肌及颏肌的运动功能。

（6）鼓腮训练：鼓腮训练有助于口轮匝肌及颊肌运动功

能的恢复。鼓腮漏气时，用手上下捏住患侧口轮匝肌进行鼓腮训练。患者能够进行鼓腮运动，说明口轮匝肌及颊肌的运动功能可恢复正常，刷牙漏水、流口水及食滞症状消失。此方法有助于防治上唇方肌挛缩。

4. 手术治疗

因目前研究尚无充分证据支持有效，一般不建议作为常规。对病程超过 2 年以上仍未恢复者，可考虑面神经管减压术，或面神经 – 副神经、面神经 – 膈神经、面神经 – 舌下神经吻合术，但疗效尚不肯定。

七、预防

预防面瘫需要从生活中方方面面的细节入手。首先，最为关键的是增强体质，提高自身抗病能力，正常的饮食起居、适当的体育锻炼必不可少；其次，日常工作生活中要保持乐观、积极的心态，正确处理压力，避免长期处于高压状态；最后，切勿一时贪凉，应警惕风寒邪气，若是遇到风雨、天寒等情况，可用按摩、热敷等家庭保健方法养护面部、耳后及颈项等邪气易侵袭部位，提升身体正气，以加强御寒能力。